# 中医内科学522问

主编　李勇华　杨　勤　杨德全

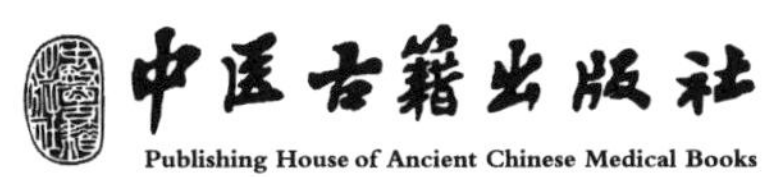

**图书在版编目（CIP）数据**

中医内科学522问／李勇华，杨勤，杨德全主编．—
北京：中医古籍出版社，2022.3
ISBN 978-7-5152-2351-3

Ⅰ.①中… Ⅱ.①李… ②杨… ③杨… Ⅲ.①中医内
科学 Ⅳ.①R25

中国版本图书馆CIP数据核字（2021）第228987号

**中医内科学522问**

主编 李勇华 杨 勤 杨德全

---

责任编辑 张 磊
文字编辑 蒿 杰
封面设计 韩博玥
出版发行 中医古籍出版社
社 址 北京市东城区东直门内南小街16号（100700）
电 话 010-64089446(总编室) 010-64002949(发行部)
网 址 www.zhongyiguji.com.cn
印 刷 宝蕾元仁浩(天津)印刷有限公司
开 本 710mm×1000mm 1/16
印 张 23.25
字 数 349千字
版 次 2022年3月第1版 2022年3月第1次印刷
书 号 ISBN 978-7-5152-2351-3
定 价 98.00元

# 编　委　会

# 序

ORDER

一个好的中医内科医生，需要有扎实的中医基础理论和较长时间的临床磨炼，逐步积累自己的临床经验。好的中医内科医生，应当不断学习，不仅学习历代医家的临床经验，还要与时俱进，吸取新知识，掌握新方法，参考现代名家经验，不断拓宽临床视野，端正中医临床思维，做到理法方药一线贯通，辨证论治。

《中医内科学 522 问》是编者们为初学者和初、中级中医内科医师编写，目的在于解析《中医内科学》教材里面的常见疑难，介绍现代中医内科在病因病机、证治思路和用药经验方面的进展，帮助读者拓展临床思路，提高临床疗效，更好地为老百姓服务。这本书形式上的最大特色在于以问答的形式成文，精简明了；内容上的最大特色在于先简要衔接教材，然后拓展临证思路，介绍名医经验，最后还列举病例。这些内容都不是简单的教材内容重复，也不只是概括、总结，而关键在于解决疑难的问题，解析大家可能陌生而要查询课外资料的问题。其病因病机认识、名家经验、名家医案，也选取的是特别的、独具匠心与具有创新意义的内容。我粗略读来，许多地方都有种耳目一新的感觉，深感这本书具有科学性、可读性和实用性。我读了之后是有不少收获的，也愿意推荐给我的学生们和各位临床医生们读一读。

这本书的主编李勇华教授，在 2018 年依托“第四批全国中医优秀人才”研修项目而拜师于我，其学习认真，临证遵循辨证论治的中医临床思维。今有新编出版，先睹为快，甚感欣慰。约我为序，乐为之，是序。

国医大师　段亚亭

2020 年 11 月 28 日

# 前言

FOREWORD

本、专科《中医内科学》教材均按照规范的系统章节编写，内容为基本知识、方法和基本临床技能展示，而临床技巧性运用、临床思维拓展、新技术和方法展示明显不足。一般《中医内科学》的教学学时紧张，师资水平亦参差不齐，而且，常规教学一般较少触及临床思维的发散、新技术和方法、名医经验等，某些疑难点教师亦常未及时解析。临床初、中级中医内科医师，在形成自己的临床"套路"式经验之前，亦觉许多疑难未得到解析，新技术方法、名老中医经验吸收不足，"养分"积累不足，则很可能会影响其形成经验"套路"的层次水平。因此，如果在本、专科学生学习《中医内科学》时有一本配套的学习辅助读物，以解析课程学习疑难，拓宽中医临床思维，吸收名老中医经验，则对他们的临床基础积累将会有重要的助推作用。同理，对于初、中级中医内科医师，有这样一本临床辅助读物，对他们自我经验的成形同样会有重要的助推作用。基于这样的想法，我们编写了这样一本《中医内科学522问》，以满足在读学生及初、中级中医内科医师的需求。

本书编写，主要根据教学的重点选取病种，亦酌情根据临床实际选取常见病、多发病，这些疾病多为中医的优势病种，有特色，有疗效，由此共选取41个病证。编写采用问答的形式，逐题解析。内容编排，一般先设题概述该病的病因病机，以作教材的衔接、复习。然后在病因病机新认识，辨证论治新思路、新方法，经典理论的临证应用，现代医学对应疾病的基本认识、中医基本证治，中医外治、针推疗法，名医学术经验等方面设题解析，以拓展临床思维，深化教材知识，提高临床水平。每个疾病最后，均设1～2个医案，医案的选取，个别来自编者，其余都来源于名医临床，证治方法尽量独特，以区别于教材，重点在于拓展临床。

本书编写人员全部为重庆三峡医药高等专科学校教师，均教学、临床、科研三兼。先由主编李勇华教授设题，然后分由各编委撰写，副主编统稿，最后主编统稿、审稿。

本书的编写，有幸邀请到国医大师段亚亭先生作序，衷心感谢老一辈专家的指导和鼓励！

在本书编写过程中，编者参考和吸收了多种相关教材、著作和论文中的资料，在此致以衷心的感谢！编写过程中，重庆三峡医药高等专科学校中医学院2017级师承班的同学们协助查找、收集了资料，在此一并致谢！由于编者水平有限，本书的疏漏、不足之处肯定还有不少，恳请各院校师生和广大读者提出宝贵意见，以便进一步修订完善。

李勇华

2020年11月18日

# 目录
COTENTS

## 第一章 肺系病证

# 第二章 心系病证

## 第三章 脾胃病证

## 第七节　便秘

# 第四章 肝胆病证

## 第五章 肾系病证

## 第七章 肢体经络病证

# 第一章
# 肺系病证

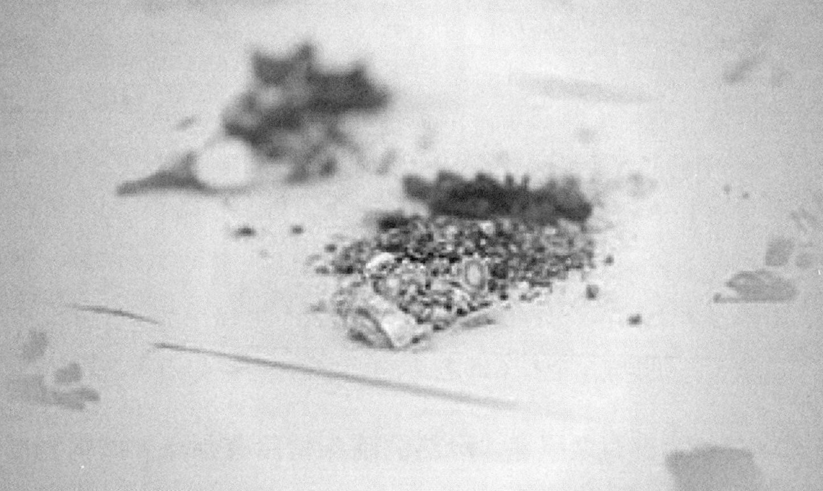

## 第一节　感冒

### 1. 试析感冒病名的来源，病因病机及主症。

北宋医家杨士瀛在《仁斋直指方·诸风》中首提感冒之名。

感冒的病因病机：感冒是因六淫、时行疫毒侵袭人体而发病，以感受风邪为主；但在不同的季节，往往为风邪兼夹实邪相合而侵入人体，如冬季多夹寒邪、暑季多夹暑湿、秋季多夹燥邪，其中尤以风寒、风热、暑湿为多见。风邪夹时令之邪，由人体的皮毛、口鼻而入，侵犯肺卫，则卫阳被遏，营卫失和，邪正相争，肺气失宣，而致感冒。时行感冒因感受时邪疫毒而致病，其特点为发病急、病情重，具有较强传染性和广泛流行性。总的病机为卫外不固，外邪侵犯肺卫，致营卫失调，肺气失宣，从而出现上焦肺系及卫表证候。感受外邪是否发病，取决于感邪轻重和人体正气的强弱。临床上感冒拖延时间较长或难愈者，常有正气亏虚的内因，如气、血、阴、阳的亏虚，最常见的是气虚外感。

感冒主症：多以鼻塞、流涕、喷嚏、咳嗽之肺失宣肃症状及恶寒、发热、头身疼痛、全身不适之卫表失和症状为主。

### 2. 感冒之风寒、风热的临床常用鉴别点？如何判断感冒兼夹湿、暑、燥？

感冒之风寒、风热主要应从涕与痰之色质、舌脉之象、寒热的轻重及有无汗出辨别。一般来说，寒证流清涕、咳痰清稀；热证流黄涕、痰黄稠。风寒苔薄白、脉浮紧；风热苔薄黄、脉浮数。风寒者，恶寒重，发热轻，多无汗，多伴咽痒；风热者，发热重，恶寒轻，多有汗，多伴咽喉肿痛。临床上恶寒发热的轻重，患者往往描述不清楚，故实用鉴别价值不大，涕与痰之色质及咽喉痛不痛具有重要鉴别意义。需要注意的是，临床常见外寒内热者，外寒表现在恶寒重、无汗、身疼痛，内热表现在口干舌燥、咽喉疼痛、扁桃体肿大、舌红苔黄等。

感冒，风邪兼暑有季节性，必为夏季，表现为暑热兼湿邪困阻的症状；兼湿可外感，也可内生，湿邪阻滞气机则头身困重、胸闷胀，困阻脾胃则泛恶、口中黏腻、渴不多饮、纳呆、便溏等。感冒兼燥多为秋季，无论风寒兼燥、风热兼燥皆有口咽鼻干燥，即分凉燥、温燥。

### 3. 如何判断虚人外感之虚？

所谓虚人，即是正气不足之人。人身之正气，不外乎气血阴阳。肺气虚者，临床上常见于容易感冒、每次感冒拖延时间较长而难愈者，有短气、乏力、自汗，劳则更甚的表现。血虚有血虚不荣，血不养心，月经量少、色淡质稀的表现，血虚常兼气虚。阴虚有阴虚内热的表现，潮热、盗汗、五心烦热等。阳虚为气虚的基础上兼有寒象，如畏寒肢冷、形寒肢冷。临床上气虚外感最常见，气阴两虚为次。虚人外感的病邪一般为风寒之邪。

### 4. 感冒无明显风寒、风热倾向时如何治疗？寒热错杂时如何治疗？

前已述感冒风寒、风热的关键区分点，而临床上常见恶寒、发热相并，痰、涕色白，不黏不稀，咽喉不痛不痒，大便不干不稀，无明显口干苦，舌淡红，苔薄白，脉和缓，风寒、风热判断不明显者。根据人体以阳气为本、人体微阳态为最佳状态的理论，对于这类患者，宜先从风寒论治，易趋康复。若患者服用辛温解表药物后出现口干苦、痰涕变黄、咽喉疼痛、大便偏干等热象，再予小剂量辛凉解表剂，或在辛凉解表剂中稍佐辛温解表药物即可快速痊愈。

风寒化热，寒未尽，热已起；或是热未罢，寒又入；再或是寒未去，热又起，临床上会形成寒热错杂型感冒的复杂证候，而对此证的施治，宜寒温并用。同样根据健康微阳态理论，宜温多寒少，宁可机体热象明显，也不可寒象偏多。热象是机体抗邪、邪正交争激烈、正气不亏的表现，易趋康复。

## 5. 如何针对性治疗感冒的发热、头痛、鼻塞流涕、咽痛（或伴咽后壁淋巴滤泡增生）？

外感发热，根据辨证，辛温、辛凉解表均能解热。对症治疗，外感高热，加用柴胡、青蒿、黄芩、生石膏，无论寒热，疗效颇佳，柴胡、生石膏解热时需重用。外感之邪，祛除需有出路，祛邪主要应用汗、吐、下法，使用解表剂实为汗法，吐法现已少用，下法在外感高热治疗中有重要作用，亦应引起重视。下法含通大便、利小便，通利二便有“釜底抽薪”“以泻代清”的作用，促使热邪下泄。李寿彭老中医的儿科高热方剂——青柴石知二黄汤，方中有青蒿、柴胡、生石膏、知母、黄芩、生大黄等药物，其中使用生大黄即为下法，意在釜底抽薪。注意汗、吐、下等攻邪法不可过用，过用伤正，需中病即止，或在应用时即兼以扶正、保脾胃。儿童感冒的外寒内热证较多，麻杏石甘汤为常用效方。

感冒头痛，在整体辨证论治的基础上，可结合治疗外感头痛的川芎茶调散、芎芷石膏汤选用药物，亦可根据引经的理论加用药物（详见头痛一节），川芎、葛根、白芷、全蝎为常用对症治疗药物。白芷、全蝎为常用的头痛止痛药对。热证头痛者，根据某些老中医经验可重用土茯苓。

鼻塞、流较多清涕，可加用鼻炎常用方苍耳子散；清稀涕、痰多而恶风寒甚者，即可根据外寒内饮证用小青龙汤。黄稠浊涕、痰者，为热证；痰、涕量少黏稠，口咽鼻干，要考虑温燥、阴虚、风热；量多黏稠者，要考虑痰热。黄稠浊涕、痰，宜用清热解毒、清热化痰药物，归肺经的鱼腥草、金荞麦、天竺黄、竹茹、板蓝根、蒲公英、重楼等为常用药物。

咽喉疼痛为热证，一般为风热外感，亦可能为阴虚外感，即注意热证须分清实热还是虚热。咽喉红肿热痛较甚，常伴扁桃体炎症，多为实热，病位多在肺胃；咽喉淡红或鲜红，肿痛不甚，伴渴不欲饮，为阴虚内热，病位同样多在肺胃。临床实热较多，宜用马勃、射干、鱼腥草、连翘、蒲公英、重楼等，咽喉肿痛加用蝉蜕、僵蚕、地龙等虫类药及浙贝母、玄参、夏枯草等散结中药则疗效更佳，尤其是针对伴有咽后壁淋巴滤泡增生者。另外，咽痒多偏寒，可加用荆芥、防风。咽喉不利，桔梗甘草汤可用。

## 6. 胃肠型感冒的常规中医诊治？

胃肠型感冒最常用的方剂为藿香正气散，中成药为藿香正气液（胶囊）。一般来说，夏秋季好发暑湿型胃肠感冒。藿香正气散，能解表化湿、理气和中，用于外感风寒、内伤湿滞或夏伤暑湿所致的感冒，症见头痛昏重、胸膈痞闷、脘腹胀痛、呕吐泄泻者。方中藿香芳香化湿，理气和中，兼解表，为主药。紫苏叶、白芷发汗解表，并增强藿香理气散寒之力，为辅药。佐苍术、厚朴、大腹皮燥湿除满；陈皮、半夏行气降逆，和胃止呕；配桔梗开胸宣肺；用茯苓、甘草健脾利湿，加强运化功能。各药配合，使风寒得解，湿滞得消，气机通畅，胃肠调和，共奏解表化湿、理气和中之效。藿香正气液，疗效确切，是广为民众接受的优秀中成药之一，为家中常备良药。

## 7. 风寒湿感冒的诊治？

风寒兼湿，湿邪伤表，卫表不和，故身热恶风，无汗或少汗，肢体酸重或疼痛；湿邪上犯清窍，则头昏重，胀痛如裹；湿邪内蕴脾胃，则胸闷泛恶，口中黏腻，渴不多饮。治宜疏风祛湿、辛温解表，应用九味羌活汤、羌活胜湿汤等方；或荆防败毒散亦可，因方内含有羌活、独活等疏风散寒祛湿药。九味羌活丸为这一证型的常用中成药。

## 8. 小儿感冒的特点及诊治？

感冒在任何年龄均可发病，婴幼儿时期最多见。因小儿肺脏娇嫩，脾常不足，神气怯弱，病程中常见夹痰、夹滞、夹惊等兼证，一般症状较轻，预后较好。年幼体弱患儿临床表现较重，证情复杂，容易反复发作，易发展为咳嗽、肺炎等病症，也可诱发哮喘，部分患者可引起心悸、怔忡、水肿等病症。小儿感冒，尤其需注意发热的程度，必要时应用现代医学退热法，以防发展至惊厥。注意看小儿扁桃体是否红肿化脓，注意听诊肺部，以防发展至肺炎。

小儿感冒的治法与成人大同小异。首先应分清风寒、风热，再应辨清兼夹证。感冒以疏风解表为治疗原则，出现夹痰、夹滞、夹惊等证候，则在疏风解表基础上，分别佐以化痰、消导、镇惊之法。小儿为纯阳之体，风热证型远较风寒证型为多；但治疗时不可过用辛凉、寒凉，应注意保护阳气，常在辛凉解表之中稍加荆芥、防风、羌活、独活、桂枝等药物作为反佐。

## 9. 如何正确认识感冒治疗之补益？

感冒风寒、风热的实证，补益法用之不宜。感冒的实证一般当发散，若一面发散，一面又补益，则难免“功过相抵”。且补益之品亦能收敛，可能会有碍邪之发散，有“闭门留寇”之弊。再者，补益之品大多滋腻，易碍脾胃，而感冒期间胃肠道功能本来就弱，用之更碍脾胃，肌体不适感也会更甚。然感冒中又有正虚邪实之证，正气不足者使用补益之品得法可使正气充盛，以增强自身卫气抗邪能力；尤其是虚人感冒久难愈者，可用参苏饮。但感冒的本质还是外邪入侵，最重要的还是散邪，补散不可妄偏。因此感冒不能盲目拒补，也不能盲目进补，一切以“辨证论治”为依据。

## 10. 试述荆防败毒散、麻黄汤、桂枝汤在感冒治疗中的应用。

荆防败毒散，出自《摄生众妙方》卷八，具有疏风解表、败毒消肿、祛痰止咳之功效。主治外感风寒湿邪，症见外感风寒初起、恶寒发热、头身疼痛、胸闷咳嗽、痰多色白、苔白脉浮及一切疮疡肿毒、肿痛发热、左手脉浮数者。本方即人参败毒散去人参、生姜、薄荷，加荆芥、防风而成。方中以荆芥、防风、羌活辛温解表、发散风寒为主药；辅以柴胡加强解表；佐以独活祛风除湿，川芎活血祛风止痛，前胡、桔梗宣畅肺气以祛痰止咳，枳壳理气宽中，茯苓利湿；甘草调和诸药、缓急止咳为使。

麻黄汤、桂枝汤均来源于《伤寒论》。麻黄汤和桂枝汤同属辛温解表剂，都可用治外感风寒表证。麻黄汤为辛温发汗之重剂，桂枝汤为解肌发表之和剂。麻黄汤由麻黄、桂枝、杏仁、甘草组成，其功用为发汗解表，主治风寒表实证，病机为风寒外遏、卫阳被郁，症见恶寒发热、头身疼痛、无汗而喘、舌苔薄白、脉浮紧。桂枝汤由桂枝、芍药、生姜、大枣、甘草组成，其功用为解肌发表、调和营卫。主治风寒表虚证，病机为卫强营弱、营卫不和，症见恶风发热、汗出头痛、鼻鸣干呕、苔白不渴、脉浮缓或浮弱。

风寒夹湿者，用荆防败毒散更为合适。单纯外感风寒，可依据六经辨证，太阳伤寒证用麻黄汤，太阳中风证用桂枝汤。经方、时方，辨证使用，依证选方，并行不悖。

## 11. 临床常见平时容易汗出，容易感冒，感冒时长难愈的患者，他们该如何预防感冒？

“正气存内，邪不可干”，时行感冒预防的关键在于避其疠气；一般感冒预防的关键在于增强免疫力，扶助正气，抵御外邪入侵。感冒的直接原因在于肺卫不足以抵御外邪，卫外不固，故而对于易感冒者，平时宜采取措施加强卫气。除避风寒、加强锻炼外，还可预防性服用玉屏风颗粒 1 个月左右，或以黄芪、灵芝、刺五加等适量泡服。虚则补其母，肺气虚往往伴有脾气虚，故强健脾胃亦为关键，可常服用健脾养生粥（山药、莲子、薏苡仁、芡实）。感冒冬春多发，冬病夏治，可应用三伏灸，夏天注意避生冷，可短期服用附子理中丸等健脾补肾中成药，处处固护阳气。现代医学认为，肠道菌群失调与人体免疫力及感冒密切相关，尤其是儿童，宜予某些肠道益生菌制剂。

## 12. 如何看待某些患者感冒后常规应用抗生素？是否可常规应用经现代药理研究显示有杀菌、抗病毒效应的清热解毒类中药？

现代医学认为感冒的主要病因为病毒而非细菌感染，目前尚无特效抗病毒药物，中医治疗感冒有优势。由于新的耐药菌、细菌的多重耐药现象不断出现，滥用抗生素所致耐药性已是造成细菌感染性疾病治疗困难的主要原因之一。因此，应当合理使用抗生素，避免抗生素的滥用，以减少或延缓细菌耐药性的产生。抗生素不仅要少用，更不能成为感冒常规用药。中医的基本特色为整体观念和辨证论治，不能一感冒就用经现代药理研究显示有杀菌、抗病毒效应的清热解毒类中药，应收集四诊资料，遵循理法方药理论，辨证论治“一人一方”。在辨证论治开处基本方的基础上，适当考虑现代药理，加用一两味具有抗病毒、杀菌效应的清热解毒类中药亦可，但不可违背整体的寒热虚实。尤其注意不可单纯按现代药理将清热解毒中药堆积成方，违反辨证论治原则，疗效并不佳；相反一味使用苦寒药物可能会败坏脾胃、伤害正气。

## 13. 银翘散的原文论述及其煎服法特点？

银翘散出自吴鞠通的《温病条辨》："辛凉平剂银翘散方：连翘一两，银花一两，苦桔梗六钱，薄荷六钱，竹叶四钱，生甘草五钱，芥穗四钱，淡豆豉五钱，牛蒡子六钱。上杵为散，每服六钱，鲜苇根汤煎，香气大出，即取服，勿过煎，肺药取轻清，过煎则味厚而入中焦矣。病重者，约二时一服，日三服，夜一服；轻者，三时一服，日二服，夜一服。病不解者，作再服。盖肺位最高，药过重，则过病所；少用又有病重药轻之患，故从普济消毒饮时时轻扬法。今人亦间有用辛凉法者，多不见效，盖病大药轻之故。一不见效，遂改弦易辙，转去转远；即不更张，缓缓延至数日后，必成中下焦证矣。胸膈闷者，加藿香三钱、郁金三钱，护膻中；渴甚者，加花粉；项肿、咽痛者，加马勃、元参；衄者，去芥穗、豆豉，加白茅根三钱、侧柏炭三钱、栀子炭三钱；咳者，加杏仁利肺气；二三日病犹在肺，热渐入里，加细生地、麦冬保津液；再不解，或小便短者，加知母、黄芩、栀子之苦寒，与麦、地之甘寒合化阴气而治热淫所胜。"

可见，其煎服法特点为：不可过煎，煮散剂，频服取效。

## 14. 感冒服药的注意事项？

汤药不宜久煎。温热服药，服后避风。温覆取汗，或啜热稀粥以助药力；以遍体微汗为佳，切忌大汗淋漓；汗后避风保暖，并注意休息。饮食以流质或半流质为宜。密切观察药后情况：药后得汗为病邪外达之象，无汗为邪尚未祛，汗后身凉脉静为病邪得解；如汗出热不减或退而复起，且脉数不静，提示病邪未解，有复燃，甚至有发生他变的可能。

## 15. 谈谈路志正治疗反复感冒的经验。

路志正治疗感冒推崇脾胃论，指出脾胃不足亦可致感冒反复发作，其以益肝扶脾法治疗感冒久不愈者。路志正认为，人体之所以御外者，卫气也。卫气根于肾中元气，由脾胃运化之水谷精微不断滋养和补充，并借肺气之宣发行于脉外，输布于肌肤和周身。肺、脾、肾三脏不足之所以易发外感，皆因卫气不和所致。路志正认为，卫表亏虚固然是本病的常见病机，然因实证或虚实夹杂者亦会导致卫气不利而御外失职，说明反复外感其病机是复杂的。临床上亦见到年轻体壮之人有反复感冒者，对其论治不宜只重于表，而应求之于里，而里多责之于脾胃。因土居中央而旁溉四方，为后天之本，气机之枢也。通过临证观察，中土病而不生肺金亦并非皆因虚，而是虚实兼夹、寒热错杂、枢机不利所致。相较古人而言，今人少有劳役艰辛、饥饿之苦，而多安逸之躯、肥美之食、七情之变，故虚证有减而实证增多。为此，路志正常从上中焦郁热（越鞠保和丸合藿香正气散）、脾胃寒湿（再造散合实脾散）、木郁克土（逍遥散或痛泻要方）三种病机论治反复感冒。

### 16. 感冒医案举隅。

## 路志正医案

樊某，男，31 岁。2004 年 11 月 24 日初诊。患者诉近 1 年来自觉体质下降，易疲劳，易感冒，每次均咽痛，发热，体温 38 ℃～39 ℃。半年来又出现受凉后腹泻，多于晨起出现，脐下疼痛，继而腹泻，泻后痛减。平素食纳可，小便正常。多年来面部及口唇周围有红疹，时而刺痒。素嗜好冷饮、辛辣食物。舌体稍瘦，舌质红，苔薄白，脉沉细滑小数。西医诊断：上呼吸道感染。中医诊断：感冒，属肝旺脾虚夹有郁热证。治宜崇土抑木，佐以清热之法。处方：防风 10 g，蝉蜕 12 g，生白芍 12 g，陈皮 12 g，牡丹皮 10 g，黄连 6 g，乌梅 9 g，薏苡仁 20 g，花椒 3 g，生白术 12 g，蒲公英 12 g，藿香、紫苏梗（后下）各 10 g，绿萼梅 12 g，甘草 6 g。7 剂。

二诊（2004 年 12 月 17 日）：时值大雪，天气晴朗有薄雾。患者诉服上药 14 剂后，再未感冒，腹泻得止，后食用辛辣复发。服药期间自觉心情舒畅，食纳可，夜有时欠安，二便尚调。舌红，苔薄白，脉细滑。既见效机，原方进退。上方去藿香、紫苏梗、蒲公英，加枳椇子 10 g、仙鹤草15 g。14 剂。

2005 年 3 月随访，患者以二诊方间断服用两月余，现严冬已过，今年冬季未曾感冒。

按：本患者易感冒，发病时每表现为咽痛高热，面部唇周红疹，伴晨起痛泻、泻后痛减，系平素饮食不节，生冷辛辣过度，致湿热蕴蒸，循经上犯唇面，故见面唇红疹；脾喜燥而恶湿，湿热中阻，脾土受伤，肝木横犯，木旺于晨，则见晨起泄泻；舌质红，舌体稍瘦，苔薄白，脉沉细滑小数，俱为肝旺脾虚、湿热中阻之候；纳化失健，气血生化乏源，营卫亏虚而不能卫外，加之湿热内蒸，腠理外泄，故反复感冒；脾经经脉“上膈，挟咽”，胃经“上循咽出于口”，感受外邪，与内热交织，则发热咽痛。治疗予崇土抑木，佐清热利湿，方用痛泻要方加减。防风、白术、白芍、陈皮泻肝实脾；防风、蝉蜕宣散浮火，又有风能胜湿之意；陈皮、薏苡仁除湿；黄连、蒲公英、牡丹皮清热；绿萼梅疏肝理气；藿香、紫苏梗醒脾和中；乌梅柔肝缓急；花椒、生白术温运健脾止泻；甘草调和诸药。二诊时因前法已获效，去藿香、紫苏梗以防燥烈伤阴，湿热见退而去蒲公英，加枳椇子止渴除烦、清湿热，仙鹤草敛肠止泻治脱力。

## 第二节　咳嗽

### 17. 咳嗽的现代医学病因？

咳嗽常由上呼吸道感染向下呼吸道蔓延所致，引起上呼吸道感染的病毒可成为该病的病原体，在病毒的基础上继发细菌感染，或两者合并感染。现代医学将咳嗽按病因分为感染性和非感染性：①感染性咳嗽由各种细菌、病毒、支原体、寄生虫等病原体感染呼吸道导致；其咳嗽可能有痰，也可能为干咳，往往存在感染病灶，病原学检查可呈阳性，血生化检查可发现相应感染证据，多需相应抗感染治疗。②非感染性咳嗽，其特点因病因不同而不同。吸入刺激、食物过敏、气候改变、运动诱发、肿瘤等都可引起非感染性咳嗽。咳嗽变异性哮喘（过敏性咳嗽）、鼻后滴流综合征、胃食管返流性咳嗽为临床上常见的慢性咳嗽，慢性咳嗽在临床中尤其须警惕肺结核、肺癌等疾患。另外，临床上亦常见到服用依那普利等降压药的患者出现咳嗽的副作用而以咳嗽就诊，中医需引起重视。

## 18. 风寒、风热、风燥、痰湿、痰热、肝火、阴虚、气虚、气阴两虚咳嗽的各自特征？

（1）风寒咳嗽：咳嗽声重，痰液稀薄、色质白，咽喉痒，常伴有鼻塞流清涕，或者兼有恶寒、发热、无汗、头身重着酸楚等，舌苔薄白，脉浮紧。

（2）风热咳嗽：咳嗽气粗，或咳声嘶哑，喉燥咽痛，咳痰不爽，质地黏稠或者黄稠，常伴有流黄涕，或者发热，微恶风寒，有汗口、干渴等，舌苔薄黄，脉浮数。

（3）风燥咳嗽：干咳少痰，或痰少而黏，不易咳出，甚至痰中带血丝，咽干鼻燥，咳至胸痛，初起或伴有恶寒发热、头痛等，舌尖红，舌苔黄而干，脉浮数或者小数。

（4）痰湿咳嗽：咳嗽痰多，痰黏腻或者浊厚成块，颜色发白或带有灰色，因痰而咳，痰出咳平，每天早上或吃东西后咳嗽尤甚，进食肥甘厚味后加重，胸闷脘痞，呕恶，食少，体倦，大便稀溏，舌苔白腻，脉濡。

（5）痰热咳嗽：咳嗽气息粗促，痰多质稠色黄，难以咳出，或者喉间有腥味，或痰中带有血丝，胸胁胀满，咳时引起疼痛，或者兼有身热、面赤，舌红、苔黄腻，脉滑数。

（6）肝火犯肺咳嗽：咳嗽阵作，气逆而咳，咳时面红耳赤，咳痰黄稠或干咳少痰，甚则咳吐鲜血，胸胁痛，性情急躁易怒，心烦口苦，头晕目赤，大便干结，小便短赤，舌质红或者舌边尖红，苔薄黄少津，脉弦数。

（7）阴虚咳嗽：干咳无痰，咳声短促，或者咳少量黏痰，或痰中带有鲜红色血丝，胸部隐隐闷痛，午后自觉手足心热，或者晚上盗汗，形体消瘦，口干咽燥，疲倦乏力，纳食不香，舌红少苔，脉细数。

（8）气虚咳嗽：咳嗽无力，经久不愈，短气乏力，痰液清稀，色白量多，声音低怯，神疲体倦，面色无华，畏风自汗，易感冒，舌淡苔白，脉细弱。

（9）气阴两虚咳嗽：咳嗽痰少，或痰稀，咳声低弱，短气，神疲乏力，面色无华，消瘦恶风，自汗或盗汗，口干少饮，舌质红或淡，脉细弱。

## 19. 外寒内饮、外寒内热咳嗽的诊治?

外寒内饮咳嗽可见恶寒发热，无汗，咳嗽，痰液清稀且量多，或者痰饮咳喘，不能平卧，或者身体疼重，头面部、四肢浮肿，舌苔白滑，脉浮，用小青龙汤加减治疗。外寒内热咳嗽为内有郁热，复感风寒，其常见症状有咳嗽，痰黄，咯痰不爽，痰黏色黄或黄白相兼，烦躁，发热，恶寒无汗，身痛，口干欲饮，大便偏干，舌尖边红，苔白腻罩黄，脉浮数等，用麻杏石甘汤加味治疗。

## 20. 三拗汤方名的来源?止嗽散的临床应用?

“拗”是指违逆不顺;“三拗”是指方中三味药皆违背常法而用:麻黄不去根节、杏仁不去皮尖、甘草不炙而生用。本方从《伤寒论》麻黄杏仁甘草石膏汤去石膏而来，原方遵循古法炮制:麻黄当切断去根节、杏仁当煮后去外皮和尖、甘草用蜜炙。本方与古法相悖而行，故名“三拗汤”，主要取其发汗、平喘力著之义。

止嗽散来源于《医学心悟》卷三，具有辛温解表、宣肺疏风、止咳化痰之功效。主治外感咳嗽，症见咳而咽痒，咯痰不爽，或微有恶风发热，舌苔薄白，脉浮缓。临床用于治疗上呼吸道感染、支气管炎、百日咳等属表邪未尽、肺气失宣者。止嗽散通过加减变化能增加其临床应用，如加紫苏、防风，能治疗外感初起风寒症状较重者;加杏仁、浙贝母、半夏，能治疗咳嗽痰多;加黄芩、桑白皮、芦根等，能治疗风热犯肺，咳嗽咽痒，痰稠苔黄;加入桑叶、沙参、麦冬、瓜蒌等，能治疗温燥伤肺，干咳少痰，痰稠难咳;加入半夏、陈皮、茯苓，能治疗湿痰犯肺，咳嗽痰多，胸闷呕恶。

## 21. 桂枝加厚朴杏子汤的临床应用?

桂枝加厚朴杏子汤来源于《伤寒论》，“喘家作桂枝汤，加厚朴杏子佳”。本方由桂枝、甘草、生姜、芍药、大枣、厚朴、杏仁组成，功用为解肌祛风、降气定喘，主治素有喘疾，复感风寒迫肺，肺寒气逆，宣降失常的咳喘，或风寒证误用下剂后，表证未解而喘者。其主症有发热，汗出，恶风，气急喘息，胸满闷，苔薄白，脉浮缓等。

### 22. 谈谈从风论治咳嗽。

变异性哮喘是支气管哮喘的一种特殊表现形式。其起病隐匿，病因复杂，迁延难愈，常因误诊、漏诊而失治、误治。临床表现以干咳为主，少痰或无痰，具有阵发性、痉挛性、顽固性的特点，常突然发作、骤然而止，符合风邪致病的特点。由其他原因引起的咳嗽，若表现为痉挛性呛咳，亦可认为是“风咳”。治疗可辨证选用麻黄、前胡、荆芥、白鲜皮、乌梅、地肤子、蝉蜕、地龙、全蝎、蜈蚣等药物。芍药甘草汤、止痉散为临床痉挛性咳嗽的常选方。祝谌予老中医的过敏煎（银柴胡、防风、五味子、乌梅、甘草）为治疗过敏性咳嗽的常用方。

### 23. 杏苏散能否治疗风寒咳嗽?

杏苏散为治燥剂，具有轻宣凉燥、理肺化痰之功效，主治外感凉燥证，临床以恶寒无汗、头微痛、咳嗽痰稀、鼻塞咽干、苔白脉弦为主症，常用于治疗上呼吸道感染、慢性支气管炎、肺气肿等证属外感凉燥（或外感风寒轻证)，肺失宣降，痰湿内阻者。方中紫苏叶辛温不燥，发表散邪，宣发肺气，使凉燥之邪从外而散；杏仁苦温而润，降利肺气，润燥止咳；前胡疏风散邪，降气化痰，既协紫苏叶轻宣达表，又助杏仁降气化痰；桔梗、枳壳一升一降，助杏仁、紫苏叶理肺化痰；半夏、橘皮燥湿化痰，理气行滞；茯苓渗湿健脾以杜生痰之源；生姜、大枣调和营卫以利解表，滋脾行津以润干燥；甘草调和诸药，合桔梗宣肺利咽。杏苏散为轻宣凉燥的代表方，适当化裁后亦为治疗风寒咳嗽的常用方。

### 24. 痰湿咳嗽之痰湿祛除途径?

痰湿蕴肺为水谷不能化为精微上输以养肺，反而聚为痰浊，上贮于肺，肺气壅塞，上逆蕴阻的一个常见证型。痰湿咳嗽是因脾失健运所致，表现为咳嗽痰多，痰黏腻或者浊厚成块，颜色或带有灰色，因痰而咳，痰咳出即停止。痰湿咳嗽痰湿的祛除，总以温化、温燥、健脾为法。二陈汤、三子养亲汤止咳祛痰；平胃散、苍术、白术、白扁豆温脾健胃，运化痰湿；

气行则水行，气顺则痰消，木香、厚朴、槟榔、大腹皮等行气祛痰湿；薏苡仁、茯苓、猪苓、泽泻等淡渗健脾以祛痰湿；藿香、佩兰、豆蔻、砂仁、草果等芳香燥化痰湿。

## 25. 清气化痰丸、苇茎汤的临床应用？咯痰黄稠（浓痰、脓痰）的对症治疗？

清气化痰丸的药物组成为酒黄芩、瓜蒌仁霜、制半夏、胆南星、陈皮、苦杏仁、枳实、茯苓。功效为清热化痰、降气止咳，主要用于痰热咳嗽，痰多黄稠，胸脘满闷。苇茎汤的药物组成为苇茎、冬瓜子、薏苡仁、桃仁，为清热剂，具有清脏腑热、清肺化痰、逐瘀排脓的功效。主治肺痈之热毒壅滞、痰瘀互结证，痰热咳嗽亦常选用。两方的关键区别在于苇茎汤治疗痰瘀互结，但由于肺病多瘀，临床两方合用较为常见。

咳痰黄稠（浓痰、脓痰），量少，多为风热、阴虚；量多，多为痰热；临床均可适当应用清热化痰药物对症治疗，常用有鱼腥草、天竺黄、金荞麦、浙贝母、瓜蒌皮、桔梗等。

## 26. 阴虚干咳的诊治？气阴亏虚咳嗽的诊治？

阴虚干咳无痰、咳声短促，或者咳少量黏痰，或痰中带有血丝、色鲜红，胸部隐隐闷痛，午后自觉手足心热，或者晚上盗汗，形体消瘦，口干咽燥，疲倦乏力，纳食不香，苔红少苔，脉细数，治宜滋阴、润肺、止咳，一般采用沙参麦冬汤加减。痰中带血者，须排除肺结核、肺癌，肺结核则需考虑规范的抗结核治疗，肺癌需先考虑专科处理。痰中带血常见于剧烈咳嗽同时伴咽喉疾患者，无须特殊处理。阴虚干咳，在沙参麦冬汤的基础上加用玄麦甘桔汤、过敏煎，酸甘养阴，能息风、解痉、止咳，疗效颇佳。气阴亏虚咳嗽者，采用生脉散加味，人参换用太子参或西洋参为佳，补肺气加玉屏风散、补肺汤等，益阴加沙参麦冬汤等。

## 27. 谈谈活血法在咳嗽治疗中的应用。

肺朝百脉，助心行血。血液的运行赖于肺气的推动，肺通过呼吸运动，调节全身气机，从而促进血液的运行。肺气充沛、宗气旺盛、气机调畅，则血行正常。若肺气虚弱或壅塞，不能助心行血，则可导致心血运行不畅，甚至血脉瘀滞；肺叶娇嫩，不耐寒热，易被六淫之邪侵入，使肺气失宣，气机不畅，导致血瘀。因此外感、内伤都能导致血瘀。对于肺失宣肃、肺气不利而致的咳嗽，在辨证论治的基础上适当加用活血化瘀药物，使得气血调畅，有助于肺气宣肃的恢复，能加速咳嗽痊愈。临床治疗咳嗽，偏热常加赤芍、丹参；偏寒加川芎、红花等药物。

### 28. 谈谈治疗咳嗽的治上、治中、治下。

咳嗽有治上、治中、治下的区分。治上是指治肺，主要是用温宣、清肃两法。治中是指治脾，即健脾化痰和补脾养肺等法。健脾化痰适用于痰湿偏盛，标实为主，咳嗽痰多者。补脾养肺适用于肺脾两虚，咳嗽神疲食少者。治下是指治肾，咳嗽日久，咳而短气，则可考虑治肾（补肾）之法。肾主纳气，摄纳肺所吸入的清气，能保持呼吸深度、防止呼吸表浅。临床上治疗老慢支久咳气喘不足以息，呼吸浅促，咳嗽咯痰者，注意补肾纳气，如苏子降气汤的应用。

### 29. 治疗咳嗽时需要注意的禁忌？是否每位咳嗽患者均适用复方甘草片、强力枇杷露等中成药？

早期咳嗽，咳痰多者，忌见咳止咳，以免闭门留寇。外感咳嗽忌早用敛肺、收涩的镇咳药，内伤咳嗽忌用宣肺散邪法。

不是每位咳嗽患者均适用复方甘草片。复方甘草片中含有阿片，而阿片在婴幼儿、老年人体内清除缓慢，半衰期长，易引起呼吸抑制，抢救不及时，可造成生命危险。甘草还有类似雌激素的作用，怀孕和哺乳期妇女、前列腺肥大排尿有困难的老年人、长期嗜酒且有酒瘾者、平日情绪很不稳定的咳嗽病人，最好不用复方甘草片。正在服用强心苷类、降压、降糖药物者也不宜与复方甘草片同用。由于复方甘草片是黏膜保护性镇咳药，主要是通过掩盖局部神经末梢的刺激而发挥镇咳效果，故对无并发症的干咳有较好疗效，并不适用于咳嗽有痰的情况。

强力枇杷露能养阴敛肺、镇咳祛痰，经常用于久咳劳嗽、支气管炎等疾病。其药物组成为枇杷叶、罂粟壳、百部、白前、桑白皮、桔梗、薄荷脑。其中罂粟壳易成瘾，因此不能长期使用；小孩、孕妇、哺乳期妇女不宜服用，且糖尿病患者也不宜服用。

## 30. 人们常用的川贝母粉炖雪梨加冰糖的食疗法治疗咳嗽是否合适？

川贝母味苦，入肺、心经，能润肺、止咳、化痰。《本草纲目》记载："梨者，利也，其性下行流利。"其药用能润肺清燥、止咳化痰，对急性气管炎和上呼吸道感染的患者出现的咽喉干、痒、痛，音哑，痰稠，便秘，尿赤，均有良效。冰糖味甘、性平，入肺、脾经，有补中益气、和胃润肺的功效，对肺燥咳嗽、干咳无痰、咯痰带血都有很好的辅助治疗作用。由上所述，川贝母粉炖雪梨加冰糖的食疗法尤其适用于干咳属阴虚或风热者，而痰浊、痰热者不适用。

## 31. 中医如何治疗与咽喉或鼻疾患相关的咳嗽？

喉源性咳嗽的临床特征多以咽喉发痒、干咳无痰或极少白痰、日间常有清嗓动作为主。大多数患者可见咽峡部充血，咽后壁淋巴滤泡增生，并以咽喉发痒、不痒不咳、干咳无痰为主要症状。喉源性咳嗽需用清咽利喉之品，使药力直达病所。实证患者往往始于风寒，其临床表现常伴有咳嗽重浊有力、痰涎稀薄、量少色白、鼻流清涕、舌苔白、质淡红、脉浮等；或起病即见风热证，症见咳嗽声响或嘶哑、痰涎黏稠、色黄或白、咽红、舌苔黄质微红、脉浮稍数。且不论风寒或风热者，均可见咽痒且有清嗓动作等。虚证多为久病致虚或年老体衰者，以阴虚、气虚为主。对于此类虚证咳嗽，可在辨证论治的基础上，适当选用蝉蜕、僵蚕、青果、木蝴蝶、牛蒡子等药物。

鼻后滴漏综合征是指因鼻腔和鼻窦的变态反应或非变态反应引起慢性炎症，炎症部位的分泌物经鼻腔向后倒流进入口咽部位，长期刺激而引起以慢性咳嗽和咽异物感，以及咽部黏痰附着感等相应症状为主要特点的临床症候，是临床上儿童慢性咳嗽常见的病因。现代医学主要是针对各种病因进行治疗，对保守治疗无效及鼻息肉患者可行功能性鼻内镜手术，通过清除病变，重建鼻腔、鼻窦的通气引流，促进病变黏膜生理功能的恢复。

中医主要为辨证论治，注意久咳的补虚治疗，以增强患者的免疫力。

### 32. 谈谈胃气上逆与肝火犯肺咳嗽的诊治。

非典型胃食管反流病是慢性咳嗽的主要原因之一，据临床观察，有泛酸、呃逆等胃气上逆表现的患者，可伴咳嗽等肺部症状。该病在治肺的同时需兼以治胃，肺胃同治，以安胃止咳为主。安降胃气，使邪循胃气下降而下移，不致犯肺；宣肃肺气以止咳，使肺气的宣肃功能恢复正常，有助于上逆之邪气下降。

肝火犯肺之咳嗽主要表现为咳嗽阵作，气逆而咳，咳时面红耳赤，咳痰黄稠或干咳少痰，甚则咳吐鲜血，胸胁痛，性情急躁易怒，心烦口苦，头晕目赤，大便干结，小便短赤，舌质红或者舌边尖红，苔薄黄少津，脉弦数。治宜清肝泻肺、化痰止咳，用黛蛤散合泻白散加减治疗。

### 33. 谈谈祝谌予的治咳四法。

祝谌予治咳四法为宣、降、润、收。这四个治疗法则恰好与肺的功能相贴合。①宣法：肺气具有向上升宣和向外周布散的作用，宣法可以把外邪宣发，肺气宣散则咳嗽止。②降法：肺气具有向下、向内清肃和通降的作用，若肺气失于肃降，用降法则可使上逆之肺气得以清肃下降。③润法：肺与秋气相通应，是指肺金之气应秋而旺，肺的制约和收敛功能在秋季最为旺盛。秋令之时，燥气当令，燥邪易伤肺之津液，使肺失清肃而出现干咳、口鼻干燥等症状，润法可以滋肺胃之津液、清肺肝之火热。④收法：久病伤肾，肾不纳气，运用收法，收敛肺肾耗散之真气，纳气归元。临床应用时需注意四法的次序，前后不可颠倒；然四法亦常配合使用，如宣降并施、降润兼顾、润收同用。

### 34. 咳嗽医案举隅。

#### 李勇华医案

牟某，男，61 岁。2015 年 4 月 19 日诊。患者干咳 20 余天，咳前并无感冒，已看遍本地诸多名老中医，服用各类止咳糖浆、复方甘草片、抗生素等药物，疗效均不显。刻诊：时时呛咳，说话则痒，咽痒则咳，无痰，夜晚为甚。寐欠安，无短气、乏力、胸闷、胸痛等其他表现，查体亦无异常。舌红、苔黄，脉弦滑。考虑其咳嗽已过半月，原因不明，建议先查胸部正侧位片，结果显示无任何异常。如此严重咳嗽，竟连支气管炎都不见，宜继续细询查因。问诊患者是否有高血压病史，得到肯定回答后，马上继问服药情况，提示是否服用依那普利等药物，患者电询妻子后回答正服此药降压。至此，当悟患者咳嗽极有可能是依那普利的副作用也。嘱其服用强力枇杷露暂时止咳，改换降压药后，两周左右咳嗽即止，果效。

按：服用依那普利等药物后咳嗽，诸多名老中医诊治不效的病例甚为常见，当引起重视。中医处方用药当遵循严格的理法方药一线贯通的辨证论治思维，但一个优秀的中医不仅要精通中医理论，也需要熟悉现代医学的基本知识，才能更好地提高临床疗效。

## 李勇华医案

李某，6岁2个月。2018年5月12日初诊。患儿喷嚏、流涕1天，今日参加语言节目比赛受凉后，即出现频繁喷嚏，流清涕，咳嗽，有痰音，但未见咳痰，稍恶风，无发热，神稍差，纳欠佳，口不干苦，咽部不红，不咽痛，舌尖红，苔稍白腻，脉细滑，二便调。素体瘦弱，食纳欠佳，较易感冒，每次所拖时间不长。平时容易汗出，夜间亦常盗汗，手足心常热。每次感冒后将很快表现为咳嗽，每服中药汤剂甚为痛苦，甚至呕吐，故而厌服中药，多用中成药取效。今患儿外感风寒，目前以风寒表证为主，因素体阴虚内热，且小儿为纯阳之体，故仍有舌尖红，暂不考虑素体内热，治宜温散，并防止向咳喘发展。予小青龙颗粒1包（13 g）顿服，中午及晚上睡前各1次。晚上有一阵呛咳，待痰出后缓解，其余尚可。

二诊（2018年5月13日）：患儿阵发咳嗽，次数不频繁，有痰较黏稠、色白，流涕稍浊，已不喷嚏，无发热，咽不红，神稍差，纳欠佳，昨日尚寐安。舌尖红赤，后部苔稍黄腻，脉细滑数。患儿现以咳嗽为主症，有寒转热之倾向，治疗应继续激发抗病能力，宜散风寒、化痰止咳，仍以小青龙颗粒早晚各顿服1包。晚上仍有一阵呛咳，痰出而安，寐可。

三诊（2018年5月14日）：患儿仍有阵咳，但较轻，有痰黄稠，流涕黄浊，咽不红，舌尖红赤，苔黄稍腻，脉细滑数，口干。无恶风、发热，神可，未去上学，在家休息。患儿风寒已化热，以咳嗽为主症、痰热为主要病机。今予小儿清热止咳合剂（10 mL）1支，早、中、晚各1次。晚上即已咳嗽极少，偶有轻咳，有黄痰。

四诊（2018年5月15日）：患儿已基本无咳嗽，早上服1支小儿清热止咳合剂，下午放学后再服1支，精神佳，纳可，仍有一点黄浊涕，晚上即不再服药，基本痊愈。

按：本例患儿初诊时外感风寒，以风寒感冒表现为主，夹有里热。分析其里热为素体体质表现，尤其是考虑到患儿每次感冒后会以咳嗽为主症，故以主治外寒内饮的小青龙颗粒，较大剂量顿服，强力辛温解表，促使正气抗邪，“截断扭转”向咳之机。服用两天后，风寒转热，虽以咳嗽为主症，但咳嗽并不太甚，痰热为主要病机，清热化痰止咳取效。小儿清热止咳合剂由麻黄、苦杏仁（炒）、石膏、黄芩、板蓝根、北豆根、甘草等组成，能清热宣肺、平喘利咽。用于小儿外感风热所致的感冒，症见发热恶寒、咳嗽痰黄、气促喘息等。本例前后治疗均以辨证论治为基础，激发正气，促寒转热；热为邪正交争的表现，转热较甚后再清热化痰止咳，痊愈较速。

## 第三节　哮病

### 35. 中医如何认识内、外源性支气管哮喘的病因？

支气管哮喘的发生可由外源性过敏因素或内源性非致敏因素引起，故可分为外源性、内源性哮喘两种类型。外源性哮喘由过敏因素引起，也称为过敏性哮喘；内源性哮喘由非过敏因素引起，情绪波动、呼吸道感染、刺激性化学气体、冷空气、剧烈运动等均可成为其发病诱因。

中医认为，哮病是由于宿痰伏肺，遇诱因引触导致痰阻气道，痰气搏击，肺失宣降，肺气上逆所致的发作性痰鸣气喘疾患。其中外邪侵袭、饮食不当、情志失调、劳倦失养、海腥发物、花粉烟尘等诱因均可触动伏痰，尤与气候变化关系密切。哮病发生的主因是宿痰内伏于肺，其产生原因有外邪侵袭、饮食不当、体虚病后。痰为宿根，病位在肺，涉及脾肾，因机体肺不能布散津液、脾不能运输水精、肾不能蒸化水液，致津液凝聚，伏藏于肺。

晁恩祥提出：风盛痰阻，气道挛急是支气管哮喘发作的主要病机。因哮病发作迅速，时发时止，反复发作，发作时痰鸣气喘，符合风邪“善行数变”的特点；气道挛急，发无定时，与内风动摇不定的特性相符合；发作前鼻痒、咽痒的先兆，也符合风邪袭肺的特征。

## 36. 如何认识哮病治疗中虫类药的应用？

痰伏于内是哮病发病的夙根。就哮病标本而言，气道受阻，肺气上逆为其标；痰瘀潜伏于肺络为其本。欲拔夙根，当除痰化瘀。而且，哮病为慢性病，病程较长，易从经入络、由气及血。病初气结在经，病久血伤入络。反复发作是哮病的重要特征之一，与风善行而数变相符合。虫类药属于血肉有情之品，有搜剔之效，能剔除滞痰凝瘀，使络脉通达；现代研究表明其具有独特的生物活性，能缓解平滑肌痉挛。因此，临床用虫类药治哮病原因主要有二：一则虫类药入络搜风，涤痰化瘀；二则虫类药大多走肝经，可平肝息风。

虽然虫类药搜剔力强，但全蝎、蜈蚣、僵蚕、蝉蜕、地龙、土鳖虫等均为动物类药物，对人体而言为异种蛋白，亦可能引起过敏；而哮病与过敏因素密切相关，因此，在使用前需问清患者是否有类似的过敏史，使用宜慎重。

## 37. 外寒内热哮病的证治？

证候：呼吸急促，喉中哮鸣有声，胸膈烦闷，喘咳气逆，咳痰不爽，痰黏色黄，或黄白相间，发热，恶寒，无汗，身痛，口干欲饮，大便偏干，舌苔白腻罩黄，舌尖边红，脉弦紧。治法：解表散寒，清化痰热。方药：小青龙加石膏汤或厚朴麻黄汤。表寒甚者，加桂枝、细辛；喘哮，痰鸣气逆，加射干、葶苈子、紫苏子祛痰降气平喘；痰黄稠黏，加黄芩、前胡、瓜蒌皮清热化痰。

## 38. 麻黄汤、小青龙加石膏汤、射干麻黄汤、越婢加半夏汤、厚朴麻黄汤等经方治哮的应用？

麻黄汤可辅助治疗兼外感风寒之哮病，能发汗解表、宣肺平喘。方中麻黄、桂枝相须，前者发卫阳之闭以开腠理，后者透营阴之郁以畅经脉，发汗解表之功益彰；麻黄、杏仁相使，宣降相因，利肺平喘之效更著，又增发汗之力。现代药理研究证明，麻黄对支气管平滑肌有明显松弛作用。

小青龙加石膏汤可用于寒包热哮证，即外感风寒，饮停内郁化热，喘咳烦躁者。方中麻黄解表散寒、宣肺平喘，石膏清泻肺热，二药一辛一凉，外散风寒，内清里热。本方解表散寒与温化水饮并行，内外合治，相互促进，且辛散温燥与酸收润敛相合，有散不伤正、敛不留邪的特点。

射干麻黄汤是治疗冷哮的常用方，在哮喘急性发作时对于缓解症状有较好的疗效。本方证以咳喘喉中痰鸣、咳痰色白为辨证要点，临床还可见胸膈满闷、不能平卧、舌苔白滑、脉浮紧等症。射干麻黄汤和小青龙汤同属解表化饮方剂，但射干麻黄汤主治风寒表证较轻，证属痰饮郁结、肺气上逆者，故于小青龙汤基础上减桂、芍、草，加入祛痰利肺、止咳平喘之射干、款冬花、紫菀等药。可见小青龙汤以治表为主，解表散寒之力大；射干麻黄汤则以治里为主，下气平喘之功强。

越婢加半夏汤主治肺胀有热者，“咳而上气，此为肺胀，其人喘，目如脱状，脉浮大者，越婢加半夏汤主之”。本方治疗外感风热与内饮相合，饮热郁肺，热重于饮，肺气胀满，具有宣肺泄热、降逆平喘之功效。方中重用麻黄宣肺平喘、石膏清肺火，二者辛凉配伍，可发越表邪，平喘，兼清里热；生姜温寒饮、半夏降逆化痰，配伍大量石膏制约其温性；甘草、大枣安中以调和诸药。

厚朴麻黄汤可用于寒包热哮证，即饮邪迫肺，夹有郁热，咳逆喘满，烦躁而表寒不显者。麻黄解表散寒、宣肺平喘，石膏清泻肺热，二药一辛一凉，外散风寒，内清里热；厚朴、杏仁平喘止咳；生姜、半夏化痰降逆；甘草、大枣调和诸药。

## 39. 具有解痉及类固醇激素样作用的中药在哮病治疗中的应用?

祛风解痉，主要针对风邪为患，气道挛急之病机。临床有用如祛风解痉平喘汤（炙麻黄、蝉蜕、白果、紫苏叶、白芍、石菖蒲、五味子、地龙等），祛风解痉汤（制僵蚕、制全蝎、防风、蜈蚣、地龙、蝉蜕、杏仁、麻黄、甘草），蝉蜕定肺汤（蝉蜕、地龙、僵蚕、射干、麻黄、甘草、细辛、川贝母）等。

糖皮质激素为现代医学治疗支气管哮喘的常用药物。部分中药亦具有糖皮质激素样作用，如甘草、细辛、秦艽、五加皮、雷公藤、附子、冬虫夏草、何首乌、杜仲、补骨脂、枸杞子、鹿茸、麝香、淫羊藿、知母、延胡索、三七、人参、党参、肉桂、柴胡等，这些中药亦可在哮病辨证论治理论的指导下适当选用。

## 40. 哮病缓解期的常用中医治疗方法?

哮病发作以邪实为主，亦有正虚为主者。缓解期常以正虚为主，但其痰饮留伏的病理因素仍然存在。故对哮病的治疗，发作时未必全从标治，当治标顾本；平时亦未必全扶正，当治本顾标。平时当重视治本，区别肺、脾、肾的主次，在抓住重点的基础上，适当兼顾；其中尤以补肾为要，因肾为先天之本，五脏之根，肾精充足则根本得固。但在扶正的同时，还当注意加入降气化痰之品，以祛除内伏之顽痰，方能减少复发。哮病缓解期常采用补益肺、脾、肾为主兼以祛邪的丸散，提高免疫力以缓图。

三伏贴与三九贴有一定预防哮喘发作的作用。三伏贴：在一年中最热的三伏天（这段时间人体阳气最盛），将辛温祛寒药物贴在背部不同穴位进行治疗，可以减轻冬季哮喘发作的症状。每一伏的第一天，是敷贴的最佳时机；敷贴对象为6个月以上儿童及成人；敷贴期间禁食生冷、油腻、辛辣之品。冬病多为寒湿阻滞经脉、气血不通所致。穴位是人体脏腑、经络、气血的汇集点，三伏天贴敷药物，最易由皮肤渗入穴位经络，直达病处，起到标本兼治的效果。三九贴：在“三九”里每一“九”的第一天，将配制好的中药研磨成粉末，制成膏药，分别贴敷于大椎、肺俞、心俞、膈俞等穴位，共3次，每次2~3小时，以达到增强抵抗力、防病治病的目的。

三九贴不仅能巩固三伏贴的效果，还能起到冬夏皆治、控制疾病的发作，使患者获得更理想的疗效。

## 41. 谈谈“从风论治”哮病。

哮喘起病快，发作前多有鼻咽发痒、喷嚏、胸闷等先兆症状，而后气道挛急，患者突感窒息、胸闷，哮喘迅即发作，呼吸困难，气促，张口抬肩，甚则面青肢冷等，可持续数分钟或数小时不等，其过程完全体现了“风邪”致病之特点。因此，风邪是支气管哮喘发病的主要因素之一；其病机为风邪袭肺，邪客肺络，肺失宣降，气道挛急而引发哮喘，故又提出“风哮”之称。发作期治宜疏风宣肺、缓急解痉、降气平喘，缓解期宜补肺、脾、肾，注意补土息风。

## 42. 谈谈咳嗽变异性哮喘的中医证治。

变异性哮喘的临床表现主要为长期顽固性干咳，常常在运动、吸入冷空气、上呼吸道感染后诱发，在夜间或凌晨加剧。外邪见于风寒袭肺、风热犯肺、燥热犯肺证及痰热壅肺证；内伤见于木火刑金，不咳时多为肺脾气虚证。诸证型当以辨证论治为基础，并注重疏风、息风、搜风等“从风论治”药物的选用。

## 43. 谈谈激素依赖型哮喘的中医证治。

支气管哮喘患者长期应用肾上腺糖皮质激素易产生依赖性，停药即出现憋喘等症状，已被临床普遍称为“激素依赖型哮喘”。本病多从虚论治，病位关键在肾。临床所见，长期应用糖皮质激素者多有舌红少苔，甚至无苔，故其病性以阴虚为主。

肾阴不足者，可见腰膝酸软、视物昏花、心悸少寐、舌红体小、少苔、脉细，治疗宜滋养肾阴，用六味地黄汤加枸杞子、沙参、五味子等。阴虚火旺者，可见两颧潮红、五心烦热、心烦咽干、舌红无苔或薄黄苔、脉细弱，治宜滋阴清热，用知柏地黄汤加秦艽、鳖甲、小蓟等。气阴两虚者，可见心悸气短、动则喘促、汗出、舌红无苔、脉沉细，治疗宜益气养阴，用生脉散、麦冬汤（人参、当归、麦冬、五味子、黄芪、川贝母、砂仁、生地黄）等。肾阳亏虚者，可见四肢不温、腰膝酸软、身重体乏、小便清长、舌淡胖、苔白滑、脉沉，治疗宜温补肾阳，用金匮肾气丸加蛤蚧、黄芪、淫羊藿等。

## 44. 如何理解“哮病治本不忘降气祛痰化瘀”？

哮病缓解期的治疗当重视治本，区别肺、脾、肾的主次，在抓住重点的基础上，适当兼顾，其中尤以补肾为要。肾为先天之本、五脏之根，肾精充足则根本得固；补肺可加强卫外功能，防止外邪入侵；补脾可杜生痰之源。在治本的同时，还当加入降气化痰之品。哮病有宿痰内伏的夙根，导致哮病反复发作，难以根治。在缓解期，虽无喘哮，但宿痰的病机仍然存在，只不过是伏而潜隐，待时而动。顽痰胶结，久则可致痰气瘀阻，故治疗在扶正固本的同时，也应加入降气化痰活血之品，以清除内伏之顽痰，方能减少复发。

## 45. 如何理解哮病病机与肝、胃相关？

生理上肝、肺之间经络相连，五行属性上相互克制，共司气机之升降，共主气血之调畅。病理方面，可出现枢机不利、木叩金鸣、郁痰犯肺、木火刑金、风摇钟鸣、虚火灼金，当进行疏肝理肺、清肝泻肺、柔肝息风肃肺、疏肝理肺化痰、养肝益肾肃肺等调理肝、肺的治疗。

“痰饮之患，未有不从胃起者”。临床上，部分胃食管反流患者，因肝胃不和或胃气不和，使气机失调，上逆犯肺，发为哮喘。病患常有反酸、嗳气、烧心、呃逆、脘腹胀满等症，以疏肝、和胃、降肺之法方能收效，可选用旋覆代赭汤等方治疗。

## 46. 谈谈“平喘要药首选麻黄”。

麻黄为治疗咳喘的要药，为哮喘用药之首。哮喘的发生主要责之于肺的气机升降出入失常，而麻黄既善于宣通肺气，又长于降逆平喘，故为宣肺平喘的首选药物。麻黄辛温，功能宣肺平喘、发散表邪，适用于寒实肺闭之证；且通过适当配伍，能较广泛地用于多种证型，如临床上常见的有麻黄配石膏、麻黄配黄芩、麻黄配细辛、麻黄配葶苈子、麻黄配大黄、麻黄配熟地黄、麻黄配附子等。

麻黄辛散温燥，发越阳气，有耗气伤阴之弊，故对于哮喘出现心悸、气促、气息微弱等喘脱征兆者，或舌红少苔、脉细数等真阴亏损者当禁用。因其含有麻黄素，能加速心率，故慎用于高血压、快速心律失常者。

## 47. 哮病医案举隅。

### 周仲瑛医案

曹某，女，32岁。1988年9月17日初诊。患者素有过敏性鼻炎，于剖宫产后发生哮喘，迁延经年不愈。近来每日夜晚均发作，发时胸闷气塞，气逆作喘，喉中哮鸣，不得安枕，吸气尤难，伴有烦热多汗、口干、痰稠色黄味咸、脉来沉细滑数、苔淡黄腻中灰、舌质暗红。证属肾元下虚，痰热蕴肺，肺气上逆，升降失司。治宜补肾纳气，清肺化痰。处方：南沙参10 g，北沙参10 g，当归10 g，生地黄12 g，知母10 g，天花粉10 g，炙桑白皮10 g，竹沥、半夏各10 g，炒紫苏子10 g，炙僵蚕10 g，诃子肉3 g，沉香（后下）3 g，坎脐2条。另海蜇（漂）50 g、荸荠7只同煮，代水煎药。7剂。

二诊（1988年9月24日）：患者诉药后哮喘旋即控制，惟咳频痰稠，汗出量多，苔淡黄灰腻，脉细滑。此属肺实肾虚，治守前意。原方去诃子肉，加五味子3 g、山茱萸6 g，续服7剂，诸症悉平。观察半年，未见复发。

按：临床所见，哮喘发作之时，虽以邪实为多，但亦有正虚为主者。若囿于治标之说，纵投大剂祛痰降气之品，亦有疗效不佳者。本案素禀不足，产后体虚，阴血耗伤，复加受感诱发哮喘，故前投治标之剂少效；痰稠色黄，舌苔黄腻，脉滑数，虽属痰热之象，但审其痰有咸味，脉见沉细，乃肾元亏虚，气失摄纳，津液成痰。故取南北沙参、天花粉清养肺阴，生地黄、当归、山茱萸、坎脐、沉香滋养肾元，纳气归窟，复以射干、知母、紫苏子、竹沥、半夏、桑白皮、僵蚕等清肺化痰，酌加诃子肉、五味子收敛耗散之气，此为补敛相济。在此基础上，又仿王孟英雪羹汤意，用海蜇、荸荠清化痰热，甘寒生津，扶正祛邪。诸药合参，肺得清宁，肾能蛰藏，痰消气降而哮喘告平。又有坎脐一味，乃新鲜脐带与银花、甘草、黄酒同煮烘干而成，性甘、咸、温，是治疗哮喘的有效药物。

## 朱良春医案

患者，女，71 岁。2001 年 2 月 12 日诊。患者慢性胃窦炎、十二指肠球部溃疡近 20 载，慢性支气管炎亦 10 多年，长期因纳少而消瘦，乏力，恶寒肢冷，神情消沉，萎靡不振。10 天前因忙于春节而劳累，遂至大便出血，色暗量多，医院保守治疗效不显而手术。拆线时复感寒，诱发咳嗽大作，限于经济而返家，邀余诊治。见患者倚靠于床，咳频气短，吸少呼多，咳甚则背躬如虾，面唇青灰，冷汗溱溱，努挣许久，仅咳稀白痰少许，面浮晦暗，脚肿如脱，胸闷腹胀，四末如冰，小溲不能自控，大便数日 1 行。日仅食流质两许（50 g 左右），听诊哮鸣音满布，心率 110 次/分钟钟，舌淡紫、肿嫩有齿印，舌下静脉如蚓，舌苔灰黑浊腻，脉微细滑，重按若无。细忖其无热不烦，脉亦未乱，如能尽快固肾健脾，化痰温肺，或可侥幸获生。处方：朱砂、炒北沙参、生白术、鹅管石、茯苓各 15 g，熟附子、酒熟地黄、当归、陈皮、麦冬、炙款冬花、炙紫菀、杏仁、怀牛膝各 10 g，肉桂、沉香（2味后下）、五味子、葶苈子各 5 g，姜 3 片，大枣 3 枚。另以蛤蚧 1 对、红参 30 g、紫河车 20 g，共研细末；每日 1 剂，每次用所煎药之浓汁送服 3 g。1 周后已能下床缓行。稍予损益，续服 7 剂，基本痊愈。

按：由于本验案脉证标本俱急，故宜标本同治。所以朱老在用前方温肾暖脾补肺、化痰逐瘀平顺全力以治标的同时，又用了后方蛤蚧 1 对、红参 30 g、紫河车 20 g 共研细末，以前方所煎药之浓汁送服，以期全力固肾健脾、益气敛阴以治本。如此相伍，朱老将回阳救逆、益气救阴、填精补髓、收敛固脱等于一炉，其辨证之细、用药之精，足可见一代宗师之匠心。

## 郭子光医案

患者，女，57 岁。1988 年 8 月 17 日初诊。患者诉 10 余日来，咳嗽，胸紧气喘，痰白稠黏，晚间频咳而喘不能入眠，服螺旋霉素及其他止咳、化痰、平喘西药，毫无效果。近日咽干唇燥，但并不思饮。舌苔白干少津，脉弦滑。辨证为痰热阻滞，肺失宣降。治宜宣肺平喘，止咳化痰，祛风解痉。处方：麻黄 6 g，杏仁 10 g，石膏 25 g，甘草 10 g，川贝母 10 g，瓜蒌 15 g，半夏 15 g，五味子 10 g，全蝎（水洗去盐，与药同煎）6 g，地龙 15 g，僵蚕 15 g。2 剂，水煎，1 日 1 剂，分 3 次服。患者略知医道，畏全蝎等药出奇，只配 1 剂试服，当晚咳喘顿减，安然入睡；乃再配 1 剂，服毕而咳喘全止；乃去全蝎，再进 2 剂，清除肺中余痰余热。

二诊（1988 年 8 月 24 日）：患者要求再调理善后，以便外出旅游，遂予六君子汤，3 剂收功。

按：从本案苔白干少津、咽干唇燥、痰稠，判断为痰热阻滞，胸紧气喘则是肺气失于宣降之象。用麻杏石甘汤宣肺清热，瓜蒌、川贝母、半夏化痰，五味子敛肺止咳，全蝎、地龙、僵蚕解痉。方切病机，故应手取效。郭老在临床上，如遇痰热重者，其表现为唇红、苔黄、痰黄，则于本方加重石膏，并加黄芩、连翘之类；若素有痰饮，为外感诱发，且又化热者，其表现为外有表证恶寒（尤其背恶寒甚）、咳嗽气喘、痰多稀白转黄、唇红苔微黄，常用小青龙加石膏汤并加上述三虫药而取速效。临证应用时注意：①全蝎、僵蚕、地龙同用拟有协同之功。因为有些病例单用僵蚕、地龙加大剂量，虽也有效，但不速捷，有时难起顿挫之功。此三药治喘咳可能是通过缓解支气管痉挛而起作用。②全蝎味辛，祛风解痉，风能胜湿，亦能伤阴。故个别病例服二三剂后有咽喉干燥之感，当停用，或配以石膏、麦冬之类为佳。

## 第四节　喘证

### 48. 为什么说实喘并非局限于肺，虚喘并非止于肾。

喘证的基本病因病机主要有两种：外感导致肺失宣降，肺气上逆；内伤导致气无所主，肾失摄纳。病理性质有虚实之分，实喘主要在肺，虚喘主要责之肺、肾，病情复杂者每可下虚上实并见，或正虚邪实，虚实夹杂。然虚实证均可能涉及多个脏腑。

肺为气之主。肺司呼吸，赖其宣发肃降功能，使气道通畅，呼吸调匀；外合皮毛，内为五脏之华盖，朝百脉而通他脏。肺为娇脏，不耐寒热，更恶燥邪。若外邪侵袭，或他脏病气上犯，皆可使肺失宣降，肺气胀满，壅阻气道，以致呼吸不利而喘。脾气亏虚，聚湿生痰，痰浊水饮上犯于肺，肺气壅塞，宣降不利，或气津失布，血行不利，又可致瘀。肝失疏泄，肝气逆乘，肝肺不和，升降失职，亦可致喘。

肾为气之根，助肺司气之摄纳。肾元亏虚，摄纳失常，致气不归元，气逆于肺，则入少出多。重证每多影响于心，心脉上通于肺，肺气调节心血的运行，宗气贯心脉而行呼吸。肾脉上络于心，心肾水火既济，心阳根源于命门之火。肺肾俱虚，心气、心阳衰竭，不能鼓动血脉运行，血行瘀滞，可表现为面色、指甲、唇甲青紫，甚则喘汗致脱。

## 49. 谈谈毒、痰、瘀在喘证发病机理中的作用。

毒损肺络是喘证直接的致病因素，可分为外来之毒和内生之毒。外来之毒，如外感六淫邪气、天地戾气、香烟烟尘、花粉等，其入侵途径有五官九窍、皮毛肌腠、脏腑经络等；而内生之毒，是在疾病过程中机体产生的诸如浊毒、痰毒、瘀毒、癥瘕等病理产物。外邪犯肺引动内生之毒，邪毒久留不去，损伤肺络，败坏形质，肺络痹阻，气机壅滞，升降失司，造成久病咳喘难愈或变生诸病。

喘证之痰，或为风热犯肺，热邪内盛，蒸液成痰，痰热交阻，升降失常；或因饮食不当，如过食生冷、油腻食物或嗜酒伤中，导致脾失健运，水谷聚湿生痰，痰浊上犯，壅阻肺气，升降不利，发为喘促。叶天士谓“久病必治络，其说谓病久气血推行不利，血络之中必有瘀凝，故致病气缠延不去，必疏其络而病气可尽也”，指出“久病必瘀”“久病治瘀”的病理观点。痰阻气道，气道壅塞，血行不畅，血滞为瘀，而痰瘀往往互生、互结，胶着难解，故从痰瘀论治喘证已成为后世医家公认的治法。

## 50. 谈谈喘证“上盛下虚”的证治。

“上盛下虚”是指肺实肾虚夹杂并见的证候，痰浊壅盛于上，肾气亏虚于下，肺失宣降，肾失纳气。其病机表现有：正虚痰盛，如肺肾两虚致痰，或脾肾阳虚致痰，或肺肾阴虚，灼津为痰，上逆于肺；寒热错杂，如肾阳虚于下，痰热阻于上，或肾阴虚于下，痰饮壅于上。治当化痰降逆，宣泄其上；补肾纳气，培益其下，可用平喘固本汤、苏子降气汤等方。

## 51. 如何从肺与大肠论治喘证？

在十二经脉和脏腑的相互联系中，肺与大肠一阴一阳，一表一里相互交合，联系极为密切。肺主肃降，“行气于腑”，肺气肃降则六腑之气皆通，实现“大肠传导之官，变化出焉”的功能。大肠以通为用，肺以降为和，二者的“通”和“降”相互依存，互为因果。若肺气为邪所壅，肺失宣降，则大肠传导失司，导致腑气不通而引起大便秘结；大肠热结，循经上扰，熏灼肺金，肺气不利，可出现咳嗽、气喘等症。现代不少医家提出了平喘通腑法、肃肺缓下法、表里双解法等治喘，在临床上取得了较好的疗效。

## 52. 如何从肺络癥瘕论治喘证？

喘证病程日久，缠绵难愈，“久病入络”。络以通为用，在补虚荣络的基础上软坚散结、消癥通络，使肺络有形之邪逐渐消散，肺络通畅，则可恢复气机升降和气血灌渗滋养。用药可宗叶天士“络以辛为泄”，使用辛味走窜之品内入肺络，外透皮毛腠理，引药达病。对于有形久积之邪应以缓攻为主，宜补虚荣络，同时选用搜剔经络的虫类药，并在此基础上辨证论治，适当选用行气、化痰、祛瘀、软坚、散结等药。

## 53. 谈谈肺间质纤维化的中医药治疗。

中医认为肺间质纤维化属本虚标实，肺、脾、肾气（阴）亏虚为本虚，外邪、痰浊、瘀血、热毒为标实，二者互相影响、互为因果。有效药物的研究主要集中在活血化瘀药和祛风除湿药两类，如丹参、刺五加、防己、雷公藤、银杏叶等，诸多研究均证实其对肺间质纤维化的防治有一定作用。

武维屏将本病分为三期六候。急性加重期：气虚风寒犯肺候，治宜疏风散寒、宣肺平喘，方用止嗽散合玉屏风散加减；阴虚燥热伤肺候，治宜清肺化痰、疏风润燥，方用清燥救肺汤或桑杏汤加减。慢性迁延期：气阴两虚痰喘候，治宜补肺益肾、化痰平喘，方用金水六君煎加减；气阴两虚瘀喘候，治宜益气养阴、化痰活血，方用《丹台玉案》保肺汤加减。重证多变期：阳虚水泛候，治宜温补阳气、化瘀利水，方用真武汤合补肺汤化裁；阴阳两虚候，治宜大补阴阳，佐以活血化痰之法，方用参蛤散合右归饮加减。

苗青将本病按六个证候辨治：风热闭肺证，治宜祛风除闭、清热凉血，方用消风散加减；湿热郁闭证，治宜除湿清热、宣肺开郁，方用甘露消毒丹加减；肝郁气滞、痰饮内阻证，治宜理气开郁、化痰除饮，方用四逆散合茯苓杏仁甘草汤加减；燥热伤肺证，治宜益气养阴、清肺润燥，方用清燥救肺汤加减；气虚血瘀证，治宜益气活血、化瘀软坚，方用补阳还五汤加减；肺肾两虚、痰瘀内阻证，治宜补肺益肾、活血利水，方用生脉饮合六味地黄丸加减。

## 54. 谈谈中医药控制慢性阻塞性肺疾病的进展。

慢性阻塞性肺疾病的发生是由于有毒颗粒或气体损伤气道，形成气道持续慢性炎症和气道重构，进而导致气流受限，故小气道阻塞是慢性阻塞性肺疾病早期的病理阶段。中医认为本病病性为本虚标实：急性加重期以标实为主，病理因素为痰浊、瘀血；稳定期以肺、脾、肾虚损为主。临床治疗：补虚多从补益肺、脾、肾着手，视其气血阴阳偏损而选方用药；祛邪多围绕痰、瘀进行辨证论治，故多在补虚的基础上采用清热排毒、化痰排毒、活血排毒、益气排毒等法治疗。

随着络病学说的兴起，有医家提出本病病位在肺络，肺络不通是慢阻肺中医病机的关键所在。癥瘕不去，肺络不通，则喘证难愈。治疗应针对络病的特点，以“通”为治疗总则，故在补虚荣络、化痰祛瘀的基础上加入消癥散结通络之品，如搜剔经络的虫类药。

## 55. 谈谈中医药对于低氧性肺动脉高压（HPH）的治疗。

肺动脉压持续进行性增高是慢性阻塞性肺疾病向肺源性心脏病发展的重要病理过程，其严重程度直接影响肺源性心脏病患者的病程、生活质量和预后。控制低氧性肺动脉高压（HPH），逆转肺血管的病理变化是目前肺源性心脏病治疗研究的重点和热点。现代医学普遍认为急性缺氧引起的肺血管收缩和慢性缺氧导致的肺血管重建是 HPH 的病理基础，针对这一病理改变，主要从控制原发病、纠正缺氧和应用血管扩张剂三个方面进行治疗。

目前对辨证论治运用中医药，标本兼顾治疗 HPH 已做了大量研究，取得了一定的成绩。①根据实验和临床研究的方法，筛选了一批具有降低肺动脉高压的有效单味中药及其提取物：如当归、川芎嗪、黄芪、丹参、虎杖、灯盏花素、粉防己碱、银杏叶制剂、白花前胡提取物、赤芍、三七、莱菔子等。②对 HPH 的证类进行了研究，总体上以虚、痰、瘀为主。③在辨证论治的基础上，总结出一批治疗 HPH 的有效复方，如三子养亲汤、肺康方煎剂（生黄芪、山茱萸、丹参、葶苈子、黛蛤散、水蛇、白前）、川芎平喘合剂（川芎、赤芍、丹参、当归、白芍、细辛、胡须叶、黄荆子、甘草）、肺压舒（前胡、黄芪、当归、丹参、赤芍）、加味己椒苈黄汤（木防己、川椒、葶苈子、大黄、附片）、复方薤白胶囊（瓜蒌、薤白、半夏、黄连等）。此外还有复方丹参注射液、复方葶苈子注射液、丹参注射液合川芎嗪注射液等复方针剂应用于临床。

## 56. 谈谈俞慎初治疗喘证的临床经验。

俞教授认为喘咳是肺之主要病证，感受外邪是常见病因，脏腑病变多能影响肺脏，导致喘咳。所以喘咳临证首先应区分外感内伤，明辨脏腑，评审病机，进而根据寒热虚实，灵活辨治。

风寒犯肺者首当宣肺祛痰，用三拗汤与三子养亲汤组成的止咳定喘汤（炙麻黄、紫苏子、杏仁、白芥子、葶苈子、陈皮、茯苓、半夏、炙甘草）治疗，可随症加减。痰浊犯肺者注重燥湿化痰，常用朴杏二陈汤加味（二陈汤加厚朴、杏仁、葶苈子、白芥子、紫苏子）治疗。气郁咳喘者强调疏肝宣肺，临证若见肝气郁结，气逆侮肺，肺失宣降而见咳喘者，常用疏肝宣肺、止咳平喘法，肝肺同治，方用四逆散和三拗汤加款冬花、香附等。若肝郁化火犯肺之咳喘，则用四逆散合泻白散加黄芩、杏仁。咳喘日久从肺肾论治，如肺气虚咳喘，多用生脉散加黄芪、胡桃肉补气定喘；对以气逆喘促为主症的肾虚咳喘，着重降逆顺气，常用《医方集解》的苏子降气汤（紫苏子、半夏、陈皮、前胡、厚朴、当归、沉香、甘草）加山茱萸、旋覆花、代赭石治疗。俞教授治肾虚喘促证，喜用补肾敛气固脱的山茱萸 60 g 单味炖服取效。

## 57. 谈谈苇茎汤、清金化痰汤、清气化痰丸、桑白皮汤、泻白散治疗肺系病证的应用。

苇茎汤清肺能化痰行瘀、逐瘀散结，主治痰热瘀结之肺痈，邪热已入里。患者素有痰热瘀阻，因气候异常或起居不慎，感受外邪加重或引起发作。表现为咳嗽气喘，痰黄稠或有黄绿痰，喉有腥味，或身有微热，热邪壅盛。

清气化痰丸能清热化痰、理气止咳，主治肺热咳嗽，痰多黄稠，胸脘满闷等。此方清热与化痰并重，且于清化之中佐以理气之品，使热清火降、气顺痰消，诸症皆消。

清金化痰汤能清肺化痰，主治痰浊不化，蕴而化热之证。表现为咳嗽，咯痰黄稠腥臭，或带血丝，面赤，鼻出热气，咽喉干痛，舌苔黄腻，脉象濡数。现多用于上呼吸道感染、急慢性支气管炎属痰热证者。

泻白散能清泻肺火、止咳平喘，主治肺有伏火之喘咳。表现为气喘咳嗽，皮肤蒸热，日晡尤甚，舌红苔黄，脉细数。

桑白皮汤能清泻肺热、降气化痰，主治肺热痰盛，喘咳痰多。本方证以气喘咳嗽、痰多黏稠色黄、舌苔黄、脉滑数为辨证要点。

## 58. 喘证医案举隅。

### 周仲瑛医案

夏某，58 岁，女。患者喘病已历多年，既往每届冬令发作加甚。今年自冬至夏，发作持续不已，呼吸困难，动则喘甚，稍有咳嗽，痰少，喉中少有痰鸣，心慌，舌质淡，脉沉细。证属肺肾两虚，痰浊阻气。治拟苏子降气汤加减：肉桂（后下）2.5 g，炙黄芪 12 g，当归、钟乳石、炒紫苏子、法半夏、胡桃肉各 10 g，橘皮 5 g，沉香（后下）2.5 g，生姜两片。7 剂，日 1 剂。

二诊：补肺纳肾，降气化痰。患者气喘减轻，但动则仍甚，咳少无痰，舌苔白，脉沉细，面色无华。仍当从肾虚水泛为痰作喘进治，处方：肉桂(后下)2.5 g，炙黄芪 12 g，当归、钟乳石、炒紫苏子、法半夏、胡桃肉各 10 g，紫石英、熟地黄各 12 g，诃子 5 g，沉香(后下)2.5 g，生姜两片。14 剂，日 1 剂。

三诊：补肺纳肾，降气平喘。患者气喘减轻，咳少，痰不多，惟头昏不适，苔脉如前。原法再进，原方去钟乳石，加枸杞子 10 g。患者服上方后，病情缓解，持续 4 个月气喘未作。是年冬季共轻度发作两次，经用上方迅即控制。

按：本案属下虚兼有上盛之喘，治疗始以苏子降气汤加减，继合真元饮之意，摄纳肾气，补益肺气，以固本为主。上盛则用炒紫苏子、法半夏、橘皮，下虚则用胡桃肉、钟乳石、紫石英、熟地黄，肺肾气虚则用炙黄芪，寒饮伏肺则用肉桂。治下顾上，金水同调，药与证合，故获效快。

# 第二章

# 心系病证

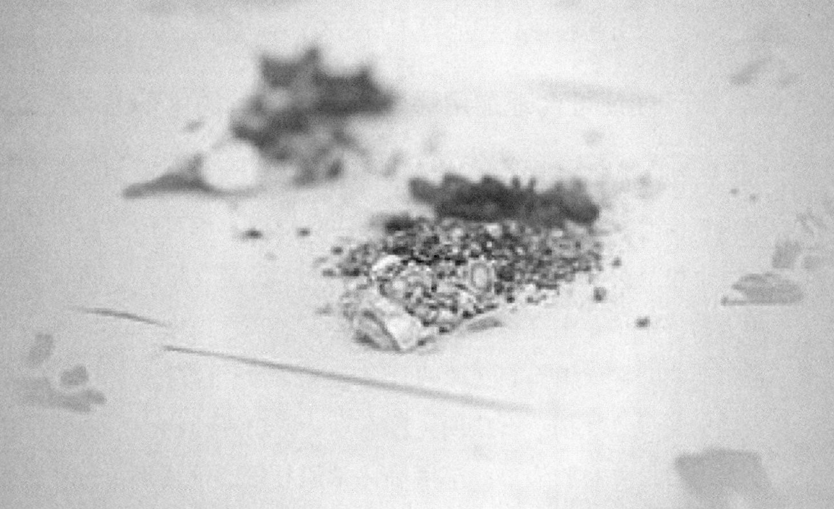

# 第一节　心悸

## 59. 心悸与心律失常之关系？

心悸是指病人自觉心中急剧跳动，惊慌不安，不能自主，或脉律见参伍不调的一种证候，主要由于气血阴阳亏虚，痰饮瘀血阻滞使心失所养，心脉不畅，心神不宁所致。心律失常是指心脏搏动的频率、节律、起源部位、传导速度与激动次序的异常，以心动过速、心动过缓、心律不齐和心脏停搏为主要症状。心律失常属于中医心悸的范畴。心悸是一种自觉症状，是患者对心跳的不适感，可以由心律失常引起，也可能没有心律失常。心律失常可以引起心悸，但心悸不一定有心律失常。

## 60. 临证可合理加用哪些抗心律失常的中药？

心律失常证候复杂，辨证论治是基础，需辨证应用益气、养阴、清心降火、活血、祛痰、定惊、安神等法。减慢心率可用汉防己、佛手、淫羊藿、葛根、苦参、制附子、仙茅、玉竹、黄芪、枳壳等药物。加快心率可用人参、附子、山茱萸、麻黄、桂枝、细辛、川椒、吴茱萸、丁香等温阳益气药物。常加用养心安神的百合、夜交藤、合欢皮、丹参等药物和重镇安神的龙骨、牡蛎、石决明、珍珠母、琥珀等药物。中成药常用的有稳心颗粒、参松养心胶囊等。笔者临床常用甘松、延胡索、黄连、苦参等药物抗心律失常。

## 61. 谈谈心悸之气郁病机。

肝主疏泄而调气，疏泄太过或不及，均可导致心悸。七情，尤其郁怒而致气机不调，肝气郁结导致心气郁结，心气逆乱，扰动心神，心神不宁而心悸。平素心虚胆怯，突遇惊恐，易忤犯心神，心神动摇，不能自主而心悸；长期忧思不解，心气郁结，郁久化火生痰，痰火扰心，心神不宁而心悸。

## 62. “损其心者，调其营卫”对心悸治疗是否有指导意义？

生理上营卫与心有着密切的关系，《黄帝内经》云：“营气者，泌其津液，注之于脉，化以为血。”这一化血功能为心所主，而营血又在心气的推动作用下行于脉中。营气与卫气同起于中焦，营气行于脉中，卫气行于脉外，充分反映了营卫的充养功能以及它们的运行表现为一定节律的心脉搏动，正是心阴与心阳直接联系的。病理上，营卫与心也常常相关，营卫不和可以导致自汗和盗汗，即为心液外出。故误汗或汗出过度，耗散营卫，每致心阳受损，可以出现心悸怔忡等症状。张仲景的桂枝甘草汤和桂枝附子汤都可以扶卫气助阳，桂枝加桂汤和桂甘龙牡汤都可和阳护心，经临床验之疗效颇佳。

## 63. 如何理解心悸从风邪论治？

风有内外之别，为六气之首，往往兼夹为害，内舍于心，遏蔽心神，心失所养，则惕惕然而不宁。心悸的表现，如“悸动”“心中突兀不宁”，时作时止，休作无常，与风邪为病“风胜则动”的特点相似。风为百病之长，四季都可以发病，为外邪致病之先导，致病的范围广。风、寒、湿三气杂至合而为痹，痹证经久不愈复感于邪，内舍于心，而发为心悸；心肺气虚，宗气不足以濡养，气血受阻碍，或心肝脾虚，导致血虚，心主藏血，故出现血虚生风；或外感风热而化火，热极生风，导致心悸。因此辨证用药时要疏解宣透、辛散透邪、化湿祛痰，还要开郁、通阳、活血推动气血运行，消除瘀血。临证常用川芎、白芷、荆芥、防风、柴胡疏风祛风药或僵蚕、蝉蜕、地龙、刺蒺藜、全蝎等息风药物提高疗效。

## 64. 养心安神与重镇安神中药在心悸治疗中的作用？

心悸由脏腑气血阴阳亏虚，心失所养所致者，治当补气、养血、滋阴、温阳，配合养心安神与重镇安神之品，能促进脏腑功能的恢复，使心神得安。心悸由痰饮、瘀血等邪实所致者，治当化痰、祛瘀，配合重镇安神之品。养心安神药多以植物、种仁为主，多甘平质润，入心、肝两经，具有滋养心肝、养阴补血的作用。重镇安神药多以矿石、化石、介壳等为主，质重性降，味甘咸寒或平，主入心肝经，具有重镇安神、平惊定志的作用，主要用于以心火炽盛、痰火扰心、肝郁化火及惊吓等引起的心神不宁，如心悸、失眠、惊风、癫狂等症。

## 65. 谈谈毒邪犯心之心悸的治疗。

心者神明之府，温病、疫毒等毒邪也常易犯心，灼伤营阴，耗伤气血，心神失养，可见心悸。临床表现为心悸，胸闷，气短，左胸隐痛，发热，恶寒，咳嗽，神疲乏力，口干渴，舌红，少津，苔薄黄，脉细数或结代。治宜清热解毒，益气养阴，方用银翘散合生脉散加减。热毒甚者，加大青叶、板蓝根；夹瘀血，加牡丹皮、丹参、益母草、赤芍、红花；夹湿热，加茵陈、苦参、藿香、佩兰；夹气滞，加绿萼梅、佛手、香橼；口干渴，加生地黄、玄参。

## 66. 谈谈临床常用的参松养心胶囊和稳心颗粒治疗心悸的应用。

参松养心胶囊是治疗心律失常的中药创新药物，由人参、麦冬、五味子、桑寄生、山茱萸、酸枣仁、丹参、赤芍、土鳖虫、黄连、龙骨、甘松等药物组成。该方具有益气养阴、活血通络、清心安神的功效，用于治疗冠心病室性早搏属气阴两虚、心络瘀阻证，症见心悸不安、气短乏力、动则加剧、胸部闷痛、失眠多梦、盗汗、神倦懒言等。

稳心颗粒由党参、黄精、三七、琥珀、甘松等药物组成，能益气养阴、活血化瘀。该方适用于气阴两虚、心脉瘀阻所致的心悸不宁，气短乏力，胸闷胸痛；室性早搏、房性早搏见上述证候者。

以益气养心为主则选用参松养心胶囊，以益气活血为主则选用稳心颗粒。

## 67. 为何说痰瘀阻络为心悸的重要病机？

“本虚标实”是心悸的一个重要病因病机，本虚多见于气虚、阴虚、血虚，心、脾、肺虚，标实多见于气滞、血瘀、寒凝、痰浊等。临床诸多病例分析，顽固性病程缠绵反复、持久性发作的心悸患者，大多数是夹痰、夹瘀或痰瘀互结见证。许多心脏疾患大多可见有痰饮和血脉瘀滞的病理过程，而痰瘀阻络又往往进一步加重病情和症状。在患者血液流变学检测中可找到血瘀的客观证据，并发现经过活血化瘀中药治疗后，可使血液黏滞度得到改善。因此，临床上可用温阳化痰、祛瘀通络的瓜蒌桂枝汤合温胆汤加减治疗心悸。

## 68. 谈谈炙甘草汤、天王补心汤在心悸治疗中的应用。

炙甘草汤由炙甘草、生姜、桂枝、人参、生地黄、阿胶、麦冬、火麻仁、大枣等药物组成，是治疗心动悸、脉结代的名方。炙甘草为君药，养心益脾；生地黄滋阴补血，充脉养心；人参、大枣益心气，补脾气，配合炙甘草以资气血生化之源；佐以桂枝、生姜温心阳，养心血。该方气血阴阳皆补，心脾肺肾同调。临床常用于治疗功能性心律不齐、期前收缩、冠心病、风湿性心脏病、病毒性心肌炎、甲状腺功能亢进等而有心悸、气短、脉结代等属阴血不足，阳气虚弱者。

天王补心丹由人参、茯苓、丹参、玄参、桔梗、远志、当归、五味子、麦冬、天冬、柏子仁、酸枣仁、生地黄等药物组成。其中生地黄入心经滋阴养血；酸枣仁、柏子仁、五味子养心安神；人参、茯苓补心气；丹参、当归补心血；活气血；桔梗载药上行，入心。临床常用于治疗神经衰弱、冠心病、精神分裂症、甲状腺功能亢进等所致的失眠、心悸属于心肾阴虚血少者。

## 69. 谈谈路志正治疗心悸强调“治疗心悸者必调中焦”。

路老认为心悸多与中焦相关。脾胃位居中焦，为后天之本，气血生化之源。若脾胃虚弱，化源不足，可使气血不足，心失所养，心神不宁，发为心悸；中焦运化失司，蕴湿成痰，痰湿阻滞经脉，或痰饮上凌于心，或痰浊蕴结，日久化火，痰火扰心，均可致心悸不宁；若情志不遂，郁怒伤肝，肝气横逆犯脾，气机逆乱影响及心，亦可导致心悸。路老认为阳明郁热也是导致心悸的重要病因，足阳明之经别“散之脾，上通于心”，若素体阳盛，喜食膏粱厚味，日久生热，阳明郁热，扰动心神则悸动不安。基于以上认识，路老强调治疗心悸要从中焦着手，调理中焦治疗心悸可收到事半功倍的效果，提出“治疗心悸者必调中焦”的学术观点。路老调理脾胃治疗心悸常用以下方法：健脾益气、补血养心，健脾和胃、温胆宁心，清热化痰、降浊清心，舒肝解郁、化瘀通心，清泻阳明、和胃安心。

## 70. 心悸医案举隅。

### 张景凤医案

李某，女，53 岁。患者自诉 3 个月前与家人争吵后出现间断心慌症状，情绪波动后症状明显。曾就诊于其他医院，先后服倍他乐克、心律平等药物，效果均不显，为求中医治疗前来就诊。刻诊：间断心慌伴两胁胀满，喘大气则舒，口渴，纳少，寐可，小便调，大便溏，日行 2 ~ 3 次，舌淡苔白，边有齿痕，脉弦结代。查心电图示：窦性心律，频发室性早搏。外院查 24 小时动态心电图示：窦性心律，频发室性早搏，室性早搏数 2049 次，部分呈二联律，占总心搏 2%，短阵室速（共发生 134 阵）。中医诊断为心悸，证属肝郁乘脾，治宜疏肝解郁、理气健脾。予逍遥散加减：柴胡 10 g，玫瑰花 10 g，香附 10 g，郁金 10 g，清半夏 12 g，茯苓 15 g，炒白术 12 g，甘松 6 g，当归 10 g，白芍 12 g，三七（冲服）3 g，丹参 20 g，葛根 15 g，炙甘草 6 g。每天 1 剂，水煎，早晚分服，并嘱患者调情志、节饮食。

二诊：患者诉心慌及两胁胀满症状明显减轻，口不渴，进食改善，大便成形，日 1 行，舌淡红，苔薄白，齿痕减轻，脉弦缓。患者自诉近来寐差，易醒，故于原方基础上加炒酸枣仁 20 g、制远志 10 g，以安神益智，余不变，继服 7 剂。

三诊：患者神清，精神佳，心慌等症状不显，寐安，脉缓有力。复查动态心电图示：窦性心律，偶发室性早搏，室性早搏数 109 次。继服上方 7 剂，随访 3 个月未发。

按：本案患者与家人争吵后因情志内伤导致气机郁滞，枢机不利，久而肝郁乘脾使得肝郁脾虚。肝郁则脉道不通，心血不畅；脾虚则生化不足，心失濡养，故采用疏肝解郁、补气健脾之法，以逍遥散加减化裁治疗。本方肝脾同治，以疏肝为主，佐以健脾；气血兼顾，以理气为主，佐以活血，使气血生化有源，气机调畅。全方辨证精准，立法得当，既遵循古法经典，又结合现代药理研究，故见效明显。

# 朱翠玲医案

王某，女，57岁。2015年3月24日初诊。患者两年前劳累后出现心慌胸闷，持续数分钟后缓解，未给予重视进行治疗。10个月前因劳累，心慌胸闷再发加重，伴气短乏力，持续10余分钟后逐渐缓解，就诊于当地医院。查心脏彩超示：二、三尖瓣少量返流，余无异常。心电图示：二度Ⅱ型房室传导阻滞。查血肝肾功能：心肌酶谱无异常。给予口服西药治疗（具体不详）。刻诊：劳累后出现心慌气短，伴胸闷乏力，心慌胸闷持续10余分钟缓解，仍有气短乏力。近1个月烦躁，胁肋闷胀，四肢发凉，时有口渴欲饮水，腰膝酸困。形体偏瘦，纳一般，眠差梦多，小便正常，稍喜饮冷，大便稀溏。舌质暗红，边有齿痕，苔薄黄腻，脉沉迟。否认冠心病、高血压等病史。给予查心电图示：窦性心律，58次/分钟，二度Ⅰ型及二度Ⅱ型房室传导阻滞。心脏彩超结果同前，查电解质、甲状腺功能无异常。西医诊断：房室传导阻滞。中医诊断：心悸，属寒热错杂、气血亏虚、心神失养证。治宜寒温并调，活血补虚，宁心安神。予乌梅丸变汤剂加减：乌梅20 g，桂枝20 g，党参15 g，干姜10 g，黄柏12 g，当归15 g，黄连8 g，茯苓20 g，麦冬15 g，炒山楂20 g，丹参15 g，甘草6 g，仙鹤草15 g，菊花15 g，杜仲15 g。7付。嘱畅情志，勿劳累。

二诊（2015年4月2日）：患者诉劳累后仍有心慌胸闷不适，持续数分钟，气短乏力较前缓解。其余症状均较前好转，纳眠好转，小便正常，大便偏稀。舌质暗红，苔白腻，脉迟。前方去菊花，桂枝减至15 g，麦冬减至12 g，续服7副。

三诊（2015年4月10日）：患者诉症状较前明显缓解，偶有心慌胸闷不适，无气短乏力，时有胁肋闷胀，四肢渐温，纳眠可，二便正常。舌质暗红，苔白腻，脉弦。前方加炒白芍15 g，续服10副。嘱1个月后复查动态心电图。患者1个月后查动态心电图提示：平均心率65次/分钟，最高达102次/分钟，偶有房早未下传。症状大减，随访1年，未诉上述症状加重。

按：本病病因病机可责之“虚”“瘀”二字。对于病情复杂、病程日久者，会导致气血阴阳耗伤，虚瘀并见。心气血亏虚，心神失养则症见心悸头晕、气短乏力、烦躁不安、失眠多梦等；肾阳不足不能温煦脾阳，则有大便或稀或溏、腰膝酸软、怕冷等症见。故辨证为虚瘀并见，寒热错杂，方选乌梅丸加减。此患者病情较长，症状逐渐加重，耗伤气血，加之情志不舒，肝失调达，气机不畅，郁久化热。依据初诊症见可知患者目前痰热郁里，痹阻气机，阳气不达四末，脾胃虚寒，气血亏虚，心神失养。辨证属上热下寒，气血虚弱，方用乌梅丸变汤剂加减。方中去大辛大热之附子、细辛、蜀椒以防阳热太过；麦冬合梅、参、归，加强补血生津之力；加菊花助柏、连清郁热；杜仲助姜、桂通达阳气至四末；仙鹤草、丹参补虚活血；茯苓、山楂健脾宁心；甘草调和诸药。以上诸药共奏寒温并调、活血补虚、宁心安神之功。二诊时，郁热减轻，以防寒凉太过损伤脾胃，致虚证更虚，故去菊花；三诊时，仍有胁肋闷胀，故加炒白芍补肝体，养肝柔肝。

## 第二节　胸痹

### 71. 如何理解“阳微阴弦”的胸痹病机？

“阳微”指寸口脉沉而迟，“阴弦”指关上小紧。寸口脉主上焦，其脉沉而迟，是胸中阳气闭阻不通，鼓动无力的征象；关上脉主中焦，其脉细小而紧急，是中焦有寒，痰饮停聚的征象。故胸阳闭阻，寒饮停聚，为“阳微阴弦”的具体所指，是胸痹病机的高度概括。

### 72. 谈谈“通”与“补”治疗胸痹的意义。

胸痹心痛是以胸部憋闷、疼痛，甚则胸痛彻背、喘息不能卧为主要表现的一种疾病。该病多为虚实夹杂，在发作期虽以标实为主，但常兼本虚；在缓解期以本虚为主，亦可见邪实。故治疗上应补中寓通、通补兼施、以通为补，当以补正而不碍邪、祛邪而不伤正为原则，不可滥补、猛攻。

祛邪治标可用活血化瘀、涤痰宣痹、理气疏肝、芳香温通、清热泻火等法，扶正固本可用益气养阴、温阳补气法。总之治则不外通、补二义，而贵在通。通法包括活血通脉、涤痰通脉、理气通脉、芳香通脉、清心通脉。对于心脉严重痹阻也主张采用介入的方法疏通心脉。无论对于冠心病急症还是稳定型冠心病，都可选择中成药治疗。如心绞痛发作可用麝香保心丸或速效救心丸，或运用活血类、补益类中药静脉注射液。

## 73. 如何应用“络病理论”治疗冠心病?

络脉是经脉的支流系统，人体各大经脉均有络脉与之相连。经络相连就像一张遍布人体的“蜘蛛网”，是运行气血、能量与信息的特殊通道。中医络病学说是中医学术理论体系中专门论述人体经络生理、病理及治疗的独特学说，这一理论体系首先运用到了心脑血管病的病机探讨及治疗之中。络病主要包括络脉瘀阻和络脉绌急，血瘀证与络脉瘀阻较为一致，但未包括络脉绌急，络脉绌急反映的是血管病变。络病不仅反映了血液的瘀阻，还反映了血管的舒缩功能障碍，包括血管内皮功能障碍、血管痉挛等。

从冠心病心绞痛的中医病机来看，络脉瘀阻导致血液黏稠凝聚，使冠心病心绞痛有久病久痛的特点；由于络脉痉挛即血管自身的病变，使冠心病心绞痛发作具有猝然而痛的特点。运用活血化瘀法只能解决血液的黏稠凝聚问题，但不能全面解决冠心病自身的问题，包括血管内皮功能障碍、血管痉挛等。以络病理论为指导治疗冠心病是继活血化瘀治法后的又一重要发展。通心络胶囊是运用络病理论研发的治疗心脑血管病的代表药物，它既能改善血液的黏稠凝聚，解决血管粥样硬化斑块形成，又能改善血管内皮功能。

## 74. 谈谈冠心病之热毒病机论。

张仲景《金匮要略》立“胸痹心痛短气病脉证治”专篇，着重指出了胸痹的病机是“阳微阴弦”，当“责其极虚也，今阳虚知在上焦，所以胸痹心痛者”。“阳微阴弦”几乎成为后世论述冠心病的主要病机，温阳散寒几乎成为后世论治冠心病的主流方法。然现代气候环境、饮食结构、工作生活习惯、体质等较以往有所不同，易致火热之邪。同时体内脂、糖、浊、瘀等毒蓄积蕴结，变成热毒，邪气亢盛，败坏形体，损伤心及心络，导致冠心病的发生发展，并具有病变复杂、骤发性烈、凶险善变、虚实夹杂、顽固难愈等毒邪致病的特点。故冠心病的病机不仅存在阳虚寒凝血瘀，还应包括热毒痹阻心脉。

## 75. 如何辨胸痹心痛的性质？

属寒者，寒性凝滞，寒性收引，疼痛如绞，遇寒则发，或得冷加剧。属热者，因火热之邪窜扰经络，或阴虚火旺，组织被灼所致，胸闷、灼痛，得热痛甚；属虚者，因精血亏损或阳虚生寒，导致机体经脉气血运行滞涩，出现疼痛，而这种滞涩只是气血运行缓慢，经脉失养，而非实邪郁阻引起的不通，所以痛势较缓，其痛绵绵或隐隐作痛，喜揉喜按；属实者，痛势较剧，其痛如刺、如绞；属气滞者，闷重而痛轻；属血瘀者，瘀血阻于心脉，络脉不通，不通则痛，则疼痛剧烈，痛如针刺，痛有定处。

## 76. 谈谈复方丹参滴丸、麝香保心丸、冠心苏合丸、速效救心丸治疗胸痹心痛的应用。

复方丹参滴丸：药物组成为丹参、三七、冰片。功能活血化瘀、理气止痛，用于冠心病、心绞痛的预防、治疗、急救。

麝香保心丸：药物组成为人工麝香、人参提取物、人工牛黄、肉桂、苏合香、蟾酥、冰片。功能芳香温通、益气强心。用于气滞血瘀所致的胸痹，症见心前区疼痛、固定不移；心肌缺血所致的心绞痛、心肌梗死见上述证候者。

冠心苏合丸：药物组成为檀香、青木香、乳香、朱砂、冰片、苏合香。功能理气宽胸止痛，用于寒凝气滞、心脉不通所致的冠状动脉病变引起的心绞痛、心肌梗死、胸闷等。

速效救心丸：药物组成为川芎、冰片。功能行气活血、祛瘀止痛，可增加冠脉血流量，缓解心绞痛，用于气滞血瘀型冠心病、心绞痛。

## 77. 谈谈冠心 2 号方与冠心病的活血化瘀治疗。

冠心 2 号方由丹参、川芎、赤芍、红花、降香等一派活血化瘀药组成。西医认为冠心病是由多种原因导致的冠状动脉粥样硬化、管腔变窄，这一病变基础正符合中医瘀血内阻的认识。这说明各型冠心病皆有瘀血内阻这一基本病机存在，临床运用冠心 2 号方治疗冠心病有效，正是切中了这一基本病机。但要用好用活冠心 2 号方，必须辨证论治。如果患者以心胸刺痛、痛有定处为主症，结合唇舌黯红或有瘀斑，脉涩或结代，投以该方往往能收到预期的效果。若以胸脘满闷为主症，并见苔腻、脉滑，当以该方合瓜蒌薤白半夏汤化裁；若以心痛如绞、遇寒即发为主症，并见舌淡黯、脉沉迟，当以该方合瓜蒌薤白桂枝汤化裁；若以胸痛隐隐、气短乏力、心悸汗出为主症，并见舌红苔薄少津、脉细数，当以该方合生脉散化裁；若以胸痛心悸、形寒肢冷为主症，并见舌淡胖、有齿痕、脉沉弱，当以该方合金匮肾气丸化裁。

## 78. 如何预防胸痹心痛？

冠心病病变始于儿童，动脉粥样硬化病变的形成是一个漫长的过程。因此，必须从小养成良好的生活习惯、健康的生活方式。膳食结构要合理，避免摄入过多的脂肪和大量的甜食，加强体育锻炼，预防肥胖、高脂血症、高血压和糖尿病的发生。超重和肥胖者更应主动减少热量摄入，并加强运动量。高血压、高脂血症和糖尿病患者，除重视危险因素干预外，更要积极控制好血压、血糖和血脂。大力宣传戒烟活动，特别是要阻止儿童成为新一代烟民。

中医认为当精神调畅，避免情绪波动。因情志异常可导致病情加重，故要保持精神愉快，情怀舒畅，气血调和，对预防胸痹心痛的发生和病情发展极为重要。起居有常，寒暖适宜。气候的异常变化常可诱发胸痹心痛，因此平素应注意防寒避暑。饮食以素食为主，戒除烟酒等不良嗜好，不偏食偏嗜，不暴饮暴食。坚持适当的体育锻炼。积极治疗引起胸痹的有关疾病。有高血压、高血脂、高血糖等高危因素者，或已有胸痹心痛者，可用丹参 100 g、三七 100 g、西洋参 40 g，按此比例打细粉，每次 5 g 吞服，每日两次，有较好地防治胸痹心痛作用。

## 79. 谈谈如何应用中药、食疗防治高血脂。

中医以辨证论治为基本，一般从痰浊、瘀血、脾虚等病理因素着眼。

临床上也特别注重现代药理显示有降脂作用的中药、食物及简便药茶的应用。近年来临床研究证明，许多中药都具有降低血脂的作用，如决明子、荷叶、泽泻、何首乌、绞股蓝、蒲黄、山楂、大黄、红花、银杏叶、虎杖、月见草、茵陈、麦芽等。降脂食品有豆制品、大蒜、洋葱、黑木耳、海带、玉米、芹菜等。李勇华自拟降脂茶（生山楂 15 g，荷叶 10 g，绞股蓝 10 g，葛根 30 g），坚持每日 1 份，反复泡服 1 ~ 3 月，疗效颇佳。

## 80. 谈谈丹参、葛根、红景天、生山楂、西洋参、川芎对心血管的影响。

丹参：活血化瘀，通经止痛，清心除烦，凉血消痈。丹参有扩张冠状动脉的作用，对于心肌缺血、缺氧等具有保护作用，可以提高机体耐缺氧状况，进而避免心肌受损，因而可以改善心肌缺血症状。

葛根：解肌退热，透疹，生津止渴，升阳止泻。葛根所含的葛根素有明显的平稳血糖作用，而其所含的黄酮类化合物又有平稳血脂作用，故葛根常被用于防治“三高”病症。葛根所含的葛根总黄酮和葛根素能改善心肌的氧代谢，还能扩张血管、改善微循环，从而可以防治心肌梗死、心肌缺血、心律失常、高血压和动脉硬化等疾病。

红景天：健脾益气，清肺止咳，活血化瘀。红景天有益气活血的功效，可增强心脏的泵血功能，从而有助于血液流动，在预防心脑血管疾病方面也有着一定的作用。

生山楂：健脾开胃，消食化滞，活血化痰。山楂能防治心血管疾病、降低血清胆固醇及甘油三酯、有效防治动脉粥样硬化；山楂还能通过增强心肌收缩力、增加心排血量等，起到强心和预防心绞痛的作用。此外，山楂中的总黄酮有扩张血管和持久降压的作用。

西洋参：益气养阴。西洋参可以抗心律失常、心肌缺血、心肌氧化，强化心肌收缩能力。冠心病患者症状表现为气阴两虚、心慌气短，可较长期服用西洋参。西洋参的功效还在于可以调节血压，能有效降低暂时性和持久性高血压，有助于高血压、心律失常、冠心病、急性心肌梗死、脑血栓等疾病的恢复，还可以降低血液凝固性、抑制血小板凝聚、抗动脉粥样硬化，并促进红细胞生长，增加血红蛋白。

川芎：活血行气，祛风止痛。川芎有增强血液流通的作用，可使心率加快、心肌收缩力加强、血管扩张。

## 81. 谈谈胸痹心痛治疗中虫类药的应用。

虫类药物的作用部位主要在血脉经络，这一特点恰与心主血脉之理相一致，因此能针对胸痹心痛痰瘀痹阻脉络之病机，发挥其治疗作用。虫类药物治疗胸痹心痛，特异性强，功效全面，具有植物药无可比拟的优势。水蛭、蛴螬、虻虫等有破血逐瘀通经之功，具有化瘀血而不伤新血、祛邪不伤正之特点。僵蚕、蜈蚣、全蝎、地龙、白螺壳、青娘子等虫类药物有散结通络、化痰行瘀、宣通胸阳、疏理气机之功。虫类药物又多有息风镇痉、缓急止痛之功效，可以缓解急性疼痛，治疗胸痹心痛，如蜈蚣、地龙、九香虫等。其中，胸痹心痛最常用者为九香虫、全蝎、蜈蚣、水蛭。虫类药多打粉后入丸散，或合汤剂吞服，且需注意破血伤正和伤脾胃，故宜配方牵制使用。

## 82. 谈谈路志正如何从脾胃论治胸痹？

路老认为，胸痹虽有寒、热、虚、实之分，在气、在血之异，但是胸中阳气虚衰，邪气乘虚入侵阳位，痹阻气机则是共同的发病机理。胸中阳气又名宗气，是心肺二脏功能的总概括。宗气的强弱与脾胃的健运与否有直接关系。脾胃为后天之本、水谷之海、气血生化之源、气机升降之枢纽，人体各部均必须通过脾胃及其经脉的作用而获得后天的营养，方能精力充沛、机体健康。心虽居上焦，实赖脾胃之健运，气以上贯心脉生血。内伤脾胃，百病由生。路老认为胸痹的发生发展、转归预后均与脾胃的功能状态密切相关，调理脾胃时非常注重升降脾胃药物的使用，提出胸痹调理脾胃五法，即健运中气法、调脾养血法、醒脾化湿法、健脾涤痰法。

## 83. 谈谈胸痹心痛的外治及针灸疗法。

可用川芎、三七、丹参、水蛭、瓜蒌、薤白、檀香、桂枝各 10 g，研成细粉，用食醋调成膏状，直接贴于虚里、膻中、心俞穴。每贴两天，4 贴为 1 疗程，疗程间隔两天，一般 2 ~ 3 个疗程。可通阳行气，鼓动心脉，活血化瘀，温经通络，适用于心血瘀阻型胸痹。心痛发作时，取内关、间使、神门、心俞、阴郄针刺；灸关元、百会、足三里；耳针可取心、交感、皮质下，留针。

## 84. 谈谈秦伯未治疗胸痹的经验。

用于一般阶段方：麦冬6 g，阿胶6 g，桂枝1.5 g，炙甘草3 g，丹参6 g，郁金6 g，炙远志4.5 g，炒酸枣仁9 g，浮小麦9 g，红枣3个，三七粉(分冲)0.6 g，朝鲜参粉(分冲)0.6 g。用于严重阶段方：朝鲜参3 g，生地黄6 g，丹参6 g，桂枝3 g，细辛1.5 g，西红花3 g，郁金4.5 g，炙甘草3 g，三七粉(分冲)1.2 g。用于巩固阶段方：朝鲜参1.5 g，生地黄4.5 g，天冬4.5 g，阿胶6 g，肉桂0.9 g，炙甘草3 g，丹参6 g，炒酸枣仁9 g，柏子仁6 g，龙眼肉6 g，麦冬4.5 g，熟地黄4.5 g。

方中用生地黄、麦冬、阿胶养心血；人参、桂枝扶心阳。本病主症是疼痛，其成因是气血循行不利，故排除血运障碍而使血行通畅是重要环节，可从活血及去瘀生新考虑，采用丹参饮为主方，其中丹参入心和心包两经，檀香散胸中气滞而无香燥耗散之弊。此外还可用手拈散中的五灵脂、延胡索、乳香等入血止痛。临床证明，丹参最平和，另外三七、西红花温通和血，善于止痛；郁金入心，系气中血药，兼破瘀生新，为常用要药。胸痹还常伴心悸、多汗、睡眠不安，这是因为心藏神、汗为心之液的缘故，气血痹阻不能安养心神。可参考养心汤、归脾汤，酌加当归、远志、酸枣仁、五味子、茯神、龙眼肉、柏子仁、龙齿、浮小麦、碧桃干。兼肩胛、臂臑、胁肋疼痛者酌加通络药，如桑枝、丝瓜络、橘络、泽兰等。

## 85. 胸痹医案举隅。

### 陈宝贵医案

患者，女，55岁。2017年10月21日初诊。患者心胸闷痛，遇寒冷尤甚，每日发作，劳累后明显，自服硝酸甘油5分钟内可缓解。乏力，多汗，恶心欲呕，脘痞胀满，头重，四肢乏力倦怠。舌质暗淡，舌胖，有齿痕，苔腻，脉滑。证属痰浊痹阻，胸阳不振，治宜健脾化痰，通阳宣痹。予枳实薤白桂枝汤加减：姜半夏 10 g，薤白 30 g，枳实 10 g，桂枝 5 g，郁金 10 g，厚朴 10 g，焦三仙各 10 g，荷叶 15 g，砂仁 10 g，炙甘草 10 g，石菖蒲 15 g。7 剂，水煎分服。

患者 1 周后二诊，诉胸前疼痛减轻，心慌，舌暗淡，加刘寄奴、丹参各 15 g，7 剂，水煎服。患者 1 周后三诊，自述饭后胃脘不适，心烦，闻油腻恶心，大便每日 2～3 次，原方加莱菔子 15 g，7 剂，水煎服。患者 1 周后四诊，自诉胸闷、气短、心慌缓解，寐尚可，舌暗，加三七粉（冲服）3 g，14 剂，水煎服。患者两周后五诊，自诉胸闷好转，舌暗，气机不畅，后背不适，加葛根 30 g，14 剂，水煎服。之后随访 1 个月，未再服药。

按：患者胸阳不振故见心胸闷痛、遇寒冷尤甚，痰浊痹阻故见恶心欲呕、脘痞胀满、头重，脾气虚则见四肢乏力倦怠，舌质暗淡、舌胖、有齿痕、苔腻、脉滑均为胸阳不足、痰浊痹阻之征。故治疗以健脾化痰、通阳宣痹为主。上方中以枳实、薤白、桂枝、半夏通阳宣痹散浊，以炙甘草、砂仁、焦三仙、荷叶醒脾益气，以石菖蒲、郁金化痰祛浊。全方有健脾化痰、通阳宣痹之功效。方药对证，故二诊时症状减轻，加刘寄奴、丹参以活血通络。三诊时胃脘不适、心烦、闻油腻恶心为胃气不降所致，故加莱菔子降气化浊。四诊时加三七粉以增强活血化瘀之力。五诊胸闷好转，舌暗，后背不适，加葛根以通经脉。患者共服 60 余剂而疾病得以控制。

## 周仲瑛医案

患者，女，56 岁。2005 年 2 月 21 日就诊。患者近来常感心胸闷疼、烦躁，服药（冠心七味片）后症状有所减轻。近来凌晨前有闷疼现象，右半颈臂、腰腿疼，偶有麻感。今测血压 153/90 mmHg。既往患有冠心病 10 年余，高血压 3 年余，平素血脂偏高。2003 年 12 月 12 日于江苏省人民医院查心电图示：心肌供血不足。现可见舌暗红、苔黄腻，脉细沉取兼滑。辨证：气阴两虚，心经郁热，痰瘀阻络。处方：功劳叶 10 g，葛根 20 g，太子参 10 g，大麦冬 10 g，丹参 15 g，川芎 10 g，山楂 15 g，炒酸枣仁 20 g，黄连 3 g，炙甘草 3 g，知母 10 g，瓜蒌皮 12 g，娑罗子 10 g，罗布麻叶 20 g。

7剂，水煎服，早晚各1次。

按：周仲瑛教授辨证多为复合病机，且常以方与方相加减，而不是简单地把药与药进行相加。本案中，患者为中老年女性，因“心胸闷疼、烦躁，伴有右半颈臂、腰腿疼，偶有麻感”为主要症状前来就诊，四诊合参，辨病当属“胸痹”范畴。患者心前区闷疼，脉细、沉取兼滑，证属气阴两虚，以炙甘草汤滋阴养血、益气温阳、复脉止悸，生脉饮补益气阴；近来常感心胸闷疼、烦躁，凌晨前闷疼加重，证属心经郁热，故以酸枣仁汤清热除烦；平素血脂偏高，右半颈臂、腰腿疼，偶有麻感，舌暗红，苔黄腻，证属痰瘀阻络，故以小陷胸汤清热化痰、宽胸散结，葛根汤解肌舒筋；再配以丹参加强凉血化瘀之功，山楂化瘀降浊、调节血脂，娑罗子宽中止痛。诸上药物，大部分是清热凉血、养阴化瘀的功效。纵观周仲瑛教授的选方用药，都突出清热和化瘀相辅相成。

## 第三节　不寐

### 86. 谈谈“胃不和则卧不安”的临证意义。

“胃不和则卧不安”之语，源于《素问·逆调论》，其言曰：“人有逆气不得卧……是阳明之逆也……阳明者，胃脉也。胃者，六腑之海，其气亦下行。阳明逆，不得从其道，故不得卧也。下经曰：胃不和则卧不安，此之谓也。”这一段讲了由于阳明胃逆，胃气不得下，导致人不能平卧。而另一种理解就是胃主通降，由于各种病理因素导致胃不和，通降失常，使气机紊乱，气血津液不能按原来的道路运行，从而影响人体不能安然入睡。

导致胃不和的病因有外感六淫、饮食所伤、过度劳累、七情影响，或本身脾胃虚弱。而治疗当以“和”为本，抓住胃主受纳、以通为用、以降为和的特点，采用多种具体的治疗方法，如疏肝和胃、化痰和胃、消导和胃、调和营卫。热者寒之、寒者热之、虚者补之、实者泻之，调节气机升降，气机通调自能卧。

## 87. 谈谈“阳不入阴”在不寐病机中的意义。

《灵枢·大惑论》曰：“卫气不得入于阴，常留于阳。留于阳，则阳气满，阳气满，则阳盛；不得入于阴，则阴气虚，故目不瞑矣。”《灵枢·卫气行》曰：“故卫气之行，一日一夜五十周于身，昼日行于阳二十五周，夜行于阴二十五周……是故平旦阴尽，阳气出于目。目张则气上行于头……而复合于目。”卫气昼行于阳，则阳分之气充盛，阳主动，故白天清醒；卫气夜行于阴，则阴分之气充盛，阴主静，故夜间睡眠安寝。这一段对正常睡眠节律进行了描述，卫气主动属阳，指出“阳入于阴”是保证正常睡眠的关键。失眠的主要病机为“阳不入阴”，病理情况下导致“阳不入阴”的因素很多，总属阴阳失调，或阳气亢盛独行于外，或阳气亏虚难以入阴，或阴虚不能潜阳，或阴寒内盛逼阳外出，或阴阳枢机不利不能相交。

半夏秫米汤专为不寐而设。组成：秫米一升，半夏五合。用法：以流水千里以外者八升，扬之万遍，取其清五升煮之，炊苇薪，火沸，置秫米一升，治半夏五合，徐炊，令竭为一升去其滓，饮汁一小杯，日三，稍益，以知为度。功效：故其病新发者，复杯则卧，汗出则已矣；久者，三饮而已也。半夏秫米汤确为治疗不寐之良方，功效显著。这里面的关键药材为半夏。半夏者，夏季一半。夏季到秋季，是大自然由阳转阴的过程，半夏生长于夏季之半，大自然阳气正浓之时，正所谓“阳极生阴”。半夏归于胃经，禀赋有阳极生阴之气，是引阳入阴最好的药材。另外，夏枯草于夏季暑气正浓的长夏季节成熟、枯萎。万物只有入秋之后才枯黄，而此药独禀天地之气，提前枯黄，意喻能将金秋肃杀之气提前，具有清肝火、散瘀结的作用。肝火得清，则能吸引阳气入阴。所以对于阳不入阴、肝火亢盛的病人，半夏配夏枯草，疗效佳。

引阳入阴，在服药时间上亦可注意。安神的中药汤剂，上午可不服，中午开始，下午、晚上才服。

## 88. 谈谈半夏秫米汤、黄连阿胶汤、酸枣仁汤治疗不寐的应用。

半夏秫米汤由半夏和秫米组成，功能补虚泻实、沟通阴阳。半夏燥湿化痰，秫米有补脾胃、安脾胃之功。主治由于痰湿中阻，阳浮于外，阴阳不得相交的不寐。

黄连阿胶汤由黄连、阿胶、黄芩、芍药、鸡子黄组成，功能滋阴泻火、交通心肾。黄连、黄芩泻心火，使心气下交于肾，配伍味甘之芍药、阿胶、鸡子黄滋肾阴，使肾水上济于心，正所谓“阴不足，以甘补之”。主治心火偏盛而肾阴亏虚的不寐。

酸枣仁汤由酸枣仁、川芎、知母、茯苓、甘草组成，功能养血安神、清热除烦。酸枣仁养血补肝、宁心安神，茯苓宁心安神，知母清热除烦，川芎养血调肝，甘草和中缓急、调和诸药。主治肝血不足、虚热内扰的不寐。

## 89. 谈谈不寐治疗中活血化瘀疗法的应用。

长期顽固性不寐临床治疗效果欠佳，伴有心烦、舌质偏黯有瘀点者，依据古训“顽疾多瘀血”的观点，可从瘀论治选用血府逐瘀汤，加用宁心安神之品，共奏活血化瘀、通络宁神之功。其他证型不寐疗效不佳者，亦可考虑加用活血化瘀药物，如酸枣仁汤内的川芎即有活血之功。

## 90. 如何理解不寐从肺论治？

肺为气之主，卫气的生成与运行都依靠肺。气能生血，肺气充足血液才能运行到各个脏腑，人体才能达到平衡状态，才不会因为血亏导致失眠。肺主宣发肃降，肺宣发肃降功能正常，则气的功能正常、呼吸功能正常、气血津液的布散正常；否则气不行，水饮停聚，阻塞气道，在各个部位停留，可导致咳喘不得卧、心胸烦闷。

肺藏魄，魄以精液为物质基础。若热邪伤耗精液，肺阴耗伤，肺不藏魄则导致失眠。也可因肺气虚导致肺魄不能和肝魂维持平衡状态，从而出现失眠。肺在志为悲，过度悲伤就会耗肺阴，导致心失所养、心神不宁而不寐。

仲景创立的桂枝加龙骨牡蛎汤能调和营卫、摄纳心神，即为从肺论治不寐之方。

## 91. 如何论治顽固性不寐?

顽固性不寐，总与营卫气血运行失常、痰瘀内生相关。痰饮是人体水液代谢障碍的病理产物，瘀血是人体血液停积而形成的病理产物。痰瘀形成，阻滞气血运行，影响水液代谢和血脉运行，痰瘀阻滞血络心脉，上蒙清窍，则心神失养，阳不入阴，脑府阴阳失调，神机不能内守，而致不寐。入寐难、易醒、多梦，根于痰瘀作祟。故此不寐，宜从痰瘀着手。

注意把握几点：不寐病程缠绵日久，须循“久病入络”“久病必瘀”“百病兼痰”之说；患者舌质黯红或有瘀点瘀斑，或兼腻苔，脉象多见细涩或沉弦；个别病例虽无明显的痰瘀指征，然用其他方法治疗无效或少效者，用本法治之，往往可获良效。

## 92. 谈谈围绝经期妇女不寐的治疗。

围绝经期妇女不寐病机多为精血不足、肝郁肾虚、心神不宁。绝经期妇人肾气渐亏，天癸将竭，冲任两脉亏虚，肾精也亏。然而肝肾同源，肾精亏虚导致肝血亏虚。妇人又以肝为先天、以血为本，肝血虚又导致肝气郁滞，气机不顺则不寐。又因肝血虚导致心失所养，心神不宁也会导致不寐。治宜疏肝理气，滋养心、肝、肾，养心安神，镇心安神。处方以酸枣仁汤、天王补心丹等方化裁，注意应用百合、夜交藤、合欢皮等养心解郁安神之品，及龙骨、牡蛎、琥珀、珍珠母、石决明等镇心安神之品，并用鸡内金、建曲等保护脾胃之品和地骨皮、银柴胡、白薇、青蒿、知母、黄柏等滋阴清热之品。柏子养心丸、枣仁安神胶囊、天王补心丸、知柏地黄丸等中成药可适当选用。

## 93. 谈谈不寐的外治法。

药枕：中医以头为诸阳之会、精明之府，气血皆上聚于头部，头与全身经络俞穴紧密相联。使用中药药枕可以使药物直接作用于头部，从而起到治病祛邪、平衡气血、调节阴阳的效果。可取白菊花、合欢花、磁石、石菖蒲、远志等安神药均量，混在一起磨细，用纱布包在一起做成枕芯。

肝火上炎者可以加天麻、钩藤等降肝火，心脾虚者可以加归脾汤中的补气补血药，胃气不和者可加升麻、柴胡、枳壳等。

脐疗：可用丹参、远志、硫黄各20 g，共研细末，装瓶备用。用时取适量白酒调成膏状，贴于脐中，再以棉花填平，用胶布固定，每晚换药1次。对于心肾不交导致的失眠，可以取交泰丸置于脐中，能起到交通心肾的作用；对于心肝血虚的失眠，可以取酸枣仁丸置于脐中，能起到补养心血而安神的功效；对于心脾两虚的失眠，可以取归脾丸置于脐中，能达到安神的效果。

针灸：针刺治疗不寐时，可取手少阴经原穴神门为主穴，取足三阴经交会穴三阴交与神门相配，再以四神聪镇静安神，以达宁心安神的作用。心脾两虚可加心俞、脾俞，针补并灸，以益气血生化之源；阴虚火旺者加心俞、肾俞、照海，交通心肾，益阴泻火；肝火上扰者取肝俞、行间清泻肝火，取大陵泻热安神；胃气失和者可取中脘、足三里以消食导滞，理气安神；心胆气虚者取心俞、胆俞补益心胆之气。

耳针取穴：神门、皮质下、心、肝、肾、交感。

## 94. 治疗不寐如何在辨证的基础上加用安神镇静的药物？

不寐虚证可酌加养心安神之品，亦可加用重镇安神之药。实证可酌加重镇安神之品，但不宜用养心安神之药，以免“闭门留寇”。注意并用健脾开胃、行气醒脾药物以保护脾胃。

## 95. 针对不寐如何预防调护？

不寐与情志变化关系密切，预防应重视精神调摄，避免过度紧张、兴奋、焦虑、抑郁、惊恐、愤怒等不良情绪刺激，保持心情舒畅；生活规律，加强体育锻炼，增强体质，参加适度的体力劳动或怡情养性的文艺活动；晚上不宜过饥、过饱，宜进清淡、易消化的食物；睡前不宜过于兴奋，不宜饮浓茶、咖啡等兴奋性饮料。

不寐患者的服药护理很重要。为了使中药起到安神镇静的作用，一般早晨、上午不服药，只在午休及晚上临睡前各服一次。中午午休不宜时间太长，半小时即可。此外，创造良好的睡眠环境，讲究睡眠卫生，养成良好的睡眠习惯也很重要。

## 96. 谈谈颜正华治疗不寐的用药经验。

颜老认为不寐的病位主要在心、肝、肾三脏。常用药物有炒酸枣仁、夜交藤、生牡蛎、生龙骨、丹参、远志、茯苓、赤芍、白芍、珍珠母，这些药都具有养血安神或重镇安神的作用。炒酸枣仁性平，味甘、酸，归心、肝、胆经，具有养心安神、敛汗生津的作用；夜交藤性平味甘，归心、肝经，有养心安神、祛风通络的作用；远志不仅能开心气、宁心神，又能通肾气，为交通心肾之佳品；生牡蛎性微寒，味咸涩，归肝、肾经，可以平肝潜阳、重镇安神；珍珠母又具有明目清肝之效，通调于心；而丹参、赤芍、白芍具有活血调经、凉血消痈之效，茯苓有清心安神的效果，这四味药药性凉，故可以用在血热心烦导致的失眠上。常用药对：炒酸枣仁合夜交藤，炒酸枣仁合生牡蛎，炒酸枣仁合生龙骨，生牡蛎合生龙骨，夜交藤合生牡蛎。

## 97. 谈谈李宇航从气机紊乱、升降失常论治失眠。

李宇航认为不寐的基本病机为阳不入阴，神不守舍，主要是机体内的气血和脏腑功能失调所致。他认为不寐与人体的气机紊乱、升降失常有密切的关系。他参考历代医家有关气机升降的理论，吸取天竺黄散（《证治准绳》）、升降散（《伤寒瘟疫条辨》）和补脾胃泻阴火升阳汤（《脾胃论》）等组方经验，自拟僵蚕二黄散用于治疗不寐，疗效较好。

僵蚕二黄散组成：僵蚕 10 g，姜黄 6 g，天竺黄 3 g，蝉蜕 6 g，远志 10 g，合欢皮 15 g。功效：化痰解郁，升清降浊，调畅气血，安神宁心。主治痰气交阻、气郁化火证的不寐，表现为失眠多梦，入睡困难，时时惊醒，醒后不易再眠，重者彻夜不寐，多伴有情志不遂、遇事善惊、头晕健忘等。

## 98. 谈谈现代医学常用的几种镇静安眠药物。

艾司唑仑、苯二氮䓬类药物，可用于各种类型的失眠。其催眠作用强，口服后 20 ~ 60 分钟即可入睡，能维持 5 个小时。适用于焦虑，紧张，恐惧及癫痫大、小发作，亦可用于术前镇静。

右佐匹克隆是一种非苯二氮䓬类催眠药，其催眠作用的确切机制尚不清楚，但认为是作用于与苯二氮䓬受体耦联的GABA受体复合物引起的。使用时应个体化给药，成年人推荐起始剂量为入睡前2 mg。由于3 mg可以更有效地延长睡眠时间，可根据临床需要或可将起始剂量增加到3 mg。主诉为入睡困难的老年患者推荐起始剂量为睡前1 mg，必要时可增加到2 mg。睡眠维持障碍的老年患者推荐剂量为入睡前2 mg。

## 99. 不寐医案举隅。

### 李今庸医案

患者，男，40岁。1967年6月某日就诊。患者住湖北省威宁县某集镇，干部。发病数年，长期失眠，经常彻夜不能入寐，每夜必赖安眠药以睡。形容消瘦，心悸、胸闷、短气，咳嗽唾白色泡沫，脉结。中医辨证乃水饮内结，阻遏卫阳，阳不交阴，治宜温阳祛饮。拟苓桂术甘汤合二陈汤加味：茯苓15 g，炒白术10 g，桂枝10 g，炙甘草10 g，制半夏10 g，陈皮10 g，牡蛎（先煎）15 g。水煎服，日两次，嘱其停服安眠药。

二诊：患者4日后复诊，服上方1剂后，当晚停用安眠药即能入睡，连服3剂，感稍舒。要求加大药力，遂于原方以甘遂易甘草。处方：茯苓15 g，炒白术10 g，桂枝10 g，制半夏10 g，牡蛎（先煎）15 g，陈皮10 g，甘遂1.6 g。水煎服，日两服。甘遂研末，分两次冲服。

按：《金匮要略·痰饮咳嗽病脉证并治》说："凡食少饮多，水停心下，甚者则悸，微者短气。"水饮内结，阻遏胸阳则胸闷，滞碍息道则短气，水气凌心则心悸，饮邪犯肺则咳嗽唾白色泡沫，津液内聚为饮，无以充养肌肤，故其形容消瘦。《灵枢·邪客》说："今厥气客于五藏六府，则卫气独卫其外，行于阳不得入于阴，行于阳则阳气盛，阳气盛则阳跷陷（陷，乃"满"字之误），不得入于阴（则）阴虚，故目不瞑。"饮邪结聚于内，卫气行于阳不得入于阴，以致无法成寐而失眠。方用白术、甘草、茯苓健脾行水；半夏、陈皮燥湿祛饮；桂枝温阳化饮，《金匮要略》所谓"温药和之"也；加牡蛎潜阳以交阴，故服药即能入睡。药服3剂又加大药力，原方中去甘草加甘遂末冲服，每服则大便泻水数次，连服3剂诸症皆退而停药。唯脉之结象仍在，乃饮邪所结之窠囊未除，病将复发，后果然。

## 程丑夫医案

何某，男，67岁。2017年11月30日初诊。患者诉近1年余夜间难以入睡，伴心烦多梦，白日疲倦乏力，纳可，大便干，口干，舌质红，苔少，脉弦小。中医诊断：不寐之肝血不足、虚热内扰证。治宜养血安神，清热除烦。予酸枣仁汤合半夏秫米汤加减：酸枣仁（炒）15 g，川芎10 g，茯神12 g，知母10 g，五味子6 g，丹参15 g，黄连6 g，柏子仁12 g，柴胡（炒）10 g，合欢花6 g，炙甘草10 g，法半夏10 g，夏枯草10 g。7剂，冲服，早晚各1次。

二诊：患者服药后症状明显改善，现每晚可持续睡眠4个小时。仍有早醒，醒后难以入睡，夜梦减少，余无不适。上方药证相安，守方加夜交藤续服。

三诊：患者现入睡可，每晚可睡5～6个小时，醒后难以入睡，夜梦明显减少。前方有效，守方10剂巩固疗效。1个月后随访，患者入睡可。

按：肝主藏血，是指其具有防止出血、贮藏血液、调节血量的作用。当人体活动时，肝脏通过肝气的疏泄作用将贮藏的血液向外周输布；当人体处于安静状态时，部分血液又会归藏于肝。而魂为肝脏所藏之精气，由血液所舍。白日肝血滋养魂，则神识清晰，活动灵活；夜间魂随肝血回归肝内，则睡眠安好。正如《普济本事方·卷一》中所说："平人肝……则魂归于肝……得寐。"但当患者年老体衰，脾失健运，肝血化生不足，或久病失血导致肝血不足，使肝魂失养，夜间血不入肝，则魂浮于外而失眠。《金匮要略·血痹虚劳病脉证治》云："虚劳……酸枣仁汤主之。"故程教授予酸枣仁汤养血安神、清热除烦；半夏秫米汤和胃健脾、交通阴阳，并加五味子、柏子仁养心安神，黄连、丹参清心除烦、养血安神，柴胡、合欢花合用能解郁安神。方中酸枣仁炒用，因酸枣仁"睡多生使，不得睡炒熟"，夏枯草归肝、胆经，代替秫米清泻肝火。全方以养血安神为主，兼清热除烦。

## 第四节　眩晕

### 100. 谈谈颈椎病、高血压病、贫血、梅尼埃病、动脉粥样硬化、椎－基底动脉供血不足引起眩晕的主要中医证型。

颈椎病眩晕：颈椎病性眩晕是指椎动脉颅外段受颈部病变的影响导致血流障碍而引起的以眩晕为主的临床综合征。其临床特点是眩晕多发生在颈部转动时。此病临床可分为精髓不足型、肝肾阴虚型、痰湿中阻型、气虚血滞型及寒凝督脉型。

高血压病眩晕：高血压性眩晕一般分为四种证型，肝阳上亢型、肝肾阴虚型、气虚痰阻型、阴阳两虚型。

贫血眩晕：心主血、肝藏血、脾统血，心、肝、脾的失衡均可导致贫血性眩晕。故贫血性眩晕的中医证型可分为血虚证、气血亏虚证、阴阳两虚证、脾肾两虚证等。

梅尼埃病眩晕：梅尼埃病是一种特发性内耳疾病，一般因邪犯内耳，或脏腑虚弱，内耳失养，或痰浊水湿泛溢内耳所致。本病以头晕目眩、恶心呕吐、耳鸣等为主要表现，一般可分为肝肾阴虚型、心脾两虚型、痰浊上扰型、心肾不交型、肾虚型等。

动脉粥样硬化眩晕：动脉粥样硬化是一种累及动脉内膜的病症，是斑块的形成与进展、内皮细胞的功能紊乱、血脂与各种细胞的相互作用，再加各种危险因素及个体全身性代谢状态共同参与作用的结果。故动脉粥样硬化性眩晕中医分型可为瘀血阻络型、痰浊壅盛型、肝肾亏虚型、脉络郁滞型等。

椎－基底动脉供血不足眩晕：此病是中、老年人的常见病，以发作性眩晕、恶心呕吐、共济失调等为主要临床表现，其主要中医证型为肝风内动型、痰浊上扰型、瘀血内阻型、气血两虚型等。

## 101. 如何理解“无虚不作眩”“无痰不作眩”“无风不作眩”?

无虚不作眩：《景岳全书·眩晕》特别强调因虚致眩，认为“无虚不作眩”“眩晕一证，虚者居其八九，而兼火兼痰者，不过十之一二耳”。同时在《黄帝内经》“上虚则眩”的理论基础上，对下虚作眩做了详尽论述，云：“头眩晕属上虚，然不能无涉于下。盖上虚者，阳中之阳虚也；下虚者，阴中之阳虚也。”明代周之干着重从五脏虚弱论述眩晕，《慎斋遗书》云：“头晕有肾虚而阳无所附者，有血虚火升者，有脾虚生痰者，有寒凉伤其中气，不能升发，故上焦元气虚而晕者，有肺虚肝木无制而晕者。”

无痰不作眩：张仲景对眩晕之病因病机的认识在《内经》基础上进行了发挥，认为痰饮是眩晕发病的基本原因之一，为后世“无痰不作眩”的观点提供了理论依据。朱丹溪首倡“痰火眩晕”之说，主张“无痰不作眩”及“治痰为先”，认为眩晕“属痰者居多，盖无痰不作眩也”。虽有内风者，亦必有痰。其论治注重“主于补虚，治痰降火”。在《丹溪心法·眩晕》中曰：“头眩，痰挟气虚并火，治痰为主，挟补气药及降火药，无痰则不作眩。”若饮食不节，过度劳累，导致津液不布则聚湿生痰，痰浊中阻，浊阴上扰，蒙蔽清窍，发为眩晕；或素体脾虚湿盛，中焦升降失常，湿阻气机，郁久化火灼津生痰，上扰清窍发为眩晕。

无风不作眩：早在《素问·至真要大论》就有“诸风掉眩，皆属于肝”的论述。肝为风木之脏，体阴而用阳，其性刚劲，主动主升，肝郁化火伤阴或肾水素亏，致水不涵木，木少滋荣，阴不维阳，肝阳上亢，肝风内动而发眩晕。眩晕涉及肝、脾、肾，三者之中，又以肝为主。

## 102. 谈谈天麻钩藤饮治疗眩晕的中、西医机理。

天麻钩藤饮，源自胡光慈《中医内科杂病证治新义》。其为治风剂，具有平肝息风、清热活血、补益肝肾之功效。本方主治肝阳偏亢、肝风上扰证，症见头痛，眩晕，失眠多梦，或口苦面红，舌红苔黄，脉弦或数。临床常用于治疗高血压病、急性脑血管病、内耳性眩晕等属于肝阳上亢、肝风上扰者。胡光慈《中医内科杂病证治新义》：“本方为平肝降逆之剂，以天麻、钩藤、生决明平肝祛风降逆为主，辅以清降之山栀、黄芩，活血之牛膝，滋补肝肾之桑寄生、杜仲等，滋肾平肝之逆；并辅以夜交藤、朱茯神以镇静安神，缓其失眠，故为用于肝厥头痛、眩晕、失眠之良剂。若以高血压而论，本方所用之黄芩、杜仲、益母草、桑寄生等，均经研究有降低血压之作用，故有镇静安神、降压缓痛之功。”

## 103. 阴虚眩晕可否应用大定风珠治疗？

阴虚眩晕可用大定风珠治疗。肝肾之阴，息息相通，相互制约，协调平衡，故病理上也相互影响。肾阴不足可引起肝阴不足，阴不制阳，可导致肝阳上亢，出现腰膝酸软、头重脚轻、头晕耳鸣等上盛下虚之症。反之，肝阴不足，下汲肾阴，使肾阴不足，导致肝肾阴虚，临床上表现为眩晕耳鸣、失眠健忘、腰膝酸软、五心烦热、男子遗精、女子月经量少等阴虚阳亢、虚火内扰的病理现象。

大定风珠由白芍、干地黄、麦冬、龟甲、牡蛎、鳖甲、阿胶、甘草、五味子、火麻仁、鸡子黄等药组成，功能滋阴养液、柔肝息风，主治阴虚风动证。方中鸡子黄、阿胶滋阴养液以平息内风，共为君药。重用麦冬、生白芍、干地黄滋水涵木，养阴柔肝，为臣药。阴虚则阳浮，故以龟甲、鳖甲、牡蛎等介类潜镇之品，以滋阴潜阳，重镇息风；火麻仁养阴润燥；五味子酸收，与滋阴药相伍能收敛真阴，与生白芍、甘草相配又具酸甘化阴、柔肝缓急之功。炙甘草调和诸药，兼做使药。

## 104. 谈谈高血压病的中医治疗。

目前临床高血压病的中医降压治疗事实上处于辅助治疗地位，但在防治高血压病的心、脑、肾、眼损害等并发症方面起着重要作用。

药物疗法：对于肝阳上亢所致高血压要平肝潜阳，可用天麻钩藤饮加减治疗；阴虚阳亢者治宜滋阴潜阳，方可用镇肝熄风汤加减治疗；肝肾阴虚者治宜滋养肝肾，方可用杞菊地黄汤加减治疗；阴阳两虚者治宜育阴助阳，方可用金匮肾气丸合二仙汤加减治疗；瘀血阻络者治宜活血通络，方可用血府逐瘀汤加减治疗。

非药物疗法：主要包括针灸和推拿，一般应用于轻、中度高血压，能有效改善症状。针刺：头面颈项部操作，可取印堂、太阳、百会、风池、风府、头维、公孙、攒竹、大椎等穴位；腹部操作，可取关元、气海、神阙、中脘、大横等穴位；腰部及足部操作，可取肾俞、命门、涌泉等穴位。推拿手法有推法、一指禅推法、拿法、揉法、摩法、按法等。

其他，可选择适合的中药煎煮药液来泡足。如将罗布麻叶、吴茱萸、牡蛎以及夜交藤煎煮药液泡足。将适量吴茱萸打粉醋调，每晚外敷涌泉穴，亦有一定的作用。

## 105. 谈谈高血压性眩晕的治疗。

在控制好血压的前提下，中医治疗高血压性眩晕以辨证论治为主。

肝阳上亢，症见头晕头痛、心烦易怒、夜睡不宁、头重肢麻、口苦口干、舌微红、苔薄白或稍黄、脉弦有力，多见于高血压病早期。治宜平肝潜阳、滋养肝肾，用天麻钩藤饮加减治疗，注意加用珍珠母、生牡蛎、生龙骨等重镇息风药物。

肝肾阴虚，症见头昏耳鸣、心悸失眠、腰膝无力、记忆力减退、盗汗遗精、形瘦口干、舌质嫩红、苔少、脉弦细或细数，则为肝肾阴虚型，常见于久患高血压病者。治宜滋肾养肝，方用杞菊地黄汤、左归丸、大定风珠等加减治疗。

气虚痰浊，症见头晕头痛、胸闷、气短、食少、倦怠乏力、恶心泛吐痰涎、舌淡胖、舌边有齿痕、苔白腻、脉弦细滑或虚大而滑，在高血压中期多见。治宜健脾益气，方用益气聪明汤加减治疗。

阴阳两虚，症见头晕眼花、耳鸣、腰酸腰痛、阳痿遗精、夜尿多、自汗盗汗、形寒肢冷、气短乏力、舌淡嫩或嫩红、苔薄白、脉沉细弱，常见于高血压病后期。治宜补肝肾潜阳，方用金匮肾气丸加减治疗。

## 106. 谈谈内耳性眩晕的治疗。

内耳眩晕多由内耳及前庭系统病变导致，如梅尼埃病、突发性耳聋、前庭神经元炎等。目前多采用调节自主神经功能、改善内耳微循环、解除迷路积水为主的药物治疗及手术治疗。

一般治疗：低盐、低脂饮食，忌辛辣刺激性食物的摄入，限制进水量。

西医药物治疗：前庭神经抑制剂多用于急性发作期，常用地西泮、苯海拉明、地芬尼多等。抗胆碱药如山莨菪碱和东莨菪碱等，可缓解恶心、呕吐等症状。血管扩张药常用有氟桂利嗪、倍他司汀、银杏叶片等。利尿脱水药可使内淋巴减少，控制眩晕，常用氢氯噻嗪、乙酰唑胺等。糖皮质激素可应用地塞米松、泼尼松治疗。维生素类如维生素缺乏可予维生素治疗，常用维生素 $B_1$、$B_{12}$，维生素 C 等。

手术治疗：梅尼埃病经药物治疗失败后可考虑外科手术治疗。手术种类较多，如内淋巴囊手术、星状神经节封闭术。因眩晕而丧失工作、生活能力者，患儿听力丧失者，可选择迷路切除术、前庭神经切断术等。

中医治疗：《今日中医内科》将内耳性眩晕（梅尼埃病）分为：①肝肾阴虚证：杞菊地黄丸加减；②心脾两虚证：归脾汤加减；③痰湿困脾：二陈汤加减；④痰浊上扰：半夏白术天麻汤或温胆汤加减。

中医从痰饮论治者较多，苓桂术甘汤、泽泻汤、葶苈大枣泻肺汤等方较为常用，注意利水渗湿、活血利水中药如猪苓、茯苓、泽泻、玉米须、益母草、泽兰、苏木等药物的选用。

## 107. 谈谈脑源性眩晕的治疗。

脑源性眩晕是指供血于脑部的血管（包括颈动脉系统、椎－基动脉系统、主动脉弓及其分支如锁骨下动脉等）发生一时性、广泛性缺血所出现的晕厥。

《实用中医内科学》将脑源性眩晕分为 4 种。①外伤脉络，窍络瘀阻：治宜通络开窍、补气活血，用通窍活血汤加减；②心脾两虚：治宜健脾养心、补血益气，用归脾汤加减；③心肾不交：治宜养阴清热、交通心肾，用六味地黄汤加减（加酸枣仁、五味子、川芎、桂枝、黄连）；④肾虚型：治宜肾阴阳双补，用地黄饮子加减。

此外，还应注意清淡饮食，不吃辛辣刺激性食物；注意休息，避免劳累。

## 108. 谈谈颈源性眩晕的治疗。

中医治疗：①精血不足，河车大造丸加减；②肝肾阴虚，天麻钩藤饮加减；③痰湿中阻，半夏白术天麻汤加减；④寒凝督脉：桂枝汤加减。

西医治疗：抑制眩晕的药物，如地芬尼多、甲磺酸倍他司汀、盐酸氟桂利嗪等。

艾灸治疗：治疗时选取百会、足三里、风池、神阙穴。

牵引与制动：颈椎牵引能限制脊椎活动、解除肌肉痉挛、增大椎间隙及椎间孔、减轻椎间盘的压力。制动法可使颈部肌肉得到休息，能缓解椎间盘或骨赘对椎动脉的刺激。

推拿按摩：一般采用定点旋转复位法，使患者复位。

加强预防措施：日常生活中保持头颈部正确姿势，纠正和改善睡眠及工作中的不良体位，枕头不可过高或过低。睡眠应仰卧或侧卧，使整个身体保持正常的曲度，全身肌肉放松。床铺的硬度、透气性也应注意合理选择。要保持乐观向上的心情，长期不良情绪易患神经衰弱，从而影响骨关节和肌肉的休息，长久下来易发生颈肩疼痛，以致易患颈椎病。平时注意保暖，防止受寒，注意避免颈部负重和颈部剧烈运动。当有明显颈源性眩晕或猝倒，经非手术治疗无效，经椎动脉造影或血管数字减影证实者，可考虑手术治疗。

## 109. 谈谈颜正华治疗眩晕的临床经验。

颜正华教授认为眩晕虽病在清窍，但与肝、肾、脾三脏的功能失常密切相关，三者中又与肝的关系最为密切。眩晕病因病机可具体归纳为四个方面：精神因素、饮食不节、内伤虚损和任冲失调。眩晕的病因病机虽多变，但总以虚实为纲。虚为病之本，实为病之标。虚有气、血、阴、阳之分，实有风、火、痰、瘀之分。病程久者多偏于虚，虚者以精气虚居多。精虚者填精生髓，滋补肾阴，常选用杞菊地黄丸；气血虚者宜益气养血，调补肝肾。病程短者多偏于实，实证以痰火为多见。痰湿中阻者，宜燥湿化痰，常用方药为半夏白术天麻汤；肝火偏盛者，则当清肝泻火，常用方为龙胆泻肝汤；肝阳上亢者，则宜清镇潜降，常用方为镇肝熄风汤。再者，颜教授治疗眩晕证属肝阴不足、肝阳上亢者，自创处方——潜降汤，收效甚佳。药物组成：熟地黄 15 g，白芍 12 g，生石决明（打碎，先下）30 g，生牡蛎（打碎，先下）30 g，茯苓 10 ~ 20 g，丹参 12 ~ 15 g，益母草 15 g，怀牛膝 12 ~ 15 g，夜交藤30 g。如食欲不振者，去熟地黄，加制何首乌15 g；兼耳鸣者，加磁石（打碎，先煎）30 g；兼腰痛者，加杜仲10 g、桑寄生30 g；兼盗汗者，加五味子6 g、浮小麦30 g；兼大便黏滞不爽者，加决明子30 g、黑芝麻30 g；头痛较重者，加刺蒺藜12 g、蔓荆子12 g；眩晕较重者，加天麻6 ~ 10 g、钩藤15 g；失眠较重者，加炒酸枣仁15 g、龙齿（打碎，先下）15 g。

## 110. 眩晕医案举隅。

### 颜德馨医案

汪某，男，56岁。患者有高血压病史20余年，血压最高达200/110 mmHg，诉1个月来头晕胀痛加剧，伴腰酸乏力而收入病房。刻诊：形体丰盛，头晕胀痛，肢麻乏力，心烦易怒，夜寐欠安，脉细弦，苔薄舌紫。此属肝阳上亢，肝风内动，气血逆乱。治宜平衡阴阳，调和气血。处方：柴胡4.5 g，赤芍9 g，桃仁9 g，红花9 g，当归9 g，生地黄12 g，甘草3 g，桔梗4.5 g，枳壳4.5 g，怀牛膝9 g，川芎6 g，磁朱丸9 g，黄连粉（吞）1.5 g。7剂。

二诊：患者药后诸症悉减，情绪安宁，精神亦振，脉小弦，舌紫苔薄，血压稳定，出院门诊随访。

按：高血压病与“肝”的关系密切。肝主疏泄，体阴而用阳，情志过用，肝气郁结，气郁化火，肝阴暗耗，风阳升动，上扰清空，发为眩晕。此例属肝郁血瘀，血滞化火动风，拟投以血府逐瘀汤疏其气血，令其调达。

### 熊大经医案

王某，女，51岁。2005年11月5日初诊。患者视物旋转伴恶心呕吐1天。无明显诱因出现头晕、视物旋转，需卧床休息方减轻，并伴有恶心呕吐，已呕吐3次，呕吐物为胃内容物，非喷射性呕吐。CT示：头颅未见异常。刻诊：神疲乏力，倦怠懒言，面色无华，夜寐不安，耳内有闭塞感，大便干结，小便尚可。局部检查示：双耳骨膜未见异常，光锥可见。未见眼震。咽部轻充血，咽后壁淋巴滤泡增生，余无异常。舌淡红，苔厚腻，微黄，脉沉细。辨证属痰浊中阻，蒙蔽清窍。治宜健脾燥湿，消痰化浊。予半夏白术天麻汤加减：法半夏10 g，白术15 g，陈皮15 g，茯苓20 g，黄芪30 g，党参30 g，石菖蒲10 g，瓜蒌15 g，天麻20 g。6 剂，水煎服。每日 1 剂，早晚分服。

二诊（2005 年 11 月 11 日）：患者诉服药后无恶心呕吐，视物旋转已减轻，但仍感头晕。局部检查同前。上方去瓜蒌、天麻，加酸枣仁 10 g、麻子仁 10 g、麦芽 15 g。嘱患者继续服药，饮食宜清淡，注意调护。服药后诸症悉愈。

按：《丹溪心法》云“无痰不作眩”，且“痰”致眩晕往往“夹气虚并火”，本例则是典型的因痰致眩病例。脾主运化，有运化水湿之功。若脾失健运，则水湿不运，聚湿生痰，痰浊为阴邪，易遏阳气，使清阳不升，浊阴不降，清窍受蒙，故见眩晕，耳内闭塞感。“脾为生痰之源，肺为贮痰之器”，湿浊阻遏胸阳，气机不化，故见恶心呕吐、胸闷、心悸等症。脾阳不振，浊痰停于中焦，则见纳呆、倦怠、少食、寐差。舌苔厚腻，为痰浊内蕴之象。治宜健脾燥湿，消痰化浊。方用半夏白术天麻汤加减。因本证型与脾之关系极为密切，故在治疗时应注意健运脾气。若湿重，见精神疲倦、肢重无力、痰多色白、舌苔白腻，则倍半夏，加泽泻，以增强燥湿之力；眩晕甚者，加僵蚕、胆南星等化痰息风；呕逆甚者，加代赭石、法半夏以降逆止呕。

## 第五节　头痛

### 111. 如何辨头痛的性质？

（1）胀痛：痛且有胀感，为胀痛。多因气机郁滞、阳亢或风热所致。

（2）紧压痛：头痛伴有紧束感、压迫感，见于肌紧张性头痛、癔症性头痛、颈椎病性头痛等。多因寒凝所致。

（3）刺痛：疼痛如针刺。其特点是疼痛范围较小，部位固定不移。多因瘀血所致。

（4）灼痛：痛处有灼烧感。其特点是感觉痛处发热，如病在浅表，有时痛处触之亦觉热，多喜冷凉。多由火热之邪串入经络，或阴虚阳亢，虚热灼于经络所致。

（5）牵掣痛：头痛连及周围组织，如有物牵拉，相互加重，甚至有抽动样痛。见于肌紧张性头痛、占位病变所致的压迫性头痛等。多为寒凝所致。

（6）电击样痛：为急促而剧烈的锋利疼痛，持续时间为数秒至数分钟不等。见于颅神经病，如三叉神经痛、舌咽神经痛、枕大神经痛等。多为热灼所致。

（7）捶打痛：为一种不连续的、似重物敲打一样的钝性疼痛。较搏动性头痛之频率为慢，疼痛程度更重。见于高血压性头痛、月经期头痛、偏头痛等血管性头痛。多为阳亢所致。

（8）空痛：痛而有空虚之感。其特点是疼痛有空旷轻虚之感，喜温喜按。多为精血不足、肾虚而致。

（9）昏痛：痛而有头昏之感。多为痰湿、暑湿、寒湿所致。过度劳累、紧张、受惊、睡眠少等原因，亦可导致头昏痛。

（10）隐痛：痛而隐隐，绵绵不休，称隐痛。其特点是痛势较轻，可以耐受，隐隐而痛，持续时间较长。多因气血不足，或阳气虚弱，经脉气血运行滞涩所致。

（11）绞痛：痛势剧烈如绞割者，称为绞痛。其特点是疼痛有剜、割、绞结之感，难以忍受。多为有形实邪突然阻塞经络，闭阻气机，或寒邪内侵，气机郁闭，导致血流不畅而成。

（12）跳痛：疼痛呈规律性搏动，与脉搏跳动相一致。可见于血管性头痛以及感染、中毒、中暑、头部器官疾患等。多为阳亢、肝火所致。

## 112. 谈谈头痛的部位与引经药应用。

因头为诸阳之会，手足三阳经络皆循于头面，故可根据头痛部位的不同审因论治，选用不同的药物治疗。①头枕部，即太阳经头痛，多在头后部，下连于项者。引经药为川芎、羌活。②前额部，即阳明经头痛，多在前额部，连及眉棱处。引经药为白芷、葛根。③两颞部，即少阳经头痛，多在头之两侧，并连及耳部。引经药为柴胡、黄芩、川芎。④头顶部，即厥阴经头痛，多在巅顶部位，或连于目系。引经药为吴茱萸、藁本。⑤太阴经头痛，头痛部位不定，全头痛或局部头痛。引经药为苍术、半夏、天南星。⑥少阴经头痛，头痛部位不定，多为全头痛，引经药为细辛、独活。

## 113. 谈谈川芎茶调散、羌活胜湿汤、九味羌活汤治疗头痛的应用区别。

川芎茶调散，功效为疏风止痛，主治外感风寒头痛。症见风邪头痛，或有恶寒，发热，鼻塞。方中川芎善治少阳、厥阴头痛；羌活善治太阳头痛；白芷善治阳明头痛；细辛、薄荷、荆芥、防风辛散上行以疏散风邪，止头痛。

羌活胜湿汤，功效为祛风、胜湿、止痛，主治风寒湿在表，痹阻经脉之头痛。症见头痛身重，或腰脊疼痛，难以转侧，苔白，脉浮。方中羌活、独活共为君药，二者皆为辛苦温燥之品，其辛散祛风、味苦燥湿、性温散寒，故皆可祛风除湿、通利关节。其中羌活善祛上部风湿，独活善祛下部风湿，两药相合，能散一身上下之风湿，通利关节而止痹痛。臣以防风、藁本，入太阳经，祛风胜湿，且善止头痛。佐以川芎活血行气，祛风止痛；蔓荆子祛风止痛。使以甘草调和诸药。

九味羌活汤，功效为疏风解表、散寒除湿，主治四时感受风寒湿邪，兼有里热之头痛。症见恶寒、发热、无汗，头痛且重，肢体酸痛。方中羌活辛苦温，入太阳经，能散表寒、祛风湿、利关节、止痹痛，为治风寒湿邪在表之要药。防风长于祛风除湿、散寒止痛，为风药中之润剂；苍术辛苦温燥，可以发汗除湿。防风、苍术两药相合，能协助羌活散寒除湿止痛，为臣药。细辛性甚走窜，又有搜剔筋骨之力，与白芷、川芎活血行气、祛风止痛合用，可散寒祛风宣痹以止头身之疼痛。生地黄、黄芩清泄里热。甘草调和诸药而为使药。

## 114. 谈谈肝肾阴虚、肝阳上亢、肝阳化风、阴虚动风四证的辨证区别。

肝肾阴虚：是肝肾两脏阴液不足所致的病证。多因久病及肾、房事过度、情志内伤、精血不足，损伤肝肾之阴引起。临床表现：视物昏花或雀盲，筋脉拘急、麻木、抽搐，爪甲枯脆，胁痛，眩晕耳鸣，失眠多梦，健忘，腰膝酸软，齿摇发脱，形体消瘦，咽干口燥，五心烦热，午后潮热，颧红盗汗，男子遗精，女子经少，舌红少苔或无苔，脉沉弦细数。

肝阳上亢：是指肝肾阴虚，不能制阳，致使肝阳偏亢所表现的证候。多因情志过极或肝肾阴虚，致使阴不制阳，水不涵木而发病。临床表现：眩晕耳鸣，头目胀痛，面红目赤，急躁易怒，心悸健忘，失眠多梦，腰膝酸软，头重脚轻，舌红少苔，脉弦有力。一般以肝阳亢于上、肾阴亏于下的证候表现作为辨证要点。

肝阳化风：是指肝阳亢逆无制而表现动风的证候。多因肝肾之阴久亏，肝阳失潜而暴发。临床表现：眩晕欲仆，头摇而痛，项强肢颤，语言謇涩，手足麻木，步履不正，或猝然昏倒，不省人事，口眼㖞斜，半身不遂，舌强不语，喉中痰鸣，舌红苔白或腻，脉弦有力。简单地说，肝阳化风是在肝阳上亢基础上，肝阳亢逆无制引起的。

阴虚动风：是指阴液亏虚，筋脉失养所表现的动风证候。多因外感热病后期，阴液耗损，或内伤久病，阴液亏虚，致使筋脉失养而成。临床表现：头晕目眩，肢体发麻，或手足蠕动、震颤，形体消瘦，五心烦热，盗汗，口燥咽干，舌红少苔，脉细数。以阴液亏损，筋脉失于濡养，从而引动肝风为特征。

## 115. 谈谈杞菊地黄汤、天麻钩藤饮、镇肝熄风汤、大定风珠的主治区别。

杞菊地黄汤：滋肾养肝，清利头目。主治肝肾阴亏证。症见眩晕耳鸣，羞明畏光，迎风流泪，视物昏花。

天麻钩藤饮：平肝潜阳，清热活血。主治肝阳偏亢，肝风上扰证。症见头痛，眩晕，失眠多梦，或口苦面红，舌红苔黄，脉弦或数。

镇肝熄风汤：镇肝息风，滋阴潜阳。主治肝肾阴虚，肝阳偏亢，风阳上扰而偏于气血升逆之头痛眩晕，甚或中风者。症见头目眩晕，目胀耳鸣，脑部热痛，面色如醉，心中烦热，或时常噫气，或肢体渐觉不利，口眼渐行㖞斜；甚或眩晕颠仆，昏不知人，移时始醒，或醒后不能复原，脉弦长有力。

大定风珠：滋阴息风。主治阴虚动风证。症见温病后期，神倦瘛疭，脉气虚弱，舌绛苔少，有时时欲脱之势。

## 116. 谈谈补中益气汤、顺气和中汤、益气聪明汤三方的主治区别。

补中益气汤：黄芪、白术、陈皮、人参、柴胡、升麻、当归、炙甘草。功效为补中益气，升阳举陷。主治脾胃气虚，气虚下陷，气虚发热。

顺气和中汤：黄芪、人参、甘草、白术、陈皮、当归、白芍、升麻、柴胡、细辛、蔓荆子、川芎。功效为益气升清，顺气通经止痛。主治气虚头痛。

益气聪明汤：黄芪、人参、葛根、蔓荆子、白芍、黄柏、升麻、炙甘草。功效为补中气，升清阳，聪耳明目。主治内障目昏，耳鸣耳聋。亦可化裁治疗气虚头痛。

## 117. 谈谈肾精、肾气、肾阴、肾阳的区别及肾虚头痛的治疗。

肾精：是肾脏之根本，乃肾气、肾阴、肾阳之源，是先天之精和后天之精的总称。肾藏精，为有形之物。先天之精禀受于父母，主生育繁衍，又称生殖之精；后天之精源于水谷精微的化生，主生长发育，又称水谷之精或脏腑之精。

肾气：是肾精所化生之气，指肾脏的功能活动，包括了肾阴、肾阳两个方面。狭义的肾气是指肾脏的功能活动中起固摄、封藏作用的部分。一般讲的肾气不固，是指狭义的肾气。其作用主要为促进机体生殖、生长和发育。

肾阳：肾气中对机体有温煦、激发、兴奋、蒸化、封藏和制约阴寒等作用的部分称为肾阳，亦称为元阳、真阳、真火。肾阳能促进人体的新陈代谢即气化过程，促进精血津液的化生并使之转化为能量，使人体各种生理活动的进程加快、产热增加、精神振奋。

肾阴：肾气中对机体有滋润、宁静、成形和抑制过度阳热等作用的部分称为肾阴，亦称为元阴、真阴、真水。肾阴能抑制或减缓人体的过度新陈代谢，能减少精血津液转化为能量，使人体各种生理活动的进程减慢，产热相对减少，并使气聚成形而为精血津液，精神也趋于宁静内守，它与肾阳相反相成。

从病理上讲，当先天不足出现生长、发育、生殖疾患，或男子肾虚阳痿、遗精、早泄，女子月经不调，可辨证为肾精亏损。有腰膝酸软、头晕耳鸣等肾虚表现，但无阴虚内热、阳虚外寒表现者，则可辨证为肾气虚，或直接简称为肾虚。有腰膝酸软、头晕耳鸣等肾虚表现，加潮热、盗汗、五心烦热、舌红少苔、脉细数等阴虚内热表现者，可辨证称为肾阴虚；加畏寒肢冷、小便清长、四肢厥冷等阳虚外寒表现者，可辨证称为肾阳虚。

肾虚头痛：头脑作痛，眩晕耳鸣，四肢无力，腰膝酸软，遗精带下。其病机为肾精亏虚，髓海失养，不荣则痛。肾精亏损或称肾气虚者，用大补元煎加减；肾阴虚者，用左归丸化裁；肾阳虚者，用右归丸增损。

## 118. 谈谈头痛治疗的虫类药应用。

虫类药为血肉有情之品，大多数虫类药能够直趋高巅之位，有活血化瘀、息风定惊、搜风止痛、疏风清热、行气和血、益肾壮阳等功用，是一般植物药或矿物药无法比拟的，可用来治疗头痛，如可应用全蝎、蜈蚣、白花蛇、僵蚕、制水蛭、地龙等虫类药来治疗头痛。蜈蚣、全蝎往往共同使用，痰浊者加僵蚕，血瘀者加水蛭，痛甚者四药同用，痛剧者加乌梢蛇或白花蛇。

张炳厚老中医认为，虫类药治疗头痛，亦可研细末冲服。因其多有小毒，故应注意掌握用量，不可过用。如全蝎入汤剂多用 3 ~ 5 g，研末吞服用 1 ~ 2 g，散剂吞服较煎剂为佳，蝎尾功效又较全蝎为佳。或可将全蝎少许置于同侧太阳穴，以胶布固定，可止痛。但应注意少数患者有皮肤过敏反应。

## 119. 谈谈痰浊头痛的证治。

痰浊头痛的主要表现为头痛头重、昏蒙如裹、胸脘满闷、纳呆呕恶、舌质淡、苔白腻、脉滑或弦滑。痰浊闭阻经络，则见头痛如裹；痰涎塞阻，则脘痞呕恶；痰浊内阻，气机升降失常，清阳不升，故头闷目眩；痰郁化热，则口干心烦等。其病机为脾失健运，痰浊中阻，上蒙清窍。治宜健脾燥湿，化痰降逆，方用半夏白术天麻汤加减。若痰湿郁久化热，口苦便秘者，加黄芩、竹茹、胆南星或方选黄连温胆汤加减；胸闷呕恶甚者，加厚朴、枳壳、代赭石和中降逆。

## 120. 谈谈从“高巅之上，唯风可到”论治头痛。

风为六淫之首，百病之长，属于阳邪，易袭阳位，“伤于风者，上先受之”。因“高巅之上，唯风可到”，故治头痛必用风药。此话出自清代医家汪昂的《医方集解》，其言曰：“此足三阳药也。羌活治太阳头痛，白芷治阳明头痛，川芎治少阳头痛，细辛治少阴头痛，防风为风药卒徒，皆能解表散寒，以风热在上，宜于升散也。风药轻扬，易达病所。头痛必用风药者，以巅顶之上，唯风药可到也。”

头痛之病因不唯外感与内伤，其中以感受外邪居多。多因起居不慎，坐卧当风，易感受风寒湿热等外邪。又因头为诸阳之会，脑为清净之腑，五脏六腑之精气皆上注于头。若外邪侵袭，必上犯于头目，导致气滞血瘀、络道不通，清窍、脑络失养。清阳之气受阻，气血不畅，阻遏络道而发为头痛。因此，外感头痛不可忽视祛风药的使用，内伤头痛也可适当佐以祛风药以增强疗效。肾水不足、肝阳上亢者，则用息风之品。祛风常用羌活、石楠叶、细辛、荆芥、防风、白芷、藁本之类，息风可用羚羊角、僵蚕、生龙骨、生牡蛎之属。

## 121. 谈谈颜德馨论治头风。

中医学所论之“头风病”，头痛也，而历代医家对头风的诊疗又各有特色。颜老在长期的临床实践中认识到“气为百病之长，血为百病之胎”的理论，并依据“久病必有瘀”“怪病必有瘀”的观点，认为气血瘀滞、气血失调是导致头风的重要原因，尤其重视其在病因病机中的影响，进而提出了以调气理血为核心的头风治疗法则——“衡法”。衡者，平也，气血各属阴阳，气血失调，阴阳失衡则头痛生。

“衡法”即是通过治气疗血来疏通脏腑气血，使气机升降有度，血液畅通环流，濡养全身，阴阳平衡，从而祛除各种头痛致病因素，能有效治疗头痛。尤其在治疗日久顽疾、疑难怪病头痛方面，颜老更是持“久病必有瘀，怪病必有瘀”之论，着眼气血，颇有效验。

而在治疗头痛的药物使用上，能体现气血双调、两具其功者，颜老首推川芎。川芎味辛、气温，归肝、胆、心包经，入血分而能行气，故有“血中气药”之称，主治气滞血瘀证头痛，为治疗头痛的要药。

## 122. 头痛医案举隅。

### 焦树德医案

患者张某，头痛数年，时轻时重，久治未愈。发作重时全头皆痛，似脑内轰响，如风如雷，每遇天气变化、刮大风时，则易发重痛。舌苔略白，脉象弦滑。曾在其他医院服用过清空膏、愈风丹、川芎茶调散、牛黄上清丸、羌活胜湿汤等方加减的汤药、丸药，均未效。据此脉症，诊断为“雷头风”，用清震汤随症加减。处方：升麻 10 g，苍术 10 g，藁本 6 g，羌活 10 g，夏枯草 18 g，生石决明（先煎）30 g，蔓荆子 10 g，白蒺藜 10 g，荷叶 12 g，吴茱萸 6 g，水煎服。本方连服 3 周，头痛痊愈。

按：这张药方即以清震汤（升麻 30 g，苍术 30 g，干荷叶 1 张，共为末。每服 15 g，水煎服）轻扬发越、散风化湿，为主药。辅以羌活祛风胜湿，入太阳经，治太阳头痛；藁本入督脉，散风寒，治头顶痛。佐以吴茱萸温肝经，治头痛；夏枯草入肝经，平肝阳，治肝郁头痛；石决明养肝阴，潜肝阳；蔓荆子入少阳经，散头部风热，治头两侧痛。使以白蒺藜入肝肺二经，其性善破，用以开散肝肺郁结而止病久入络之疼痛。

### 颜德馨医案

万某，男，59 岁。患者头痛已有两年，以右侧为甚，伴头晕如蒙，重着不已，健忘日甚一日。脑血流图检查：脑血管紧张度增高。头颅 CT 检查：脑动脉硬化，中度脑萎缩。多方医治未效，特来求诊。刻诊：两月来头晕、头痛加剧，右侧肢体麻木，活动受限，胸闷心烦，恶心呕吐，舌青唇紫，苔薄腻，脉沉弦。辨证属瘀血着于脑络，面红色悴、清窍为之不用、晕痛不一、健忘日甚，为心脉与脑气不相衔接，精微不达，供养日薄。治当活血化瘀，软坚通络。处方：生地黄9 g，赤芍9 g，川芎9 g，当归9 g，桃仁9 g，红花9 g，柴胡4.5 g，枳壳4.5 g，桔梗4.5 g，牛膝4.5 g，生蒲黄(包)9 g，莪术9 g，三棱9 g，甘草3 g。14剂。

二诊：久治失宜，潜络成瘀，从衡法处治，头晕头痛已见减轻，恶心胸闷亦瘥，肢体活动自如，舌脉如前，再守原制，以肃余邪。处方：桃仁9 g，红花9 g，当归9 g，赤芍9 g，川芎9 g，生地黄9 g，石楠叶9 g，望江南9 g，苦丁茶9 g，蔓荆子9 g，葛根9 g，黄柏6 g。28剂。

按：脑动脉硬化之辨证分初、中、晚三个阶段：初期为脑功能减退之渐，如健忘、性情改变、烦躁易怒、头晕且痛、目眩耳鸣、手足麻木等。中期出现脑血供不足，有嗜卧流涎、手足不用，或精神障碍。晚期表现或为中风见症，如丧失记忆、定向、计数能力，生活不能自理；或为假性延髓性麻痹或帕金森病。本案属脑动脉硬化初中期之界，经活血化瘀获良好疗效。方用血府逐瘀汤，以见症加减，如益气、升阳、通络、软坚、疏泄、祛风之类。诚如滑伯仁所言，诸法之中参以活血化瘀，则其效倍增、倍捷。

## 第六节　中风

### 123. 中风中经络与中脏腑之别？出血中风与缺血中风之别？

中风中经络无神志改变，且病情较轻，在临床上表现为不经昏仆而猝然发生口眼㖞斜、语言不利、半身不遂；中风中脏腑则相对病情较重，出现猝然昏仆，不省人事，或者神志昏糊，迷蒙，并伴有口眼㖞斜、半身不遂。

缺血中风和出血中风是现代中医病名，实际上是根据现代医学认识的脑卒中分为出血性和缺血性而来的。二者均可出现中经络与中脏腑表现，但相对而言，缺血中风多为中经络，出血中风容易出现中脏腑。

## 124. 谈谈中风治疗的通腑泄热法。

通腑泄热法用于中风腑气不通或内热炽盛者。中风起病急骤，病势常危重多变，而阳明实热常是中风病发展、加重的主要因素，加上脱水造成津伤，肠道失于滋润，形成大便干结的腑实证。如实热不除，盘踞肠道，上扰清窍，神明不用，可使病情加重。通腑泄热、釜底抽薪可获良效，代表方剂有大承气汤、调胃承气汤、星蒌承气汤。

## 125. 谈谈补阳还五汤、虎潜丸、地黄饮子在中风病治疗中的应用。

补阳还五汤出自王清任的《医林改错》，能补气、活血、通络。主治中风之气虚血瘀证，症见半身不遂、口眼㖞斜、语言謇涩、口角流涎、小便频数或遗尿失禁、舌暗淡、苔白、脉缓无力。该方重用生黄芪，补益元气，意在气旺则血行，瘀去络通，为君药；当归尾活血通络而不伤血，用为臣药；赤芍、川芎、桃仁、红花协同当归尾以活血祛瘀；地龙通经活络，力专善走，周行全身，以行药力，亦为佐药。

虎潜丸出自《丹溪心法》，能滋阴降火、强壮筋骨。主治中风之肝肾亏虚证，症见腰膝酸软、筋骨痿软、腿足痿弱、步履维艰、舌红少苔、脉细弱等。黄柏、熟地黄、知母、龟甲、白芍滋阴降火治其本为君；虎骨、锁阳强壮筋骨治其标为臣，虎骨可用狗骨等替代；干姜、陈皮温中健脾，理气和胃，兼制方中黄柏等主药之苦寒为佐；牛膝引药下行为使。另用羊肉暖胃，有食疗之功。诸药合用，共奏滋阴降火、强壮筋骨之功。

地黄饮子能滋肾阴、补肾阳、开窍化痰。主治下元虚衰、痰浊上泛之喑痱证，症见舌强不能言、足废不能用、口干不欲饮、足冷面赤、脉沉细弱，常用于中风后遗症之阴阳两虚者。方中熟地黄、山茱萸滋补肾阴，肉苁蓉、巴戟天温壮肾阳，四味共为君药。配伍附子、肉桂之辛热，以助温养下元，摄纳浮阳，引火归元；石斛、麦冬、五味子滋养肺肾，金水相生，壮水以济火，均为臣药。石菖蒲与远志、茯苓合用，是开窍化痰、交通心肾的常用组合，是为佐药。姜、枣和中调药，功兼佐使。

## 126. 谈谈中风治疗的治风法。

疏散外风：主要用于外邪乘虚入经络，气血痹阻不通，运行不畅，筋脉失于濡养而致之中风。刘河间论曰："中风外无六经之形证，内无便溺之阻格，知血弱不能养筋，故手足不能运动，舌强不能言语，宜养血而筋自荣，大秦艽汤主之。"疏散外风法的应用，多见于金元以前。

平息内风：主要用于肝经热盛，热极生风，肝阳上亢，肝风内动引起的中风。代表方剂有羚角钩藤汤、镇肝熄风汤、天麻钩藤饮等。

## 127. 出血中风治疗中能否应用活血化瘀法?

出血性中风的基本病机是脏腑阴阳失调，气血逆乱，上犯于脑，血随气逆，血溢脑脉之外。中医学认为，"离经之血便是瘀"。清代唐容川《血证论》说："既是离经之血，虽是清血鲜血，亦是瘀血。"因此脑出血应属中医学之"血证"，为脑中"离经之血"。《血证论》还提出："此血在身不能加于好血，而反阻新血生化之机，故凡血证总以去瘀为要……瘀血不去，则出血不止，新血不生。"出血中风属于"血证"范畴，其病位在脑，病机更为复杂，治疗更为困难。急性期血瘀已形成，在此阶段，瘀血新结，易化易祛。从这个角度看，活血祛瘀应为主要治法之一，可考虑使用化瘀止血药物，如三七粉；和血养血药物，如当归、鸡血藤。从现代医学看，使用活血化瘀药物可降低血液黏稠度，促进血行，但在急性期可能加重出血。因此，出血中风急性期活血化瘀疗法的诸多问题尚待深入研究，临床应用宜慎重。

## 128. 谈谈任继学治疗中风八法。

任继学治疗中风八法分别为：开闭固脱法、化瘀降浊法、潜阳息风法、理气豁痰法、补肾填精法、破瘀醒神法、益气活血法、通腑泻热法。

开闭固脱法：用于中风闭、脱证，多见于中风中脏腑的危急阶段。搐鼻、揩齿、探吐、开窍等皆为开法，常用开关散、三宝、三化汤开窍启关，兴奋神机，用于治疗闭证。脱证用自拟两救固脱饮（人参、附子、龟甲、玳瑁、山茱萸、阿胶、鸡子黄、胆南星）摄纳真阴，顾护元气。

化瘀降浊法：用于中风后期，以五脏虚损为主，有湿热痰瘀等邪实表现者。自拟活络化浊散（槐花、葛根、豆蔻、大黄、瓜蒌、厚朴、地龙、川芎、红花、豨莶草）煎汤口服。

潜阳息风法：自拟潜阳息风丹（羚羊角、天竺黄、玳瑁、珍珠母、紫贝齿、龟甲、僵蚕、葛根、生槐花、生地黄、胆南星、秦艽）制成丹剂口服。

理气豁痰法：自拟理气反正散（珍珠母、丹参、沉香、乌药、白蒺藜、佛手、桑枝、青皮、胆南星、郁金）理气，以涤痰散（风化硝、猴枣、胆南星、石菖蒲、天竺黄、竹沥共为细末）豁痰。

补肾填精法：常用成药集灵膏、填精两仪粉口服，并配益脑丸（制首乌、黄精、西红花、桑枝、豨莶草、生地黄、天冬、龟甲、泽泻、三七、玳瑁、砂仁、丹参、五味子）煎汤送服。

破瘀醒神法：针对急性出血中风。自拟破瘀醒神汤（炒水蛭、炮山甲、酒大黄、白薇、桃仁、西红花、石菖蒲、麝香、羚羊角、土鳖虫）等水煎服（不能口服者采用低位灌肠），同时辨证应用三宝、苏合香丸、清开灵等。

益气活血法：在补阳还五汤的基础上，加乌梢蛇、僵蚕、全蝎、水蛭等虫类药物以搜风剔邪、逐瘀祛痰，使顽痰、死血尽除，对肢瘫、言謇、舌强等症状有明显的改善作用。

通腑泄热法：便秘是中风常见症状之一，尤以阳闭者多见。病机多责之于中焦痰热蕴结，消灼津液。投大黄、枳实、玄明粉、全瓜蒌等下夺通腑，釜底抽薪以泄浊热。

## 129. 谈谈中风后遗症言语不利的证治。

其常见症状为舌欠灵活，言语不清，或舌瘖不语，伸舌多歪斜，舌苔或薄或腻，脉象多滑。本证或单独出现，或与半身不遂同见，或兼有神志异常。本证又名中风不语。言语不清、舌瘖不语是由风痰、血瘀阻滞舌本脉络所致。如兼有神志异常，时昏时清，喜忘喜笑者，为风痰蒙心之证；如神志清楚，唯有唇缓流涎，舌强笨拙，言语謇涩，舌苔腻，舌体胖，脉滑缓者，为湿痰、风邪伤脾之证。治宜祛风除痰开窍，用解语丹加减。方中以天麻、全蝎、白附子平肝息风除痰，制南星、天竺黄豁痰宁心，石菖蒲、郁金芳香开窍，远志交通心肾，茯苓健脾化湿。病邪偏在脾者，可加苍术、半夏、陈皮；偏在心者，可加珍珠母、琥珀；偏在肾者，可用地黄饮子加减。

## 130. 谈谈中风后遗症半身不遂的证治。

其主要症状为一侧肢体不能自主活动，或兼有偏身麻木，重则感觉完全丧失，或肢体强痉而屈伸不利，或肢体松懈瘫软；舌质正常或紫黯，或有瘀斑，舌苔薄白或较腻，脉多弦滑，或滑缓无力。风痰流窜经络，血脉痹阻，经隧不通，气不能行，血不能濡，故肢体废而不用成半身不遂。凡患侧肢体强痉屈伸不利者，多为阴血亏虚，筋失柔养，风阳内动；瘫软无力，多为血不养筋，中气不足；偏身麻木系气血涩滞，舌质黯或有瘀斑是血瘀阻络之象；苔腻为痰湿较重的表现，脉象弦滑是风痰阻滞之征而多见于患侧肢体强痉者；脉象滑缓无力是气血虚弱或内蕴痰湿所致，多见于患侧瘫软无力者。治宜益气活血，方用补阳还五汤加减。方中重用黄芪以益气，配当归养血，合赤芍、川芎、红花、地龙以活血化瘀通络。若有肢体拘挛疼痛可加穿山甲、水蛭、桑枝等药加强活血通络、祛痰生新之力。兼有言语不利者加石菖蒲、远志化痰开窍；兼有心悸而心阳不足者加桂枝、甘草。若以患侧下肢瘫软无力突出者，可选加补肾之品，如桑寄生、续断、牛膝、地黄、山茱萸、肉苁蓉等。

## 131. 谈谈中风后遗症患肢僵硬拘挛的治疗。

以辨证论治为基础，临床常见肝肾阴虚证，用芍药甘草汤合一贯煎化裁；痰热证，用黄连温胆汤化裁；风痰痹阻证，用玉真散化裁；瘀血阻滞证，用补阳还五汤化裁。肢体僵硬拘挛，一般可适当加用养血活血通络药物，如鸡血藤、木瓜、伸筋草、丹参、葛根等；虫类息风止痉药物，如全蝎、蜈蚣、僵蚕、地龙、土鳖虫等。

## 132. 如何预防中风病的发生？

改变不良的生活行为方式。在生活中，某些生活行为习惯与中风发病的风险密切相关，如吸烟、过量饮酒、高脂饮食、久坐的工作和生活方式、长期处于精神紧张状态等。针对这些因素，应根据个体的情况进行调整和改变。如吸烟者应戒烟或限制吸烟量，饮酒应适量，避免过量饮酒；饮食成分中应减少动物脂肪的摄入量，多吃水果、蔬菜、鱼类、豆制品和乳制品；适量进行体力活动或体育锻炼；避免长期的精神紧张状态，保持乐观的心态；避免过度劳累。这些措施均有助于降低中风的发病风险。

积极治疗和控制中风的危险因素。中风是在高血压、糖尿病、心脏病、高血脂和肥胖等因素的长期作用下，导致脑血管功能损害；当脑血管功能损害到一定程度，在诱发因素的促使下而发病。因此，一旦发现自己有与中风相关的危险因素，应积极采取措施进行治疗和控制。例如，高血压病患者应根据医师的建议，调整好血压水平，将血压调整至140/90 mmHg 以下。心脏病、糖尿病、高血脂、颈动脉狭窄和肥胖等患者也应到医院就诊，根据专科医师的意见进行治疗和控制，并制定相应的中风预防方案。

在一般预防的基础上，通过科学的检测手段（评估脑血管功能），从中风的易患人群中筛选出高危个体，进行重点的干预。中医脉诊若摸到弦劲脉（血管紧张度高），提示动脉血管硬化，应注意询问患者的血压、血脂、血糖及家族病史，及时提醒患者防治心脑血管疾病。

## 133. 中风医案举隅。

### 王永炎医案

关某，女，65 岁。患者以突然昏仆、右半身不遂、失语 3 天收入院。入院查：昏迷，体温 38. 5℃，血压 150/90 mmHg，右侧为完全性、弛缓性瘫痪，右肌张力低，腱反射低，并可引出病理反射。腰穿脑脊液为血性，压力为 270 mmHg。西医诊断为脑出血，合并有肺部感染。刻诊：起病急骤，发热，昏迷，右半身不遂，失语，口唇干。舌痿，苔薄黄腻，脉滑数有力。辨证属中脏腑之闭证，以阳闭为主。当责之痰热蒙闭清窍，先拟化痰通腑，清心开窍为法。处方：全瓜蒌 30 g，胆南星 10 g，天竺黄 10 g，生大黄 10 g，芒硝(分冲)6 g，菖蒲 10 g，郁金 10 g。

二诊：上方药服 7 剂，同时采用清开灵 40 mL 兑入 10% 葡萄糖液 500 mL静脉滴注、抗生素控制感染等措施。患者仍昏迷，颈强直，牙关紧，但身热已退，大便已通。舌质红，苔薄黄、干腻，脉细弦、滑数。改用育阴息风化痰之剂。处方：生地黄 12 g，玄参 12 g，牡蛎（先煎）30 g，夏枯草 15 g，钩藤 30 g，菊花 10 g，天竺黄 6 g，胆南星 10 g。

三诊：上方药连服 3 剂，并服牛黄清心丸每次 1 丸，日服两次（鼻饲），于昏迷 12 天后神志转清。以后又用育阴益气、活血通络之剂治疗 1 个月，遗留右侧轻偏瘫、可扶杖步行、言语不清而出院。

按：中风为本虚标实之病证，在本为肝肾亏损、气血不足，在标为痰瘀内阻、风火相煽。患者病情为中风极期，以标实为主。中焦被痰热湿邪阻滞，不能升清降浊，影响气血运行布达，对半身不遂康复则大为不利。前人治中风用三化汤（厚朴、枳实、大黄、羌活），通腑泻热，除滞降痰。此患者用化痰通腑饮加减化裁，遏制鸱张之病势，使病情逐渐向愈而安。待度过急性期，痰浊实邪已祛，本虚之象渐显，或气虚血瘀，或肝阳上亢，或虚风内动，抓住病机之本，运用平肝息风、益气活血等法而善后调理。

## 周仲瑛医案

患者，男，62 岁。2005 年 2 月 23 日初诊。家属代诉，既往有房颤、期前收缩病史，2004 年 2 月第 1 次脑梗死，经救治无后遗症。2004 年 3 月第 2 次复发，病灶在右侧脑部。2005 年 1 月第 3 次脑梗死。刻诊：口角右偏，流涎，伸舌左偏，吞咽不能，饮水呛咳，构音障碍，舌僵语謇，左侧半身不遂，下肢稍能活动，有痰不能咯吐，血压正常，烦躁，舌黯、苔薄，脉弦滑。西医诊断：脑梗死。中医诊断：缺血中风之中经络，证属风痰瘀阻。治宜祛风涤痰，化瘀通络。处方：制白附子、炙僵蚕、桃仁、地龙、法半夏、石斛各 10 g，制南星 12 g，炙全蝎、炮穿山甲各 6 g，钩藤、白薇、豨莶草各 15 g，制大黄 5 g，炙水蛭 3 g。7 剂，水煎分服，日 1 剂。

二诊（2005 年 3 月 1 日）：家属代诉，药后诸症尚平，日来汗多，咳嗽转显，餐后尤剧，烦躁易怒，流涎较前减轻，吞咽尚顺利。效不更方，加知母 10 g、浮小麦 30 g、鲜竹沥水（兑入药汁）1 支。7 剂，如法煎服，日 1 剂。

三诊（2005 年 3 月 8 日）：家属代诉，诸症明显好转，未诉明显不适。再守方续服 14 剂以巩固疗效。

按：周老认为，缺血性中风之风痰瘀阻证乃因平素肝肾阴亏于下，阳亢于上，引动肝风，痰随风动，痰浊阻碍经脉，气血运行不畅，气血瘀滞，脉络痹阻，而致肢体痿废不用，故见半身不遂；痰浊阻于面络，可见口角歪斜；痰浊阻于舌络，可见舌强语謇、吞咽不能、饮水呛咳、咯痰不出。痰瘀闭阻脑络为主要病机，且贯穿于本病始终。正如《丹溪治法心要》曰："半身不遂，大率多痰，痰壅盛者，口眼歪斜也，不能言也。"本例患者平素肝肾阴亏，虚阳偏亢，发病以来风痰上扰，致面舌络脉不和。故治宜祛风涤痰，化瘀通络。本方以牵正散为主药，重在祛风涤痰通络；配以制南星、法半夏、炮穿山甲、豨莶草加强祛风、涤痰、通络利关节力度；以钩藤平肝息风通络；腑气不通，则痰浊、瘀血之邪无排泄之途，使实邪肆虐更甚，以制大黄通腑泄浊兼能化瘀使邪毒外排；患者病史 1 年余，久病多瘀，故佐用炙水蛭、桃仁活血化瘀，桃仁兼能通便；配地龙血肉有情之品，清热通络兼能化痰；知母、白薇清虚热；浮小麦、石斛益气养阴，合用获止汗之效。全方协同，共奏祛风涤痰通络、兼以通腑泄浊之效。方证合拍，自能收效快捷。

## 第七节　痴呆

### 134. 七福饮、还少丹、洗心汤的功效主治及方解？

七福饮，出自《景岳全书》卷五十一。本方具有补益气血、健脾安神之功效，主治气血虚亏，心神不安，可用于治疗老年性痴呆气血不足者。方中人参、白术补气益心脾、安神益智，熟地黄、当归养血和血以养心脾，酸枣仁、远志养心安神，甘草和中。诸药合用共奏补气养血、宁心健脾、益智安神之效。宜加阿胶、鹿角胶等以增强补肾益精之力。

还少丹，出自宋代洪遵《洪氏集验方》，又名"真人还少丹"。本方具有补肾养心、益阴壮阳的功效，主治老年痴呆之精血虚损，心肾不足者。

症见腰膝酸软，失眠健忘，耳鸣目暗及未老先衰，遗精阳痿，舌淡，脉沉迟。方药有熟地黄、枸杞子、山茱萸、肉苁蓉、远志、巴戟天、小茴香、杜仲、怀牛膝、茯苓、山药、大枣、五味子、石菖蒲。熟地黄、枸杞子、山茱萸滋阴补肾，肉苁蓉、巴戟天、小茴香助命门补肾气，杜仲、怀牛膝补益肝肾，茯苓、山药、大枣健脾，远志、石菖蒲、五味子开通心窍。宜加人参、白术等以健脾益气。

洗心汤，出自《辨证录》。本方具有开郁逐痰、健胃通气之功效，主治痴呆。方中人参、甘草培补中气，半夏、陈皮健脾化痰，石菖蒲辅半夏、陈皮以宣窍祛痰，附子协人参、甘草助阳化气，脾气健旺则痰浊可除，更以茯神、酸枣仁宁心安神，神曲养胃。本方药补虚与涤痰并重。

## 135. 为什么说痴呆首重补肾？

肾为先天之本，主骨生髓，而脑为元神之府，又为髓海。若先天禀赋不足，则脑髓不充，神志失养，渐成痴呆。所以痴呆之根本在于肾精不得化脑髓，其治应首重补肾。

临证时根据肾阴阳偏衰选择补肾药。温补肾阳常用仙茅、淫羊藿、巴戟天、补骨脂、骨碎补、续断、狗脊、益智仁、鹿茸、冬虫夏草等，滋肾填精常用熟地黄、山茱萸、枸杞子、沙苑子、菟丝子、女贞子、黄精、鹿角胶、龟甲、五味子等。使用补肾法时，要注意配合血肉有情之品，以加强滋补功效。注意缓补而非峻补，补中寓通，补而不腻。血肉有情之品容易阻碍脾胃运化而滋生痰浊，故用药不可滋腻太过，常须考虑健运脾胃之法，或补肾药与健脾药间隔服用。通过健运脾胃，使气血化生源源不断，而使脑髓得充，以利病情康复。

## 136. 为什么痴呆的治疗应重化痰活血？

痴呆病程长且病情缠绵难解，难以治愈。怪病多痰、久病多瘀，痰瘀在痴呆的发病机制中具有重要的作用。痰瘀既是病理产物，又是导致痴呆发生的致病因素，为病之标。痰瘀证贯穿本病始终，痰瘀不除，本病难愈。陈士铎在《辨证录》提出“治呆无奇法，治痰即治呆”的治疗大法，并创制洗心汤、转呆丹、还神至圣汤诸方。《医林改错》以活血化瘀、通络开窍为法，创制通窍活血汤等。

临床化痰药常用浙贝母、胆南星、天竺黄、陈皮、茯苓、半夏、竹沥等；活血通络药常用赤芍、丹参、红花、大黄、桃仁、川芎、三七、葛根、土鳖虫、地龙等。常根据标本虚实轻重，将化痰活血法与补虚法联合应用。

## 137. 痴呆的治疗如何开窍醒神？

痰浊是脏腑亏虚、气化失调、输布能力降低、水湿代谢异常所产生的病理产物。病位主要在肺、脾、肾三脏，脾失运化水液、肺失于输布、肾失于蒸化，津液聚而生痰，形成痰浊。老年性痴呆正是在机体功能衰退的基础上发生的，由于脏腑亏虚，不能输布津液，内聚成痰，蒙蔽清窍，使神明不清则发为痴呆。临床治疗邪气壅盛、蒙蔽神明往往用开窍醒神、活血化瘀之法。临床常用芳香之品开窍醒神治疗痴呆，以增强疗效，常用有冰片、石菖蒲、远志、郁金、麝香等。

## 138. 谈谈痴呆治疗中的“风药”应用。

临床多用“风药”治疗痴呆，一则脑居巅顶，为诸阳之会，“巅顶之上，唯风药可到也”，赖风药辛宣，方可疏通经脉，升发清阳之气，贯注于脑，以壮髓海；二则阳升气旺，有助于化痰逐瘀。常用“风药”有羌活、防风、藁本、白芷、苍耳子、柴胡、升麻、蝉蜕等。注意因“风药”与开窍药易辛散耗气，故仅适于标实突出之证，且不可多用久用，以免伤及元气。

## 139. 如何预防痴呆的发病？

预防痴呆的关键是早期诊断、早期治疗和干预危险因素，轻度认知损害被认为是痴呆的早期阶段表现，有人称之为前驱期痴呆，是痴呆预防的新靶点。所谓轻度认知损害是指介于正常衰老与痴呆之间的临床状态，即患者记忆降低的程度大于其预期发生的年龄，但不符合临床上痴呆的诊断标准。其表现以轻微的认知功能减退为特征，属于中医学“健忘”范畴。早期诊断轻度认知损害，并积极有效治疗，对延缓痴呆的发生有重要意义。

此外，痴呆是一个多因素复杂性疾病，平素有痰、瘀、毒、虚者，宜采取相应干预措施。若有家族遗传史、头部外伤、血管性危险因素等，更应接受医生随访，以争取早期诊断；并积极治疗高血压、高血脂、糖尿病和脑卒中等血管性危险因素，延缓或预防痴呆的发生。此外，精神调摄、智能训练、调节饮食起居既是痴呆的预防措施，又是治疗的重要环节。

饮食宜清淡，少食肥甘厚味，多食补肾益精之品，如核桃、山药、黑芝麻等。医护人员应帮助患者正确认识和对待疾病，解除情志因素的影响。对轻症患者应进行耐心细致的智能训练，使之逐渐掌握一定的生活及工作技能；对重症患者则应注意生活照顾，防止因大小便自遗及长期卧床引发褥疮、感染等。要防止患者自伤或伤人。对于由其他疾病所致的痴呆，应积极查明病因，及时治疗原发病。

## 140. 谈谈痴呆病络机制与“久病入络”。

久病入络学说为清代名医叶桂首倡。“久病入络”是指某些慢性疾患迁延日久，病邪深入，使络脉流通渗灌发生障碍，神机运转不利，可致痴呆。“久病入络”的防治络病思想，当强调防治结合，防重于治，重视“治未病”。络病的治疗，调气为先。络病当治气，气病当调脏腑气机；行气活血可以通络，气顺血活则络自通。络病必兼血病，络病以活血为法。叶天士善用风药，味辛，主发散、行气以活血，用桂枝配归尾、旋覆花、桃仁，常用血府逐瘀汤加全蝎、水蛭、蜈蚣以祛瘀通络。

吴以岭教授把络病归纳为八种证型：络气瘀滞、络脉瘀阻、络脉绌急、络脉瘀塞、络血成积、热毒滞络、络脉损伤、络虚不荣。治以辛香流气、活血通络、搜风通络、益气通络、祛瘀化痰、清热凉血解毒、化瘀宁络、养血通络、滋阴润络、温阳煦络等法，善用水蛭、全蝎、蜈蚣、土鳖虫、穿山甲、桃仁、红花、三七、苏木等搜风活血通络之品。

## 141. 谈谈从玄府郁闭论治痴呆。

玄府是指遍布人体内外各处的玄微之府，且无器不有，是气机升降出入活动之门户。其能维系和沟通内在脏腑与气血津液，是联系外界环境的信息通道、神机运行的共同结构基础、神机运行通利出入之处。玄府郁闭为病，则病情变化多端，病位可涉及人体上下内外。神机以气液为物质基础，以其通达流畅为基本要素，借助气的运动、血的运行、津液的流通，神机运转平和。玄府是人体内气液生成、流通之门户，故神机运转主要依赖于脑内玄府正常开阖。玄府郁闭，神机失用，不遂其机，是神机运转失常的关键病机。玄府郁闭，开阖失常，神机运转偏离平和之态，出现两极化的病理特征。玄府闭，通利不足，气液运行滞涩，不得宣通，神机郁滞，入而不出，表现为神情呆钝、行为笨拙、健忘困倦、怠惰乏力；若玄府开，通利太过，气液运行激进，逆而上冲，神机亢进，出而不入，表现为性情烦乱、言语颠倒、忽哭忽笑、变化无常等症。

## 142. 谈谈王永炎院士的痴呆"浊毒损伤脑络"理论。

王永炎院士认为"毒"是由脏腑功能和气血运行的生理或病理产物不能及时排出，蕴积体内过多而生成，属内生之毒。如卒中后，可产生瘀毒、热毒、痰毒等。其核心在于邪毒亢盛，败坏形体，损伤脑络。在血管性痴呆病情恶化时，各种证候演变加重的临床表现虽各不相同，但以痰毒、热毒、瘀毒壅盛，腐化秽浊，损伤脑络为共同病机特点。因此王老认为，"毒损脑络"是血管性痴呆病情阶梯样加重的关键环节，对临床具有重要的指导意义。

此外，王老还指导了血管性痴呆与中医证候关系的流行病学研究，发现血管性痴呆患者的即刻回忆、延迟回忆、图像识辨等分别与肾精亏虚、痰浊蒙窍、血瘀阻络和腑滞浊留有显著的相关性，尤其肾精亏虚、痰浊蒙窍与情景记忆总积分等核心症状具有独立的相关关系。在痴呆的治疗方法研究方面，王老共同主持的益肾化浊治疗老年血管性痴呆的研究，从髓海不足、肝肾亏虚、脾肾两虚、心肝火旺、痰浊阻窍、气滞血瘀的角度进行论治，研制出两个国家级中药，聪智颗粒（制何首乌、炙黄芪、川芎、女贞子、石菖蒲、胆南星等）和聪圣颗粒（制何首乌、荷叶、地龙、肉苁蓉、漏芦等）。

## 143. 如何用"通""补""调"法从本虚标实论治痴呆。

痴呆多为本虚标实。本虚为阴精亏虚，标实为气、血、火、痰、瘀内阻于脑。虚、痰、瘀互结阻络，贯穿整个疾病始终，通补兼施为总的治疗思路。其中“通”为通瘀活血、化痰降浊、通畅腑气、泻热息风、开窍醒神。例如瘀血内阻型痴呆，因情志气机郁滞，血行不畅致瘀血阻滞、脑脉痹阻，以智力低下、瘀血内阻为辨证要点。治疗以活血化瘀、开窍醒神为主，用通窍活血汤加减可取得很好疗效。方中赤芍、川芎活血，桃仁、红花活血通络，葱、姜通阳，麝香开窍，黄酒通络，大枣芳香辛窜，可加石菖蒲、郁金等开窍醒神。

“补”为补肾益气、养阴柔肝、填精益髓，补以助通，通中寓补，适其而行。例如脾肾两虚，由气血不调，后天脾胃功能减退，不能化精微、生气血以养先天之本，致肾中精气亏虚，进而脑窍失养，元神失用，以智力低下与脾肾两虚为主要辨证依据。治宜还少丹加减，补肾健脾，培元生髓。其药物组成为熟地黄、枸杞子、山茱萸、肉苁蓉、远志、巴戟天、小茴香、杜仲、怀牛膝、茯苓、山药、大枣、五味子、石菖蒲。方中熟地黄、枸杞子、山茱萸滋阴补肾，肉苁蓉、巴戟天、小茴香助命门补肾气，杜仲、怀牛膝补益肝肾，茯苓、山药、大枣健脾，远志、石菖蒲、五味子开通心窍，宜加人参、白术等以健脾益气。“调”即调理气机、调理脏腑功能、调和气血阴阳。

## 144. 谈谈朱良春治疗老年性痴呆的经验。

朱老认为，老年痴呆终为髓海空虚，甚则病情恶化成毒盛正衰之证。其病变中心为肾虚，肾为五脏六腑之本，肾虚日久，则五行传变，影响其他脏腑功能。其影响最显著则为脾胃之变，脾胃虚弱，其津液不得输布，集聚过多则生痰、生湿、生瘀。故虚中夹实是老年痴呆的根本病机，因痰瘀阻塞脉络，气血不得运化，精液不得输布，乃至脑髓失充，神机失养，使智能活动出现障碍，发为痴呆。

早在20世纪70年代初，朱老就精心拟制益气化瘀、补肾健脑之“健脑散”，临床先用以治疗脑震荡后遗症取得殊效，后移治老年痴呆症同获著效。健脑散以人参、鹿茸为对，制马钱子、地龙为对，紫河车、甘草为对，枸杞子、益智仁为对，天麻、炙全蝎为对，鸡内金、土鳖虫为对，当归、川芎为对，郁金、红花为对。上药共研粉，每服5 g，日服两次，早晚空腹，蜜水送服。

益肾化瘀是治疗痴呆症的有效大法。必须指出，在治疗期间要严嘱患者家属对患者以言语疏导，改善生活环境，使之心情舒畅；消除孤独和疑虑，适当增加高蛋白、低脂肪饮食，如多吃鱼类，少吃肉类，并多吃蔬菜；适当增加运动，如散步、太极拳等，或适当坚持体育锻炼和一般脑力劳动相结合。年龄较轻者，应惜精保身，肾精充盈，髓海充足，即可杜绝发生老年痴呆症。

## 145. 痴呆医案举隅。

### 张琪医案

患者，男，73岁。2002年10月31日初诊。家属代述，其记忆力逐年下降，遗忘明显，性格改变，疑心较大，行为异常，经常担心家中失窃，于午夜时分拨打“110”电话报警，家人为此尴尬不堪。同时出现轻度智力障碍，反应迟钝，语言表达欠清，时有词不达意。CT示脑萎缩。西医诊断为老年痴呆阿尔茨海默型、脑萎缩。经西医多方治疗无明显效果，求治于中医。刻诊：家属代述，头晕头痛，失眠健忘，时有幻觉，近来脱发明显。患者形体消瘦，语言表达失常，须发皆白，颜面及双手有较多老年斑。舌质紫黯，舌苔白、微厚腻，脉沉迟。辨证为心肾两虚，夹痰浊瘀血，痹阻脑络，髓海失充。治宜补肾健脑养心，填精益髓，同时佐以活血通络之法。处方：熟地黄20 g，山茱萸20 g，石斛15 g，肉苁蓉15 g，五味子15 g，石菖蒲15 g，远志15 g，益智仁20 g，巴戟天15 g，肉桂5 g，附子5 g，鹿角胶15 g，丹参20 g，川芎15 g，地龙20 g，葛根20 g，红花15 g，赤芍20 g，胆南星15 g，甘草15 g。水煎，每天1剂，早晚温服。服药30剂，患者语言表达基本清楚，夜间睡眠良好，服药期间情绪稳定。前方加龟甲15 g，加强滋阴之力，又服药60剂，患者被窃妄想感消失，疑心明显减轻，精神轻松，饮食、睡眠良好，嘱其停药观察。家属恐其前症复作，不同意停药，又自行令病人服药30剂。精神状态恢复如常人，面色红润，双手及颜面老年斑明显减少，须发稀少皆有改善。自服药后再生之须发均为黑色，且浓密有光泽，家人大喜，随访半年，状态稳定，无复发。

按：从张氏调治此验案可知，本病之病位在脑，根在肾脏。其病机关键为阴阳虚衰，气血不足，瘀血阻滞，痰浊痞塞，精髓失养，脑络不利。治宜滋阴与扶阳兼顾、扶正与祛邪并举，故张氏选用金元名医刘河间《医学六书》中的地黄饮子治疗。从平调阴阳，补益、涤痰、化瘀入手，以调平阴阳为纲、填精益髓为目，正邪兼顾，纲目并举。用药多而不乱，举重若轻，脉络清晰，配伍精辟。全方滋而不腻，补中寓活、静中有动，使阳化气、阴成形，气血旺而化精，精髓生而脑髓充，脑髓健而元神明，药中肯綮，故如此沉病重疾，竟收其功。

## 孙西庆医案

赵某，男，54岁。2013年10月17日首诊。患者于6年前无明显原因出现记忆力减退，后渐进性加重。5年前于“90医院”诊断为“大脑皮层萎缩”。自述无法记起熟人姓名、电话及自家车牌号。平素头胀、头痛，口臭，心烦重，眠差、多梦，性格暴躁。且症状上半夜重，下半夜减轻。小便黄，大便干，两日一行。面色黧黑，舌质黯，舌下络脉黑而增粗，苔薄黄，脉沉弦。既往有高血压病两年余。其母患有老年性痴呆。叶天士曰：“九窍不和，都属胃病。”此患者脉症所见，血证明谛，又兼苔黄、溲赤、便干诸热象，血为热壅，蓄积于胃，其瘀既久，脑神失养，故令喜忘。辨证为痴呆之血瘀气滞证，治以活血行气、通窍醒脑之法。处方：柴胡10 g，枳实20 g，白芍20 g，生地黄20 g，川芎20 g，当归30 g，桔梗5 g，川牛膝15 g，桃仁15 g，红花10 g，石菖蒲12 g，远志12 g，竹茹15 g，丹参20 g，生大黄(后下)5 g。7剂。水煎服。

二诊：家人代诉药后性格暴躁明显减轻，头胀痛消失，眠差亦有改善。唯大便稍稀，日1～2次。记忆力无明显变化。舌质仍黯，苔薄白，脉弦。拟在原方基础上疏肝通络，易生大黄为熟大黄10 g，加合欢皮10 g、地龙15 g、葛根20 g。患者服药后诉诸症明显减轻，偶因情志因素发怒。王道无近功，久服必有益。以二诊方去大黄，加柏子仁10 g、茯苓20 g，滋养润下，另加鳖甲胶、黄酒、红糖等做膏方缓图，并嘱其节情志、慎饮食。随访病情稳定。

按：孙教授认为此为阳明蓄血型老年性痴呆，宜以活血化瘀、通腑醒脑为治疗大法，并兼顾其他证候，随证加减。兼脾虚不运，则健运脾胃；兼湿热痰浊，则清热利湿、化痰泄浊；兼情志不调，则疏肝解郁、调畅情志等。治疗以血府逐瘀汤为主方，随证加减。该方出自清代名医王清任所著《医林改错》。经曰："人之所有者，血与气耳。"此方以四逆散调气，桃红四物汤调血，气血并调，并有桔梗、牛膝二味，上通下达，加减用之，故能治一身上下诸病，非独胸中血府。孙教授将血府逐瘀汤名之"调气活血汤"。

## 第八节　癫狂

### 146. 癫狂的主要病机？

癫狂的病理因素为气、痰、火、瘀。气多因恼怒郁愤不解，肝失疏泄，胆气不平，心胆失调，心神扰乱而发病；或肝郁不解，气郁痰结，阻塞心窍而发病；或因肝气郁滞，气失畅达，血行凝滞，致气滞血瘀；或痰瘀互结，气血不能上荣脑髓，神机失用而发病。或胎儿在母腹中禀赋异常，脏气不平，生后一有所触，遭遇情志刺激，则气机逆乱，阴阳失调，神机失常而发病。

痰多因嗜食肥甘厚味，脾胃运化失司，聚湿生痰，痰浊内生，郁而化火，上扰心神；或因痰气互结阻痹神明；或与瘀血相伍，痹阻心窍；或有热邪煎熬津液成痰，均致神志失常而发病。

火多因暴怒不止，引动肝胆木火，郁火上升，冲心犯脑，神明无主而发病；或因痰浊内生，郁而化火，上扰心神；或因火邪较盛而伤阴，心肾失调而发病。

瘀多因病久而气滞血瘀，凝滞脑气，气血不能上荣脑髓，神机失用而发病；或因脑外伤而形成瘀血，与痰气相结而阻滞心窍气机致神明失常而发病。

因此，癫狂的基本病机为气、痰、火、瘀蒙蔽心窍，脏腑阴阳失调，神机逆乱。而癫与狂的病机特点又各有不同。癫主要为痰气郁结，心脾两虚而蒙蔽神机；狂主要为痰热扰心，火盛伤阴，痰热瘀结而神明失主。癫狂的病位主要在脑，与心、脾、肝、肾关系密切。癫狂的病理性质初起时多数为实证，久则虚实夹杂。初期多数为气滞、痰结、瘀血，而久病则耗气耗血，伤及气血阴阳。

### 147. 癫狂与谵语、郑声、郁证的鉴别？

癫狂为痰迷心窍，神机逆乱而致神志失常。精神抑郁，表情淡漠，静而少动，沉默痴呆，语无伦次，或喃喃自语，为癫的表现；突然狂奔，喧扰不宁，呼号叫骂，精神亢进，毁物打人，不避亲疏，动而多怒，为狂的表现。

谵语指阳明实热或温邪入于营血，热邪扰及神明时，出现神志不清、胡言乱语、声高有力，伴身热烦躁的重症。其中以实证为多，可见于伤寒阳明腑实证、蓄血证、热入心包等。

郑声表现为神识不清，语言重复，时断时续，语声低弱模糊。郑声多因久病心气大伤，心神散乱所致，属虚证。其可见于多种疾病的晚期、危重阶段。

郁证的发生，主要由情志内伤所致，还有体质因素。其基本病机是气机郁滞，气郁日久又可形成血郁、火郁、痰郁、食郁、湿郁等五郁证候。郁证的病位主要在肝，与心、脾、肾密切相关。初起多为实证，日久转虚或虚实夹杂。其临床表现以心情抑郁，情绪不宁，胸部满闷，胁肋胀痛，或善怒易哭，或咽中如有异物哽塞为主。本病证多发于中青年女性。多数患者有忧愁、焦虑、悲哀、恐惧、愤懑等情志所伤病史，病情随情志变化而波动。

### 148. 养心汤、越鞠丸、二阴煎、琥珀养心丹、孔圣枕中丹、癫狂梦醒汤、生铁落饮的功效主治？

养心汤的功效为补益气血、养心安神，主治气血不足、心神不宁证。癫狂后期以正虚为主，治当补益心脾、育阴养血、调整阴阳。养心汤中君药人参、黄芪，可补脾益气。臣药当归补血养心，与君药配伍以培气血不足；茯苓、茯神养心安神，以治神志不宁。佐以酸枣仁、柏子仁、远志、五味子补心、安神、定悸；川芎调肝和血，且使诸药补而不滞。煎加生姜、大枣，更增加益脾和中、调和气血之功。若治疗癫狂，可去方中肉桂等温燥性过强之品。

越鞠丸的功效为理气解郁、宽中除满。用于治疗胸脘痞闷、腹中胀满、饮食停滞、嗳气吞酸等各种表现的郁证。癫狂后期心脾两虚，导致脾胃气滞，升降失常，运化失司，聚湿生痰，或食滞，出现胸脘痞闷、腹中胀满、肢体困乏、饮食锐减。方中君药香附可疏肝解郁，以治气郁。臣药川芎辛香，为血中气药，既可活血祛瘀，以治血郁，又可助香附行气解郁；苍术燥湿运脾，以治湿郁；神曲消食导滞，以治食郁。此方可与养心汤合用，治疗癫狂心脾两虚所兼诸郁。

二阴煎的功效为清心泻火、养阴安神，主治心经有热，水不制火所致惊狂失志、多言多笑、喜怒无常等。癫狂的狂证，可因火热之毒而发，火热之毒日久必会伤及阴液，出现寝寐不安、烦躁焦虑等热盛阴伤之象。此方中生地黄、麦冬、玄参入心、肾经，增液滋阴以治肾水不足，黄连、木通、灯心草入心经以清心泻火，酸枣仁、茯苓养心安神。诸药合用，共奏清心泻火、养阴安神之功，可用于癫狂的火盛阴伤证。

琥珀养心丹的功效为养心安神，主治心血亏虚之惊悸怔忡、夜卧不宁者。癫狂因火邪伤心血肾阴，所以夜不寐、神不宁。此方中生地黄养心阴以制火，人参补心气以宁心，黄连清心火之妄动，龙齿定魂魄之飞扬，酸枣仁滋养心神，远志交通心肾，当归养血荣心，茯神安神定志，柏子仁养心气，琥珀利心营，菖蒲开心气以通窍，牛黄凉心热以定惊，朱砂镇坠心气、安心神，灯心草泻热从小便走。本方与二阴煎合用，可治癫狂火盛阴伤之证，以育阴潜阳、交通心肾。

孔圣枕中丹的功效为补益心肾、益智安神，用于心肾不交所致的失眠健忘、头晕耳鸣、神疲体倦等。癫狂心气不足，肾精不足，以致心肾不交。方中远志苦泄热而辛散郁，能通肾气上达于心，强志益智；菖蒲味辛散肝而气香舒脾，能开心孔而利九窍，祛湿除痰，痰火散而心肝宁；龟甲能补肾；龙骨能镇肝。此方可与二阴煎、琥珀养心丹合用，用以育阴潜阳、交通心肾，治疗癫狂的火盛阴伤证。

癫狂梦醒汤的功效为平肝散郁、祛邪除痰，主治癫狂之哭笑不休、詈骂歌唱、不避亲疏、许多恶态等。方中桃仁配赤芍可以活血化瘀，香附、柴胡、青皮、陈皮可以疏肝、理气、解郁，紫苏子、半夏、桑白皮、大腹皮可以降气消痰，木通能清热利湿，甘草能缓和调药。此方有活血化瘀、理气消痰的作用，可以治疗气、血、痰三者互结之癫狂，症见癫狂日久不愈，面色晦滞而秽，情绪躁扰不安，多言不序，恼怒不休，甚至登高而歌，弃衣而走，妄见妄闻，妄思离奇，头痛，心悸而烦，舌质紫黯，有瘀斑，少苔或薄黄苔干，脉弦细或细涩。

生铁落饮的功效为镇心安神、清热化痰，主治癫、狂、痫。本方天冬、麦冬清心化痰，贝母、胆南星、橘红清热化痰，远志、菖蒲、茯苓、茯神安神定志，玄参、连翘、钩藤、丹参养阴散风，朱砂镇痉。诸药合用，安神定志、息风化痰，治痰火上扰之癫狂。

## 149. 谈谈祛痰诸法在癫狂治疗中的应用。

痰蒙蔽心窍是癫狂发生的一个重要病机。嗜食肥甘厚味，脾胃运化失司，聚湿生痰，痰浊内生，郁而化火，上扰心神；痰湿内生，痰与气互结，闭阻神明；痰与瘀血相伍，郁而化热，上扰心神，闭阻心窍；热邪煎熬津液成痰，痰蒙蔽气机，致神志失常而发病。脾胃失司，聚湿生痰，可以调理脾胃以通畅气机而化痰，用严用和《济生方》中的涤痰汤作为基础方加味。痰浊郁而化火要清火，可以用程钟龄《医学心悟》中生铁落饮加减，还可用礞石滚痰丸等方。而热盛煎熬津液成痰者，则要在祛痰的基础上清除热邪。痰热瘀结者，需要调畅气机、化痰祛瘀，从而祛除痰热。

## 150. 谈谈活血化瘀法在癫狂病中的应用。

瘀血阻滞也是癫狂发生的一个重要病机。癫狂多因病久而气滞血瘀，凝滞脑气，气血不能上荣脑髓，神机失用而发病；或因脑外伤而形成瘀血，与痰气互结阻滞心窍气机致神明失常而发病。病久气滞血瘀多与痰热互结，需要调畅气机、活血化瘀，祛除痰结和瘀结。脑外伤产生瘀血是癫狂发病的重要因素之一，血脉瘀滞不畅，主要用活血化瘀之法，消散脑中瘀血。上述两个证型都可以用王清任《医林改错》中的癫狂梦醒汤来加减治疗，此方为癫狂之瘀血阻滞的专方。瘀血较重的，可以用血府逐瘀汤、通窍活血汤加减治疗。

## 151. 谈谈开窍法在癫狂病中的应用。

气、痰、火、瘀蒙蔽心窍和脑窍，最终导致神机失常而发为癫狂。癫狂多为神志问题，多见突然发作的神志不清，所以开窍醒神很重要。癫狂发病者应当先开窍醒神，再配合他法治疗。痰浊蒙蔽心窍者可用苏合香丸开窍后再行气祛痰；痰火扰神，上扰清窍，蒙蔽心窍者，可用安宫牛黄丸先清心开窍，再除痰热。癫狂属有热而蒙心窍者，可用凉开三宝（安宫牛黄丸、紫雪、至宝丹）以清热开窍醒神。另外，亦可配合针灸以醒神开窍。

## 152. 谈谈国医大师张志远治疗癫狂的经验。

张志远认为癫狂的发生主要与肝、脾两脏密切相关。肝气郁结，脾失健运，则易出现痰郁气结，蒙蔽清窍；或脾失健运，使气血生化无源，心神失养。此外，若情志失调，五志化火，痰随火升而上扰清窍，亦可扰乱神明。故治疗癫狂应紧紧围绕气、血、痰、火这个主题，以泻火、祛痰、降气、活血、解郁为治疗原则。

张老认为治疗癫证宜养血、镇惊、豁痰，可投当归、酸枣仁、胆南星、石菖蒲、郁金、半夏、远志、枳壳、白芍、橘红、天竺黄、朱砂、琥珀、旋覆花、龙骨、牡蛎、茯神、木香、龙眼肉、紫石英；治疗狂证宜降痰、泻火、攻下，纯实无虚，多用黄芩、黄连、礞石、大黄、玄明粉、甘遂、石膏、寒水石、山栀子、芫花。张老临证治疗癫狂时，疏肝理气、宣散内结首选柴胡以升降气机、和解表里、通行内外，次则为香附、郁金、甘松。胸闷心烦，加瓜蒌、菖蒲、黄连、山栀子；悲伤喜哭，加百合、甘草、小麦、大枣、荷花；胡言乱语，狂笑，加茯神、胆南星、旋覆花；出现幻觉，恐惧，加龙骨、牡蛎、珍珠母、紫石英；失眠，加酸枣仁、莲子心、夜交藤、柏子仁；打人毁物，不认亲疏，逾垣登屋，发作躁狂，无论便秘与否，加大量大黄、玄明粉，兼服控涎丹、礞石滚痰丸。张老治疗癫狂常重用大黄、龙骨和茯神三味药。

张老根据《内经》中的“以情胜情”和朱丹溪的“活套疗法”，即怒伤肝，悲胜怒；喜伤心，恐胜喜；思伤脾，怒胜思；忧伤肺，喜胜忧；恐伤肾，思胜恐，常用相克之法治疗癫狂，如“悲可以治怒，以怆恻苦楚之言感之；喜可以治悲，以谑浪亵狎之言娱之；恐可以治喜，以恐惧死亡之言怖之；怒可以治思，以侮辱欺罔之言触之；思可以治恐，以虑彼志此之言夺之”（《儒门事亲》）。

**153. 癫狂医案举隅。**

## 张志远医案

1953 年张老于山东济南诊一 30 岁女子，因家庭困难常与公婆发生矛盾，和丈夫争吵哭闹，逐渐言行剧变，唱歌、大笑，吃喝无度，见人便诉苦，大喊自己名字，彻夜不眠，数日不入厕所。张老即处方：生大黄 20 g，玄明粉 10 g。饮药症状稍减，大便仍然秘结，将量提升 1/3，用生大黄30 g，玄明粉 15 g。水煎，分早、午、晚 3 次服。后排出黑屎半盆，情况已趋稳定。为善后改为两天 1 剂，继续 10 天，基本治愈。

按：癫狂之证“重阴者癫”“重阳者狂”，而狂证多与火亢和血瘀有关。此患者的精神分裂症是由家庭关系不和谐，情志失调，肝气不疏，从而气滞血瘀，肝火上炎所致，治宜逐瘀泻热。大黄苦寒，可泻火下瘀以疗狂，这在张仲景用桃核承气汤和大承气汤治蓄血发狂，朱丹溪用“礞石滚痰丸”治痰火癫狂和张锡纯用荡痰汤治失心癫狂中均有验证。张老指出治疗狂证兼有大便燥结时，大黄可与玄明粉合用以增强药效，但大黄应委以重任，剂量要达到 30 g，少则杯水车薪，无济于事。正如张老起初治疗此患者时给予大黄 20 g 未见效，遂将药量增至 30 g 方才显效，足以证明大黄剂量在精神分裂症治疗中的重要性。

## 张建平医案

黄某，男，15 岁。2016 年 5 月 8 日初诊。患者素性忧郁，不善交流，一年前被老师责备后，次日于家中突发狂乱无知，言语混乱，怒骂狂叫，脱衣乱舞，伤人毁物，不避亲疏，由家人捆绑至医院注射镇静类药物后方见缓解。于当地精神病医院住院治疗，病情得以控制后于半年前出院，一直服用氯丙嗪、氯氮平等药物治疗，病情控制尚可。然每食牛羊肉或其制品随即发病，服药难以缓。此半年间，食量渐减，身体日渐消瘦，伴入睡困难，甚则彻夜不寐。刻诊：寡言少语，反应迟钝，毛发干枯，目睛少神，身体瘦削。心烦潮热，胸中常有热气蒸腾之感，口渴欲饮，似饥而稍食则胀满。寐差，晨起头胀时伴侧头跳痛，每食牛羊肉或其制品即发狂躁。小便黄，大便干结。舌红、苔黄易剥，脉浮数。辨证为狂证，乃气郁痰火上扰，扰乱心神，煎灼阴液，阴阳失调所致。治疗以化痰解郁、宁心安神、调和阴阳为法。予小陷胸汤、交泰丸加减：酸枣仁 15 g，远志 10 g，首乌藤 15 g，半夏 12 g，黄连 12 g，黄芩 15 g，肉桂 10 g，瓜蒌皮 30 g，合欢皮 15 g，莲子心 5 g，生牡蛎(先煎) 30 g，香附 15 g，川楝子 10 g，桔梗12 g，厚朴花 12 g，木香 10 g，薤白 10 g，川芎 15 g，羌活 12 g。7 剂。

二诊：患者症状明显改善，夜寐稍安，自觉胸中蒸腾之感减半，食量渐长，大便略干，小便常，未食牛羊肉及其制品，舌红，舌苔根黄，脉浮数。予小陷胸汤、交泰丸合甘麦大枣汤加减：酸枣仁 15 g，远志 10 g，首乌藤 15 g，半夏 12 g，黄连 12 g，黄芩 15 g，肉桂 10 g，瓜蒌皮 30 g，合欢皮 15 g，莲子心 5 g，生牡蛎(先煎) 30 g，香附 15 g，川楝子 10 g，桔梗 10 g，厚朴花 12 g，琥珀粉(冲服) 1.5 g，木香 10 g，薤白 10 g，浮小麦 40 g，川芎 15 g，羌活 12 g。

三诊：患者余症皆减，家属诉其试食羊肉竟未发病，大便两日未结，小便如常。舌红，苔白滑，脉数。前方加代赭石 25 g。

四诊：家属述患者服食牛羊肉后未见发病，已返回学校学习。嘱其守方如前，制成丸剂继服半月，如有变化随时复诊。

按：患者风阳陡动，龙雷火升，气火上行，又挟胸中固有浊阴上溢，中脘痰浊随风火上泛，随即蒙蔽心神。而牛羊肉类，其性味已有升发助阳之嫌，按其归经则又入脾，尤升中焦阳气。病者本有痰火郁结于胸，食之若火上浇油，痰火乘阳气上炎，故发狂乱。对其治疗需谨守“谨察阴阳所在以调之，以平为期”。其治法有 4 个特点：下虚上实，交通阴阳；龙雷之火，潜镇为要；化痰开郁，以降为顺；养心安神，随症化裁。

# 第九节　痫病

## 154. 阳痫的证治？

阳痫总的来说，症状多偏于动，多偏于热象，多呈突然性发作，但具体又分为风痫、狂痫、热痫和惊痫。阳痫的治疗，急宜开窍醒神，继则泄热化痰息风，方药用黄连解毒汤合定痫丸等，再依据具体病情的个体差异而进行加减变化。

“风痫”多呈风的特性，善行而数变，性主动，发作具有多样性，反复性大，临床可见抽搐、肩头相扑、手足动摇、目直而似怒等症状，多伴随有头晕目眩、肢体麻木、心烦易怒等。脉浮，舌赤，苔黄。治宜疏风清热，平肝止痉。药用钩藤、夏枯草、黑木耳、丹参、赤芍、生白芍、龟甲、怀牛膝、全蝎、地龙、蝉蜕等。

“狂痫”患者多有发作病史，发作时精神症状明显，或怒不可遏，或奔跑走窜等，休止期见多言，易激动、恼怒等症状。脉弦数，舌红，苔黄或灰黑厚。治宜清热涤痰，息风止痉。方药多使用天麻、胆南星、石菖蒲、茯神、竹沥水、大黄、远志等。

“热痫”患者多有时行疫毒感染史，发作前多有外感因素，或为内热炽盛，有大便干结、口舌生疮等明显的热象表现。脉或数或滑，舌红绛，苔黄或黑干。治宜清热豁痰，平肝息风。药用羚羊角、钩藤、牛黄、全蝎、磁石、沉香、大黄、黄芩等。

“惊痫”多是突然受到惊恐而发生的，发作前多受惊恐，后欲扑亲人怀抱或抓实物。患者平时多胆小怕事、情绪波动大。脉或数或细数，舌边尖红，少苔或无苔。治宜凉血息风，镇惊安神。药用生地黄、牡丹皮、赤芍、生白芍、羚羊角、地龙、僵蚕、琥珀、代赭石、生龙骨等。

## 155. 阴痫的证治？

阴痫多偏于静，多属于寒象，病程日久虚象明显，病情多固定，具体也可分为痰痫、瘀痫、虚痫、虫痫、胎痫和食痫。阴痫急宜开窍醒神，继则温化痰涎，顺气定痫，方剂用五生饮合二陈汤加减。

“痰痫”发作时必有眩晕昏仆，喉中痰鸣吼叫，口吐痰沫或吐血沫。平时有多痰、胸脘满闷、恶心欲吐、口中发黏、脉滑、舌苔黄腻等痰湿的表现。治宜豁痰开窍，止痉息风。药用青礞石、沉香、大黄、黄芩、朴硝、胆南星、姜半夏、全蝎、地龙等。

“瘀痫”发作抽搐的形式多固定，有时也可见夜间发作明显；另可见以麻木、疼痛（多以刺痛为主）为主要表现，如剧烈头痛、腹痛等，多为瘀血的表现。脉涩，舌紫黯，或有瘀斑、瘀点。药用川芎、当归、桃仁、红花、丹参、鸡血藤、乳香、没药、全蝎、地龙等活血化瘀、通络止痛之品。

“虚痫”患者多为久治不愈，或出生后多病，有五迟、五软病史。平时有少气懒言、面色无泽、形体消瘦、反应低下等虚证的表现。脉细弱，舌淡，苔薄白。治疗用人参、白术、茯苓、当归、白芍、紫河车、生地黄、鹿茸、山药、法半夏、陈皮、天竹黄等，益气填精，生髓营脑。

“虫痫”患者多有饮食不洁病史，其发作以各种形式的抽搐为主，常伴头痛、消瘦、腹痛、腹泻等症状。大便中偶有虫节，有时皮下可摸到散在硬结。脉乍大乍小或滑，舌苔白厚或剥脱。治疗用苦楝根皮、使君子、雷丸、槟榔、黑丑、白丑、雄黄、全蝎、白附子、焦三仙等杀虫止痫。

“胎痫”多发于小儿新生至生后百日内，脉虚数或指纹淡隐，舌淡红、苔薄白。治宜益肾补脑，止痉安神。药用熟地黄、山茱萸、枸杞子、龟甲胶、杜仲、紫河车、红参、全蝎、僵蚕、钩藤、远志、茯神等。

“食痫”的发作与喜食肥甘厚味、饮食不节制等不良饮食习惯有密切关系，往往伴有大小便失禁、脘腹满硬，有时也可见呕吐、腹胀等症状。脉滑数，舌红、苔黄腻。治疗用焦山楂、神曲、莱菔子、陈皮、半夏、茯苓、制大黄、厚朴、胆南星、竹茹、连翘等，消食导滞，清热化痰。

## 156. 痫病如何从肝论治？

痫病是发作性神志异常的疾病，其病位在脑髓、脑窍。脑居于高巅，为元神之府、真气之所聚，脑神清明则五脏协调、经脉通畅。痫病主要病机为痰浊或瘀血内伏脑窍，由七情失调、禀赋不足、脑部外伤、感受外邪等因素相激，随致气机逆乱而触动伏痰、瘀血，上扰清窍，闭塞脑窍，壅塞经络。所以，“气机逆乱”是其发病的关键因素。肝的生理特点是主升、主动，对气机的疏通、畅达、升发是一个重要的调节因素。

一方面，肝为刚脏，肝之阴阳平衡，则内风不生。若肝的阴阳失衡，肝阳上亢而生风，或肝阴不足，虚风内动，则易发为痫病；肝失疏泄，气机逆乱，易生风动血，使体内脑窍的伏痰、瘀血或随风动，或随气逆，蒙蔽心神脑窍，形成痫病。另一方面，肝郁会化火，火伤津液，痰本就是阴津，所以会使痰更黏稠，滞于经络，更难以祛除，使痫病难以治愈，并且反复发作。

故痫病的治疗需疏肝气、平肝阳、息肝风、清肝火等，如用柴胡疏肝散、小柴胡汤等方药。

## 157. 痫病如何从脾论治？

痫病的病理因素以痰为主。脾为生痰之源，如过食醇酒、肥甘厚味，饮食不节，内生湿邪，或湿留成饮，或聚湿生痰，损伤脾胃而生痰，痰又能致脾胃受损，形成恶性循环；或喜食寒冷之品，或饮食不洁，损伤脾气，脾气虚而运化无力，不能把精微物质输送到人体各个部位，不仅生成痰湿，也使脑窍得不到精微物质的濡养，神失所养，形成痫病。脾主运化，精微不布，则痰浊内聚，久而不去，积痰内伏，生热动风而成痫病；寒邪或湿邪经口鼻呼吸，或随胸腹的皮肤、肌肉、经络侵入脾胃，脾阳受损，使脾不能把饮食物化为水谷精微，停留在体内而生痰。总之积痰内伏是痫病发病的病理因素之一，与脾密切相关。所以，在临床治疗痫病的时候，不应忽视对脾的治疗和调养。

重视脾不仅可以针对痰这一病理因素而去治疗痫病，如患者脾胃功能健康，也能使其他的药物能更好地被人体所吸收。临床上多用燥湿祛痰、健脾理气之法，如用星香散（南星八钱，木香一钱，生姜十四片）、妙香散、醒脾散、定痫丸等方来治疗痫病。

## 158. 痫病如何从风痰论治？

因风为阳邪，其性开泄，易袭阳位，脑为诸阳之会，所以风易夹痰瘀侵犯脑窍，扰乱清空；风善动而不居，所以易走窜且发病迅速。痫病的病理因素中，风、痰常常是相伴而行的。如只有风，则多见皮肤瘙痒、汗出恶风、游走不定等，不能称为痫病；如只有痰，脾为生痰之源、肺为贮痰之器，则只需要化痰，治疗脾和肺就可以了。但是痫病病情往往来得重，治疗也比较复杂。就是因为痰积体内，风夹痰上扰脑窍，阻滞脑络，才得以称之为痫。痫病的发生是以肝脾两脏的功能失调为主，加之现代人体质、饮食、生活压力等因素，风痰阻络逐渐成为临床上常见的证型，故其治疗尤其重视风痰因素，所以治法多为祛风化痰，方药使用涤痰汤、定痫丸、真方白丸子等加减变化。

## 159. 痫病如何从瘀论治？

瘀血能闭阻清窍，扰乱心神。瘀有外伤因素生成的，也有体内因素导致的。外伤如脑部跌仆撞击，可使督脉与脑部脉络受损，气血凝滞，筋脉失养则阵挛发作；身体其他部位跌仆损伤，也可使经气不畅，脑气与脏腑之气不相顺接，因而神志逆乱，或昏不知人，发为痫病。内伤则有气滞导致血瘀，火热灼烧津液，血液黏稠而成瘀；阳虚不能温煦血液而成瘀，瘀阻脑络而成痫。然而痫病的发作，会导致气滞，还会损伤血，气滞使血液不通，形成瘀；损伤血而血脉通心，血不足，心不能被濡养，则心为之所困，发为痫病之昏闷、心悸等。所以痫病多反复发作，病程较长，难以根治。其治法多活血化瘀、醒脑通窍，用通窍活血汤加减来治疗瘀阻脑络型痫病。

## 160. 痫病休止期的中医药治疗？

休止期应以治本为重，宜用健脾化痰、补益肝肾、养心安神等治法以调理脏腑，平顺气机，杜其生痰动风之源。

汤药：①脾虚痰盛，用六君子汤；②肝火痰热，用龙胆泻肝汤和涤痰汤；③肝肾阴虚，用大补元煎。

丸散：

（1）人参归脾丸，每次 1 丸，每日两次。可长服，适用于痫病缓解期以脾虚为主者。

（2）六味地黄丸，每次6 g，每日两次。可长服，适用于痫病缓解期以肾虚为主者。

（3）抗痫散，以柴胡、黄芩、半夏、党参、桂枝、白芍、石菖蒲、胆南星、枳实、陈皮、茯苓、远志、地龙、天竺黄、黄芪、当归、丹参、全蝎等，做散剂治疗痫病。

单验方：

（1）细辛、薄荷、猪牙皂各3 g，研为细末。每用少许，吸入鼻中取嚏，然后进药。用于癫痫发作，神昏不省，牙关紧闭，药不下咽之证。

（2）地龙、全蝎、蜈蚣各等分，配成散剂。每次3～6 g，每日3次。适用于癫痫大发作。

（3）惊痫汤：丹参30 g，赤芍12 g，红花4.5 g，夜交藤30 g，酸枣仁15 g，地龙9 g，珍珠母30 g。

（4）气痫汤：丹参30 g，赤芍12 g，红花4.5 g，川楝子9 g，青皮9 g，陈皮9 g，白芷6 g，合欢皮30 g。

（5）风痫汤：丹参30 g，赤芍12 g，红花4.5 g，葛根9 g，薄荷3 g，大青叶30 g，地龙9 g，珍珠母30 g。

（6）痰痫汤：丹参30 g，川芎9 g，红花4.5 g，半夏9 g，胆南星6 g，地龙9 g，僵蚕9 g，夜交藤30 g，珍珠母30 g。

针灸：休止期的治疗，应重视针药并用，针能通经络、调气机，药能调理脏腑、经络、气血。针灸常取鸠尾以和中降逆、清心化痰，膻中以宽胸理气、宁心安神，会阴以清肝热。腰奇为治疗痫病之奇穴，能缓解痫病的发作。临证时，也可根据具体的病因病机选择其他腧穴进行治疗。①肝风痰浊者，针刺心俞、肝俞、鸠尾、间使、丰隆、神门。②肝风痰热者，针刺风池、太冲、曲池、足三里。③癫痫反复频发者，针刺印堂、人中、会阴、长强，灸中脘。④阴虚者，针刺神门、太冲、太溪、上脘、气海、悬钟、百劳、心俞、肝俞、通谷。⑤阳虚者，针刺内关、关元、足三里、百会、委中、昆仑、膻中。

化脓灸：取穴，第一年取百会、大椎、身柱，成人病久加膏肓；第二年取前顶、神道、筋缩，成人频繁发作加肝俞；第三年取囟会、脊中、腰奇、鸠尾。

## 161. 痫病发作期如何护理？中医如何急救？

痫病治疗宜分标本虚实，发作期以治标为主，着重豁痰顺气、息风开窍定痫，历代医家多主张发作时现行针刺。

护理：发作时要特别注意神志的改变、抽搐的频率、脉息的快慢与节律、舌的润燥、瞳孔的大小、有无发绀、二便是否失禁；昏仆抽搐者，应取出义齿，将裹有纱布的压舌板放入患者口中，防止咬伤唇舌；床侧应加高，以免翻坠下床；保持呼吸道的畅通，发作时解开颈部衣扣，头部侧卧并稍低，必要时要及时吸痰；进食应清淡；确认患者周围无利器。

急救：立即掐按人中穴，促其苏醒。牙关紧闭者，可用通关散少许，吹入鼻内，取嚏而开窍。若无通关散，可用棉签、羽毛等细软物品，徐徐插入患者鼻孔内，取嚏促其苏醒。也可用针刺开窍，取人中、风池、内关、照海等穴位，强刺激以促其苏醒。若患者病发不止、大汗淋漓、面色苍白、脉微欲绝，可选用独参汤、参附汤、生脉散等口服或鼻饲。

## 162. 如何理解痫病治疗遵循“间者并行，甚者独行”原则？

“间者并行，甚者独行”出自《素问·标本病传论》，原文曰：“病发而有余，本而标之，先治其本，后治其标。病发而不足，标而本之，先治其标，后治其本。谨察间甚，以意调之，间者并行，甚者独行。”这是指病势较轻时，应该先治疗本，后再治疗标；而病发时病情较重，应先治其标，再治其本。谨慎观察休止期和发作期的情况，用中医辨证的思路采取有针对性的治疗措施，病情轻微可以选择标本兼治，病情危重时或治标，或治本，解决疾病的关键所在，不必标本新旧各证兼顾。

## 163. 谈谈痫病治疗中辛热开破法的应用。

辛热开破法是针对痫病痰浊深痼难化这一特点而制定的治法。痫病以痰浊为核心病理因素，故多以豁痰、涤痰、行痰为大的治疗方向。而痫病的痰浊不是一般的痰邪，是在体内生成日久，已深遏潜伏、胶固难化，一般的化痰药效果欠佳，所以才使用辛热开破法。辛热开破法是运用大辛大热的川乌、半夏、胆南星、白附子等药物振奋阳气，推动气化，使痰不黏附在脏腑和经络上，从而促进积痰的消散，使病情得到缓解。“破”法是使用莪术、穿山甲、水蛭、三棱等药物使痰直接在体内得以“打破”、化解，对于更为浓稠的积痰和瘀血效果更佳。

## 164. 谈谈痫病治疗中芳香开窍药及虫类药的应用。

痫病的病位在脑窍，痰邪常深伏在脑窍，致使病情缠绵难愈，反复发作。芳香开窍药能借其芳香之性、辟浊开窍之功，使患者神志清醒。芳香的气味易升，人体中脑窍位于最高处，芳香药升的作用可以使药性和药效直达病所，效果更佳。而虫类药多具有走窜之性，能搜风入络、化痰祛瘀。积痰在脑窍，虫类药不仅可以自己随着经络到达病所，还可以带着其他药物的药性到达脑窍，使药到病除。在方药中加入虫类药能够减轻或控制痫病的发作，缩短病程，提高疗效。芳香药多用石菖蒲、远志、郁金、麝香、冰片、牛黄等；虫类药多用全蝎、蜈蚣、地龙、僵蚕、蝉蜕等，研粉吞服。但虫类药要中病即止，以防毒副作用的发生。如瘀血较重，则可用水蛭、虻虫等强力化瘀药。

## 165. 谈谈熊继柏从痰论治痫病的临床经验。

国医大师熊继柏教授根据其长期临床经验，认为痫病的病因病机关键在于“痰邪作祟”。先天禀赋异常、情志失调、饮食不节等均可导致体内生痰，或痰涎闭塞，气机升降出入异常，或痰浊上扰清窍，元神失控，皆可致气机逆乱，元神失控，发为痫病。熊继柏教授认为诊治痫病首先要分清标本虚实：发作期多以实邪为主，实证则当鉴别由风、火、痰、瘀等不同病理因素所致的证候表现；缓解期则大多兼有脏腑虚损、气血不足之象，所以虚证则应该辨别心脾两虚、肝肾阴虚、心肾两虚的区别。临证治疗痫病总以“化痰开窍”为基本治疗原则，结合患者其他临床表现灵活化裁。

熊继柏教授总结自己多年临床经验，认为痫病可分为风痰闭阻证、痰火扰神证两型。风痰闭阻证，治宜涤痰息风、开窍定痫，方用定痫丸加减。痰火扰神证，治宜清热泻火、化痰开窍，方用芩连温胆汤加减。辨证处方时对肝火旺盛者，加黄芩、牡丹皮、栀子清泻肝火。又因“脾为生痰之源”，故在治疗的同时需要健脾和胃以杜绝生痰之源，标本兼顾。熊继柏教授还指出，虽然治疗痫病多从痰论治，但不可忽视痰瘀互阻，气血循行不利，血败脑腐而生毒，侵入脑络终致元神失控，所发之痫病。此外，熊继柏教授认为“凡治病，需因势利导，总宜使邪有出路”。痫病患者或痰浊内阻，或火热与痰浊交结，均可导致气机不畅，腑气不通，表现为大便干结。故熊继柏教授治疗痫病患者兼有大便不通时，常以大黄通腑泻浊，使邪有所出路。

## 166. 痫病医案举隅。

### 江育仁医案

患者，男，12岁。患儿素有“头痛性癫痫”，因头痛长期反复发作，严重影响学习，成绩很差。性情急躁，坐立不安，每次头痛发作后，自诉头晕，十分疲倦。辨证：标有肝家实火，本为肾阴不足。先予服用龙胆泻肝丸，每次6 g，并用僵蚕粉、蜈蚣粉、全蝎粉各0.5 g，每日早、晚各服1次。服药3个月后，头痛逐渐消失，情绪亦见改善。此后继服杞菊地黄丸，每次9 g，日两次，养肝滋肾以培其本。经治疗，患儿学习成绩明显提高，后以加味甘麦大枣汤治疗。处方：炙甘草20 g，小麦60 g，柏子仁60 g，磁石100 g，煅龙骨100 g，煅牡蛎100 g，远志60 g，龙眼肉100 g，莲子100 g。上药10剂，文火浓煎两次，得药汁800～1000 mL，放入冰糖、蜂蜜各50 g，制成糖浆，每次1调羹，开水冲服，早晚各一次。糖浆放置于冰箱内，每5天隔水蒸煮1次，以防霉变。按上方连续服用6个月，以疗效巩固。

按：“头痛性痫病”的儿童常以头痛为主诉就诊，需依据病史和脑电图等辅助检查来明确诊断。本例患儿诊断明确，其头痛反复发作，性情急躁而坐立不安，为肝经实火的典型征象；而头痛后头晕、疲倦，则提示肾阴不足。辨证明确，而治分先后，先服龙胆泻肝丸加僵蚕粉、蜈蚣粉、全蝎粉清肝火而息肝风，继服杞菊地黄丸滋养肝肾，最后根据儿童痫病特点，以补益心脾之法长期调养，巩固疗效。

## 余瀛鳌医案

黄某，男，16岁。2009年9月23日初诊。患儿9岁时确诊为癫痫，无外伤史。四处求诊无效，故特来我处。现基本两天发作一次，发作时神昏，摔跌，甚至突然仆倒，昏不知人，口吐涎沫，声如羊叫。舌尖红，苔黄腻，脉滑弦。治宜潜镇止痫，清热化痰通络。处方：生牡蛎（先煎）30 g，生龙齿（先煎）24 g，白矾（先煎）2.5 g，郁金、柏子仁、黄连、桃仁、杏仁、远志、竹茹各10 g，胆南星、陈皮、姜半夏各6 g，鸡血藤15 g。每日1剂，浓煎分服，共18剂。每服6剂，休息1天。

二诊（2009年10月14日）：上药进服3天时发作一次，后再发作两次，有痰。苔厚腻，脉滑，弦象不著。治宜潜镇止痫，化痰通络。处方：生龙齿（先煎）30 g，珍珠母（先煎）24 g，白矾（先煎）2.5 g，鸡血藤、川芎各15 g，地龙12 g，郁金、远志、竹茹、桃仁、杏仁各10 g，琥珀末（分冲）1.2 g，胆南星、僵蚕、姜半夏各6 g。每日1剂，浓煎分服，共24剂。每服6剂，休息1天。

三诊（2009年11月11日）：上药服用后至今未见发作，痰证亦不显著。治宜潜镇止痫，健脾化痰通络。处方：生牡蛎（先煎）30 g，白矾（先煎）2.5 g，郁金、竹茹、桃仁、杏仁各10 g，丹参15 g，薏苡仁20 g，胆南星、姜半夏各6 g。每日1剂，浓煎分服，共24剂。每服6剂，休息1天。

按：此案为小儿癫痫。世人皆以先天因素及痰、火、惊、气、血为其致病之源，余老认为痰浊不化、心神不宁为其主要病机，十分强调痰在发病中的重要性。治疗以潜镇止痫、化痰通络为大法，方常用白金丸（白矾、郁金）加减。二诊时因起效不显，故加重化痰、潜镇之力，于是效如桴鼓。

# 第三章
# 脾胃病证

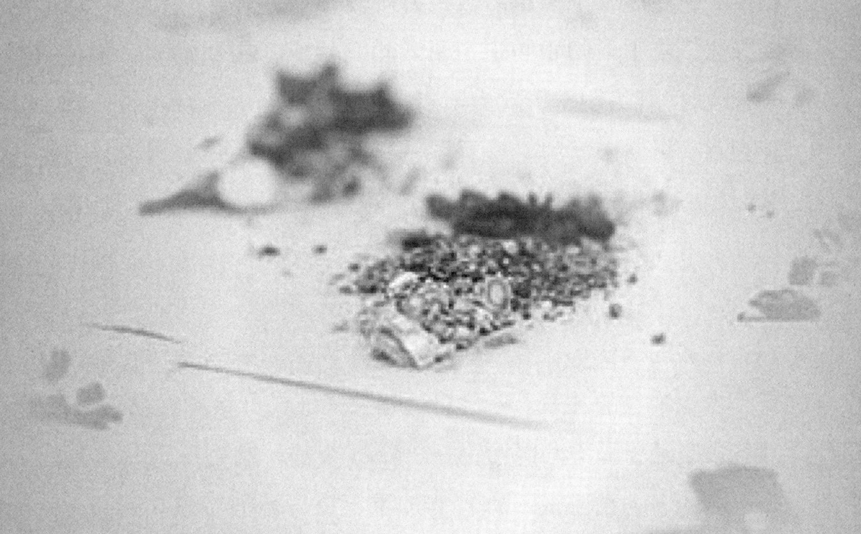

# 第一节　胃痛

## 167. 脾胃的生理功能及其二者之联系?

脾的生理功能是主运化、主升清、主统血、主肌肉四肢，且以升为健，喜燥恶湿；胃的生理功能是主受纳水谷、腐熟水谷，主通降，喜润恶燥。

脾胃之关系：①纳运协调。脾胃为后天之本，气血生化之源，脾主运化，胃主受纳，两者相辅相成，共同完成人体对水谷的消化、吸收。若脾主运化的功能失常，那胃主受纳的功能也将受到影响，反之亦然。②升降相因。脾胃居于中焦，为气机升降之枢纽。脾主升清，升则上输于肺；胃主降浊，降则下归于肠道，两者相反相成，相互影响。③燥湿相济。叶天士曾说："脾为阴土，胃为阳土，脾恶湿，宜升宜燥；胃恶燥，宜降宜润。"脾为阴，胃属阳，脾喜燥恶湿，胃喜湿恶燥，两者相济，阴阳相合。若脾被湿困，失去运化功能，导致气机失常，最后则影响胃的功能。

## 168. 试述胃痛的病机。

胃痛的病变部位在胃，但与肝、脾关系极为密切，还与肾有关。肝与胃是木土乘克的关系。若忧思恼怒，气郁伤肝，肝气横逆，势必克脾犯胃，致气机阻滞，胃失和降而为痛。肝气久郁，既可出现化火伤阴，又能导致瘀血内结，病情至此，则胃痛加重，每每缠绵难愈。脾与胃同居中焦，以膜相连，一脏一腑，互为表里，共主升降，故脾病多涉于胃，胃病亦可影响于脾。若禀赋不足，后天失调，或饥饱失常，劳倦过度，以及久病正虚不复等，均能引起脾气虚弱，运化失职，气机阻滞而为胃痛。脾阳不足，则寒自内生，胃失温养，致虚寒胃痛。如脾润不及，或胃燥太过，胃失濡养，致阴虚胃痛。阳虚无力，血行不畅，涩而成瘀；或阴虚不荣，脉失濡养，可致血瘀胃痛。肾为胃之关，脾胃之运化腐熟赖肾阳之温煦，肾阳不足，脾失于温煦，脾胃虚寒，胃失温养，亦可致虚寒胃痛。

## 169. 胃痛与真心痛的鉴别？临床对哪种情况须特别注意二者鉴别？

胃痛与真心痛的鉴别主要在病史、病机、病变脏腑、临床特征等方面。胃痛是因为外邪犯胃，或饮食不节，或情志失调，或脾胃虚弱，或药物损害，导致胃气郁滞，失于和降，不通则痛；或是阳气不足，胃失温煦、濡养，不荣则痛。胃痛是以上腹胃脘部疼痛为主症，病位在胃，表现为胀痛、刺痛、灼痛、隐痛、剧痛、闷痛等各种类型，青年人易罹患，且一般有反复发作的病史。而真心痛是胸痹心痛的严重证候，病位在心，且多见于老年人，常有胸痹病史，一般表现为闷痛、刺痛、绞痛，或剧烈疼痛，甚至痛引肩背，并且还伴有心悸气短、汗出肢冷、唇甲发绀等症。

临床上需要特别注意的是体质较为虚弱或者是老年人，尤其是没有得过胃痛的人，应需要特别注意警惕真心痛。

## 170. 如何根据胃痛的特点来辨证？

（1）虚实：胃痛实证的患者多病程较短，痛时拒按，饥饿痛减，进食痛增，体质较好；胃痛虚证的患者病程较长，痛时喜按，饥饿时痛加重，进食后痛减轻，且体质较虚。

（2）寒热：胃痛寒证者，遇寒痛甚，得温则缓，吐清水，喜热饮；胃痛热证者，胃脘有灼烧痛，喜冷饮，泛吐酸水，伴有口臭，有时胃阴虚者还可见胃中嘈杂等。

（3）气血：一般初病在气，久病在血。若病在气可分为两种，一种是气滞，多见胀痛，痛无定处，攻窜两胁，且与情志有关；一种是气虚，可见胃脘隐痛，且饮食减少，食后腹胀，面色少华，舌淡脉弱。若病在血，最常见的便是胃脘刺痛，且疼痛固定不移，有的在入夜后加重，舌质紫黯有瘀斑，或有便血。

（4）脏腑：胃痛主要病变部位在胃，但与脾、肝的关系也密不可分。如胃痛伴有胸胁胀满、嗳气的症状，其发病多与肝有关；若症见大便溏薄、食少纳呆，多与脾有关。

## 171. 从胃痛的治疗谈谈“治肝可以安胃”。

胃痛是因为胃气郁滞，不通则痛，所以治疗胃痛必须理气，而临床上一般采取理气和胃止痛的方法来治疗。在导致胃气郁滞的因素当中，以肝的功能失常最为常见，而肝胃失调可由肝疏泄太过、疏泄不及、脾胃亏虚三种原因导致。当肝疏泄太过时，就会导致木旺克土，而脾胃为一体，最后形成胃痛。在治疗上常需抑制肝气，清泻肝火，并敛肝、缓肝。当疏泄不及时，就会导致木土壅滞，不通则痛，而治疗上常需疏肝理气。当脾胃亏虚时就会导致木乘土，肝乘脾，最终导致胃痛，在治疗上常选健脾益气、养阴培土的方法，并酌情配伍酸敛之药。在治疗肝病引起的胃病时，应用各种治肝法，疏泄有度，补泄适宜，相互协调。

## 172. 如何理解胃痛治疗注意“忌刚用柔”。

理气和胃止痛是治疗胃痛的原则，而理气药大部分都是辛温香燥之品，若是久用容易伤阴耗气。特别是肝胃郁热、胃阴不足、兼体质虚的患者，不可久用大辛大热、大苦大寒的药物，以免损伤胃气、耗伤胃阴。所以不管是用“刚”还是用“柔”，都应该按照患者的体质差异和疾病情况来选择用药。如治疗胃阴不足证，应在养阴清热的基础上疏肝理气，用沙参、麦冬、玉竹、石斛、山药等甘凉濡润之品以养阴清热，用乌梅、木瓜、白芍、山楂、甘草等酸甘之品以养阴敛肝，用玫瑰花、佛手、绿萼梅、香橼等辛平之品以疏肝理气。

## 173. 脾胃病寒热错杂证的证治?

脾胃病寒热错杂证是以脾胃症状为主要临床表现的一类证候群，临床上有脾（虚）寒胃热、肝寒胃热、脾（胃）寒肝热、上热下寒、上寒下热等证。①脾寒胃热，常见表现有胃脘灼热，胀满疼痛，遇凉或受风加重，喜温，嘈杂吞酸，或泛吐清水，大便时干时稀，气短，肢冷，恶食生冷，牙龈红肿疼痛，舌淡、边有齿痕，苔薄黄微腻或黄白相间，脉细数。此类疾病需温中清胃，常选半夏泻心汤、甘草泻心汤、生姜泻心汤加减治疗。②肝寒胃热，症见胆怯，倦怠不耐劳，四肢不温，脉沉细而迟，有时还可见胃中灼热，口干口苦，舌苔黄。此类疾病应暖肝清胃，常选吴茱萸汤加减。③脾胃寒肝热，症见胁胀胃痛，喜温，泛吐清水，食少便溏，口干口苦，喜热饮，舌淡、边有齿痕，苔黄或黄白相间，脉弦数。此类疾病应温中清肝，常选理中汤加减。④上热下寒，症见口中异味，口舌生疮，舌苔黄或小腹冷痛，大便溏泄，舌质淡胖，脉沉弱。此类疾病需清上温下，常选乌梅丸或半夏厚朴汤。⑤上寒下热，症见胃脘胀满疼痛，喜温喜按，呕恶嗳气冷酸，口渴思饮，舌质淡胖或边有齿痕且便干而难，舌苔黄或大便黏腻臭秽而不畅，或舌苔黄腻。此类疾病需温上清下，常选用半夏泻心汤加减。

## 174. 脾胃气虚型胃痛的证治？

脾胃气虚型胃痛可见胃脘隐痛，按压则舒，食欲减退，食后饱胀嗳气，饥饿疼痛明显，短气，倦怠乏力，自汗，腹胀，纳呆，大便溏薄，舌淡、边有齿印，脉象细弱。治宜补中益气、健脾开胃、行气止痛，常用补中益气汤合香砂六君子汤加减（党参、白术、黄芪、木香、砂仁、陈皮、炒柴胡、炒枳壳、当归、炙甘草、姜半夏、炒谷芽、炒麦芽、延胡索、炒川楝子等）。

## 175. 气滞胃痛颗粒、三九胃泰颗粒、陈香露白露片、胃苏颗粒、坐珠达西丸、木香顺气丸、香砂养胃丸的功效主治？

气滞胃痛颗粒：由柴胡、延胡索、枳壳、香附、白芍、炙甘草等药物组成。功效为疏肝理气、和胃止痛，主治胃痛肝气犯胃证。

三九胃泰颗粒：由三叉苦、黄芩、九里香、两面针、木香、茯苓、白芍、地黄等药物组成。功效为清热燥湿、行气活血、柔肝止痛，主治湿热内蕴、气滞血瘀所致的胃痛。

陈香露白露片：由甘草、碱式硝酸铋、陈皮、碳酸镁、川木香、氧化镁、大黄、碳酸氢钠、石菖蒲等药物组成。功效为健胃和中、理气止痛，主治胃酸过多，以及慢性胃炎引起的胃脘痛。

胃苏颗粒：由紫苏梗、香附、陈皮、香橼、佛手、枳壳、槟榔、鸡内金等药物组成。功效为温中养胃、行气止痛，主治脾胃虚寒所致的胃痛。

坐珠达西丸：藏药。由佐太、寒水石、石灰华、船行无头、肉豆蔻、草果、川木香、诃子、西红花、牛黄、人工麝香、熊胆粉等药物组成。功效为疏肝、健胃、清热、愈溃疡、消肿。主治“木布”病迁延不愈，胃脘嘈杂、灼痛，肝热痛，消化不良，呃逆，吐泻胆汁、坏血和烟汁样物，急腹痛，黄水病，脏腑痞痈，食物中毒以及陈旧内科疾病，浮肿，水肿。

木香顺气丸：由木香、砂仁、醋香附、槟榔、甘草、陈皮、厚朴、枳壳、苍术、青皮、生姜等药物组成。功效为行气化湿、健脾和胃，主治湿浊中阻、脾胃不和所致的胸膈痞闷、脘腹胀痛、呕吐恶心、嗳气纳呆。

香砂养胃丸：由木香、砂仁、白术、陈皮、茯苓、半夏、醋香附、枳实、豆蔻、姜厚朴、藿香、甘草等药物组成。功效为温中和胃，主治中阳不足、湿阻气滞所致的胃痛。

## 176. 焦树德三合汤的组成、功效和主治？

此方的药物组成为：高良姜 6～10 g，制香附 6～10 g，百合 30 g，乌药 9～12 g，丹参 30 g，檀香 6 g，砂仁 3 g。功效为温中和胃、散郁化滞、调气养血。主治长期难愈的胃脘痛或曾服用其他治胃痛药无效者，症见舌苔白或薄白，脉象弦或沉细弦，或细滑略弦，胃脘喜暖，痛处喜按，但又能重按，大便或干或溏，虚实寒热症状夹杂并见者。

## 177. 湖湘中医五老之一的夏度衡所创肝胃百合汤的组成、功效和主治？

夏度衡肝胃百合汤组成为柴胡、黄芩、百合、乌药、丹参、郁金、川楝子、甘草。功效为疏肝和胃、活血化瘀。主治胃和十二指肠溃疡等疾患证候为肝胃不和、肝郁气滞血瘀、肝胃郁热者，症见胃脘疼痛、嗳气吞酸、心烦口苦、脘区压痛、大便色黑等。

## 178. 幽门螺杆菌阳性者的中医药治疗？

幽门螺旋杆菌在中医属“邪气”范畴，“邪之所凑，其气必虚”，可见于脾胃气虚者。然气虚则无力推动，脾胃功能升降失常，导致气滞。气虚还能使血行无力，从而使血脉瘀滞，形成血瘀。气虚疏泄失常，气郁化热，导致郁热。此外，它还能使运化失司，湿浊内阻，形成湿阻，接着进一步发展，大部分人从热化，则出现湿热。而在临床上湿热常常表现为口干而苦，或口中发黏，胸脘满闷，舌苔黄腻，脉象濡数。根据基本病机，治疗大法多为健脾益气、清热化湿、活血和络、疏肝行气、清肺宣降。

现代药理研究显示，黄连、大黄、蒲公英、黄芩、丹参、延胡索、生地黄、白花蛇舌草、甘草等中药对幽门螺杆菌有一定的杀菌或抑菌作用。

## 179. 萎缩性胃炎伴肠化的中医药治疗？

萎缩性胃炎可见胃黏膜变薄，呈苍灰色，在胃黏膜变薄后血管透见或固有腺体萎缩甚至消失，然后可见胃黏膜充血、水肿、糜烂，最后出现肠上皮化生。此为一种常见的癌前病变，应高度重视，中药治疗是很可能使其逆转的。

本病病位在胃，与脾、肝、肾脏腑功能失调有关，总的病机为虚实夹杂，虚以脾胃气阴两虚为主，实则以湿热、痰瘀、毒浊为主。脾胃虚弱证多表现为胃部隐痛，餐后饱胀，胃纳不佳，大便溏薄，舌体淡胖，边有齿印，脉细弱。其治疗多以香砂六君子汤健脾理气为基本方。胃阴亏虚证多表现为胃部隐痛或胀满，同时伴有口干咽干，舌质偏红，舌有裂纹，少苔或者无苔，脉细。其治疗多以益胃汤滋养胃阴为基本方。肝郁脾虚证多表现为胃部胀满疼痛，胀痛可以牵及两侧胁肋部，消化道症状常由情绪所诱发或加重，苔薄白，舌淡红，脉细弦。其治疗多以六君子汤合四逆散健脾疏肝理气为基本方。瘀血气滞证多表现为胃部胀痛，痛有定处，而且病程较长，舌质黯红，或者舌有瘀斑、瘀点，脉弦或涩，其治疗多以失笑散合丹参饮活血化瘀理气止痛为基本方。毒瘀互阻证多表现为胃脘胀满疼痛或灼热疼痛，口苦，舌暗红、苔黄，脉弦滑，其治疗多在益气健脾药的基础上加用清热解毒和活血化瘀的中药。浊毒内蕴证多表现为胃部痞满疼痛，纳呆，口腻，苔黄白腻或者浊腻，脉滑，其治疗多在益气健脾药的基础上加用清化湿浊和清热解毒的中药。

根据毒、瘀的病机，一般在辨证论治的基础上，可考虑加用半枝莲、白花蛇舌草、重楼、全蝎、蜈蚣、三棱、莪术等解毒活血的中药。亦可考虑用丹参、三七、西洋参、全蝎、蜈蚣、穿山甲、九香虫、刺猬皮、鸡内金等中药，打细粉吞服。

## 180. 谈谈董建华治疗胃痛的学术经验?

董建华院士指出，胃的生理特点集中在一个“降”字上，降则和，不降则滞，反升为逆。胃的病理特点表现在一个“滞”上，因胃肠与外界相通，所以易被邪气侵犯而导致气机留滞，形成气滞、血瘀、湿阻、食积、痰湿等。所以不管是寒热还是虚实，郁滞是胃痛的共同特征。郁滞就会不通，不通则痛，所以胃病的治疗体现在一个“通”字上，消其郁滞，再调其气血，引导邪气，通之。若是气滞则理气，若是血瘀则化瘀活血，若是阴虚则养阴，若是食积则消食，若是寒凝则散寒，若是热郁则泄热。

董老治疗胃肠病的常用药对：枳壳和大腹皮，行气止痛、消除胀痛；香橼和佛手，疏肝理气、和胃止痛；紫苏梗和藿香，行气止痛、消除胀满；枳实和全瓜蒌，破气消食、润燥通便；旋覆花和郁金，行气降逆、化痰行水；刺猬皮和九香虫，通滞化瘀、止血止痛；马尾连和吴茱萸，清肝和胃；木香、白扁豆和砂仁，理气健脾、开胃止泻；栀子和黄芩，清热凉血、解毒；萆薢和蚕沙，祛湿化浊、利关节。

## 181. 谈谈徐景藩治疗胃痛的学术经验?

国医大师徐景藩认为，胃脘痛的病位主要在胃，也涉及肝、脾、肾，病理性质分虚实。在临床上，他将慢性胃脘痛主要分为中虚气滞、肝胃不和、胃阴不足，且常兼寒凝、热郁、湿阻、饮停、血瘀、食滞等，并且分别对应补中理气、舒肝和胃、滋阴养胃、温胃散寒、清胃泻热、芳香化浊、温中化饮、化瘀通络、消食和胃、护膜止血等治法。

①补中理气法常用六君子汤，有炒党参、炙黄芪、炒白术、炒山药等药，且需注意治虚防止滞气、理气须防伤阴，需虚实兼顾。②舒肝和胃法常用柴胡疏肝散，有炙柴胡、白芍、炙枳壳、制香附等药。③滋阴养胃法常用沙参麦冬汤、益胃汤，有北沙参、麦冬、石斛、白芍等药，但不要过于滋腻，以免滞气。④温胃散寒法常用良附丸，有高良姜、制香附、肉桂、吴茱萸等药，但不要久用或过度使用辛温燥之药，以免伤阴。⑤清胃泻热法常用化肝煎、左金丸，有白芍、牡丹皮、吴茱萸、竹茹等药。⑥芳香化

浊法常用不换金正气散，有藿香、佩兰、苍术、厚朴等药。⑦温中化饮法分为虚实两种病型，若患者是实证，可用半夏、甘遂逐饮，以白蜜、芍药甘酸和中，继则调理脾胃，扶正善后；若患者是虚证，可用苓桂术甘汤。⑧化瘀通络法常选失笑散、膈下逐瘀汤等方，有五灵脂、蒲黄、莪术、赤芍、当归等药。⑨消食和胃法用保和丸，有山楂、六曲、鸡内金、大腹皮等药。心下痞胀疼痛，按之尤甚，可配合外治法，酌用皮硝 30 g，布包，敷于中下脘部或脐部，有良好的消痞、除胀、止痛作用。⑩护膜止血法常用于胃、十二指肠溃疡患者，常选白及等止血药。其喜用白及治疗胃、十二指肠溃疡出血，功效很好。用白及粉加水（1∶8）调糊服下，不仅可以止血，还能改善胃胀、胃痛等症状。此外，白及还可以和藕粉调服，能改善食管黏膜病变。

## 182. 消化性溃疡的中医药治疗?

据《消化性溃疡中医诊疗专家共识意见（2017）》，消化性溃疡的病理性质有虚实寒热之异，病理因素包括虚实两方面，属实的病理因素主要有气滞、寒凝、食积、湿热、血瘀，属虚的病理因素主要有气虚、阳虚、阴虚。其基本病机为胃之气机阻滞或脉络失养，致胃失和降，不通则痛，失荣亦痛。

消化性溃疡辨证分型按执简驭繁原则可分为两大类：虚证和实证。其中虚证包括脾胃虚寒、胃阴不足，实证主要包括肝胃不和、肝胃郁热、胃络瘀血。胃溃疡发病原因多为长期饮食不节或精神刺激。情志不畅，肝气郁滞，横逆犯胃，胃失和降；肝气乘脾，脾失运化，湿浊内生，或湿浊化热，湿热上泛，胃气上逆，并可进一步气郁化火而伤阴、气滞寒凝而伤阳，或由气滞血脉瘀阻而形成血瘀疼痛。本病病位在胃，但与肝、脾关系密切。

针对消化性溃疡的发生机制，治疗以健脾理气、和胃止痛、清热化瘀为主要原则。本病初起活动期，以实证为主要表现者，主要采用理气导滞、清热化瘀等法；溃疡日久反复发作不愈者，多为本虚标实之候，临床宜标本兼顾，健脾与理气并用、和胃与化瘀同施。对有幽门罗杆菌感染，巨大溃疡或上消化道出血等并发症者，宜采用中西医结合方法进行综合治疗。

幽门罗杆菌感染者，应首先行根除幽门罗杆菌治疗。幽门螺杆菌的根除方案推荐铋剂＋PPI（质子泵抵制剂）＋两种抗菌药物组成的四联疗法。中药联合三联疗法可提高幽门螺杆菌的根除率。

## 183. 谈谈胃痛“久病入络”与“通络止痛”。

慢性胃痛多久病入络，而兼有血瘀证。叶天士指出：“初病在经，久痛入络，以经主气，络主血。”故其治疗应重视活血化瘀、通络止痛药物的及时运用。用于胃痛的活血化瘀药可归纳为以下几类：①养血和血药，如当归、白芍；②活血止痛药，如延胡索、川芎、五灵脂、乳香、没药；③凉血化瘀药，如丹参、赤芍、牡丹皮、郁金、茜草；④化瘀止血药，如三七、蒲黄；⑤化瘀解毒药，如半枝莲、白花蛇舌草；⑥破血消癥药，如莪术、三棱；⑦通络止痛药，如穿山甲、九香虫、橘络、丝瓜络。病久常耗伤正气，因瘀致虚、因虚致瘀，此时应扶正与化瘀并用，使化瘀而不伤正。

## 184. 谈谈延胡索、九香虫、徐长卿、郁金、五灵脂、蒲黄在胃痛治疗中的应用。

延胡索，药性辛、苦、温，归肝、脾经，具有活血化瘀、行气止痛的功效，用于气血瘀滞所致的脘腹疼痛。其在药理作用方面具有镇痛抗炎、抑菌、减少胃酸分泌、抗溃疡等作用。

九香虫，药性咸、温，归肝、脾、肾经，具有温通行滞而止痛的功效，常用于肝胃不和所致的胃脘疼痛，多与郁金、延胡索合用。在现代应用中，九香虫可用于胃部痉挛性疼痛、胆汁反流性胃炎、慢性萎缩性胃炎、糜烂性胃炎。

徐长卿，药性辛、温，归肝、胃经，可用于各种疼痛，具有止痛功效。药理作用方面，其具有镇痛、抗炎的作用。

郁金，辛散苦泄，性寒清热，入肝经，能活血止痛、疏肝行气，是治疗血瘀气滞胃痛的要药。

五灵脂，药性苦、咸、甘、温，归肝经，可用于瘀血阻滞导致的脘腹刺痛，与延胡索、香附合用。该药不与人参同用。在药理作用方面，五灵脂具有抗炎、抑菌、抗溃疡等作用。

蒲黄，药性甘、平，归肝、心包经，具有止血、化瘀的作用，用于各种出血和瘀滞导致的疼痛。在药理作用方面，蒲黄具有凝血、抗炎、镇痛等作用。

## 185. 胃酸增多的中医对症治疗？

《素问·至真要大论》曰："诸呕吐酸……皆属于热。"可见，吐酸属于热象，是胃酸增多的表现。而《证治汇补·吞酸》曰："大凡积滞中焦，久郁成热，则本从火化，因而作酸者，酸之热也；若客寒犯胃，顷刻成酸，本无郁热，因寒所化者，酸之寒也。"这段论述表明胃寒、胃热皆可引起胃酸增多。《寿世保元》曰："夫酸者肝木之味也，由火盛制金，不能平木，则肝木自甚，故为酸也。"这说明肝气也可以导致胃酸增多。将上述观点总结起来就是胃热、胃寒、肝气可以导致胃酸增多，此外食积也是一种常见的病因。而相应的治疗方剂如热证用左金丸、寒证用香砂六君子、食积用保和丸等。

胃热甚者，常有胃酸增多，出现烧心等症，可加用海螵蛸、煅瓦楞子、牡蛎、蒲公英、黄连、大黄、左金丸、半贝散、乌贝散等方药以制胃酸。

## 186. 胃痛医案举隅。

### 徐景藩医案

李某，女，50岁。2005年3月21日初诊。患者1993年起病，胃脘隐痛，有痞塞感，1996年查胃镜示慢性浅表性胃炎伴胆汁反流，症状反复，迄今12年余未愈。近1个月来病情加重，于2005年3月11日胃镜复查示重度萎缩性胃炎伴肠化，幽门螺杆菌阴性，免疫组化示IIA + IIB。患者精神压力较大，有恐癌心理。刻诊：胃脘隐痛时作，有堵塞感，情志不畅则加重，得嗳则舒，上脘按之不适隐痛。大便易溏，日行1次，经来失调。舌黯红，苔薄白，脉弦。患者平素烦劳易郁，性情易躁，肝郁气滞，病久入血。拟法疏肝和胃，佐以行瘀。并嘱其畅情志。处方：紫苏梗10 g，制香附10 g，炒枳壳10 g，鸡内金10 g，佛手10 g，炒陈皮6 g，赤芍10 g，白芍10 g，炙甘草5 g，绿萼梅10 g，莱菔英20 g，炒川芎6 g，五灵脂6 g，徐长卿6 g。

二诊（2005年4月7日）：患者服药半月余，胃脘偶有隐痛，心下痞满，月经不调，夜间汗出，舌微红，苔薄白，便溏转实，治宜养胃调冲。处方：紫苏梗10 g，香附10 g，枳壳10 g，莱菔英15 g，炙鸡内金10 g，佛手10 g，白芍10 g，炙甘草3 g，石斛10 g，月季花10 g，麦芽30 g，小胡麻10 g，野料豆15 g，建曲12 g，木蝴蝶5 g。

三诊（2005年4月21日）：患者胃脘疼痛消失，心下痞胀减轻，背部尚觉不适，舌质微红。辨证属胃阴不足、气滞不畅，且时值更年，拟再以养胃理气调冲为法。处方：麦冬15 g，白芍15 g，炙甘草3 g，枳壳10 g，香附10 g，紫苏梗10 g，佛手10 g，炙鸡内金10 g，莱菔英15 g，月季花10 g，小胡麻10 g，建曲10 g，焦白术6 g，仙鹤草15 g，丝瓜络10 g。上方再服半月，诸症基本消失，月经来潮，仍按养胃理气之剂略事加减，调治历半年，症状偶有反复。于2006年1月20日复查胃镜显示为慢性浅表性胃炎。随访1年，症情尚平。

按：本例患者胃痛间作10年余，与情志有关，良由烦劳急躁，肝失疏泄，横逆犯胃，肝胃气滞，胃络不和所致。日久则脾土虚弱，脾失健运，故见便溏不实；气郁化热，则胃阴渐伤，故夜间汗出、舌微红。然究其因，乃情志不畅所致，故首诊先予疏和肝胃，佐以行瘀，使气血流通，通则不痛。二诊以后，疼痛改善，参以养胃，后以养胃理气调治而愈。妇女更年期慢性胃痛，肝郁气滞证多见，当重视疏肝之法，除柴胡疏肝散外，常需参以理气开郁之品。若疼痛局限于胃脘，未及两胁，徐老每以紫苏梗易柴胡。徐老对萎缩性胃炎伴肠化、异型增生的患者，强调配合心理疏导，消除患者的恐癌、焦虑情绪，有利于康复。

## 单兆伟医案

陈某，男，26岁。2013年10月29日初诊。患者自诉胃中疼痛不适1月余，恶心欲吐，大便不成形，舌红，苔薄，脉弦细。辨证属肝气不调、横逆犯胃、胃气上逆，治当疏肝理气、降逆和胃。然观其脉症，当知其寒热错杂，乃遣加味连苏饮治之。处方：黄连3 g，吴茱萸1 g，紫苏叶

5 g，豆蔻 2 g，竹茹 5 g，姜半夏 5 g。14 剂。每日 1 剂，开水冲泡代茶饮，少量频服。

二诊：药后恶心欲吐明显减轻，唯觉口干，大便仍不成形。舌红，苔黄，脉弦细。方当前方出入，守法续进。原方加麦冬 15 g。14 剂。服法同前。

三诊：服药后恶心欲吐感几无，然仍偶觉不适，口干稍缓解，大便转成形。乃用原方去豆蔻、竹茹，加陈皮 3 g、百合 15 g。可图理气而无伤阴之虞，巩固疗效。

四诊：诸症皆消，无特殊不适感。嘱其保持心情舒畅，饮食清淡，随访未再复发。

按：连苏饮为治呕验方，最早由清代温病学家薛生白所创立，方中不过“黄连三四分，紫苏叶二三分”，近代名医张简斋加入吴茱萸、豆蔻而成“加味连苏饮”。胃气以和降为顺，不宜郁滞。本案中，患者胃中疼痛，是为肝气不调，横逆犯胃，以致中焦气机不畅所致；胃失和降，胃气上逆，则发恶心欲吐；观其舌红，知有胃热，然大便不成形，可知此实为内寒之征。遂拟加味连苏饮。取紫苏叶之辛温气香，通降顺气；取黄连之苦寒，清泄胃热；加辛热之吴茱萸，散寒温胃止痛，疏肝和胃降气；加辛温芳香之豆蔻，理气和中，化湿止呕。四药相伍，共奏苦辛通降之效，所谓“通则不痛”是也。此外，竹茹清降胃气，乃“下气止呃之药也”；姜半夏降逆止吐，“凡呕吐方中必用之”。

## 第二节　痞满

### 187. 保和丸、保济丸、枳实导滞丸、枳实消痞丸、枳术丸治疗痞满的应用?

保和丸，功效为消食导滞、行气消痞，主治饮食停滞，症见胃脘痞满，按之尤甚，嗳腐吞酸，恶心呕吐，厌食，大便不调，苔厚腻，脉弦滑。方中山楂、神曲、莱菔子消食导滞，半夏、陈皮行气开结，茯苓健脾利湿，连翘清热散结。

保济丸，功效为解表、祛湿、和中，主治暑湿感冒，症见发热头痛、腹痛腹泻、恶心呕吐、肠胃不适；亦用于晕车、晕船。方中藿香、厚朴、苍术、化橘红化湿和中，蒺藜、薄荷散风热，葛根解肌退热、止泻，天花粉清热、养胃生津，钩藤、菊花清热、息风、止痉，白芷散风祛湿；佐以薏苡仁、神曲茶、稻芽健胃消食、和中，木香行气止痛，茯苓利水渗湿、健脾宁心。

枳实导滞丸，功效为消积导滞、清利湿热，主治由湿热积滞内阻所致的痞满，症见胸脘痞闷，下痢或泄泻，腹痛，里急后重，或大便秘结，小便黄赤，舌苔黄腻，脉象沉实。方中大黄、枳实泻热消积；黄连、黄芩清热燥湿，又可厚肠止痢；茯苓、泽泻甘淡，利水渗湿止泻；白术甘苦性温，健脾运湿，使攻积而不伤正；神曲甘辛性温，消食化湿，使食消则脾胃和。

枳实消痞丸，功效为消痞除满、健脾和胃，主治实多虚少、热多寒少之寒热虚实错杂之痞满，症见心下痞满，不欲饮食，倦怠乏力，大便不畅，苔腻而微黄，脉弦。方中枳实行气消痞为君，厚朴行气除满为臣，黄连清热燥湿、半夏曲散结和胃、干姜温中祛寒，三味相伍，辛开苦降，助枳实、厚朴行气消痞，麦芽消食和胃，四君益气健脾祛湿，共为佐药；炙甘草调和诸药，兼为使药。

枳术丸，功效为健脾消食、行气化湿，主治脾胃虚弱，食少不化，脘腹痞满。方中白术为君，重在健脾益气，以助脾之运化；枳实为臣，破气化滞，消痞除满。白术用量重于枳实一倍，意在以补为主，寓消于补之中。更以荷叶烧饭为丸，取其能升清阳之意，以助白术健脾益胃之功。

## 188. 清中汤、泻心汤、连朴饮、葛根芩连汤的组成与功效主治？

清中汤，由黄连、栀子、陈皮、茯苓、半夏、草豆蔻、甘草组成。本方功效为清火开泄肝郁、降逆和胃止呕，主治火热内蕴之心痛、胃脘痛。

泻心汤，由大黄、黄连、黄芩组成。本方功效为泻火燥湿，主治邪火内炽，迫血妄行，吐血、衄血；或湿热内蕴而成黄疸，胸痞烦热；或积热上冲而致目赤肿痛，口舌生疮；或外科疮疡，见有心胸烦热、大便干结者。

连朴饮，由制厚朴、黄连（姜汁炒）、石菖蒲、制半夏、香豉（炒）、焦栀、芦根组成。本方功效为清热化湿、理气和中，主治湿热霍乱，上吐下泻，胸脘痞闷，心烦躁扰，小便短赤，舌苔黄腻，脉滑数。

葛根芩连汤，由葛根、黄连、甘草、黄芩组成。本方功效为解表清里，主治身热下利，胸脘烦热，口干作渴，喘而汗出，舌红苔黄，脉数或促。

### 189. 越鞠丸、柴胡疏肝散、五磨饮子治痞满的区别？

越鞠丸，具有解诸郁之功效，主治六郁（气、血、痰、火、湿、食）。所治六郁证因肝脾郁滞所致，以肝郁气滞，横犯脾胃，致胃气阻滞而成之痞满为主。

柴胡疏肝散，功效为疏肝理气、活血止痛，主治肝气郁滞证。此方所治痞满虽也是由情志不调，气机不畅而致，但此方突出表现为肝郁气滞的症状，以胁肋疼痛为要点。

五磨饮子，功效为解郁、降气，主治暴怒暴死，名曰气厥者。七情变动，气逆不降，上气喘急，胸腹胀满，突然大怒而致气厥。此方所治之证，虽也属情志之疾，但其主要用于因气逆所致之痞满，尤在胸腹。临床肠道气滞者亦多用本方。

### 190. 补中益气汤、归脾汤、四君子汤、六君子汤、香砂六君子汤治疗脾胃虚弱证的区别？

补中益气汤，功效为补中益气、升阳举陷，主治脾胃气虚、脾虚气陷、气虚发热证。所治脾胃虚弱为有“下陷”症状者最合适。

归脾汤，功效为益气补血、健脾养心，主治心脾气血两虚和脾不统血证。所治脾胃虚弱以兼有心悸怔忡、健忘失眠、出血等心系症状或出血症状者为佳。

四君子汤，功效为健脾益气，主治脾虚气弱、面色萎黄、语声轻微、四肢无力、便溏等症。全方既可补气，又可健脾去湿，所治脾胃虚弱以单纯脾胃气虚或兼湿者为佳。

六君子汤，功效为益气健脾、和胃化痰，适用于脾胃气虚、不思饮食、腹脘气胀、呕吐吞酸、大便溏泻或心悸目眩，兼咳嗽痰多等症，所治脾胃虚弱以兼夹痰湿者为佳。

香砂六君子汤，功效为健脾和胃、理气畅中，适用于脾胃气虚而兼积滞，症见胸胁痞闷、腹脘胀痛、不思饮食、呕吐腹泻、肠鸣腹痛等。所治脾胃虚弱以兼夹痰湿阻滞气机者为佳。

## 191. 久痞虚实夹杂、寒热并见者如何治疗？

此病证指临床表现为脘腹灼热嘈杂、口苦、苔黄腻与肠鸣辘辘、腹中冷痛、下利清稀互见的胃热肠虚证；或脘腹痞闷、喜温喜按、得热则减与腹胀便秘、湿热为甚的胃寒肠实证。其治疗存在诸多矛盾，对此应效仲景诸泻心汤法，温清并用，辛开苦降。药取半夏、干姜等味辛性温之品，黄芩、黄连等味苦性寒之品，相反相成、相激相制，从而平衡阴阳，斡旋气机，开结消痞；同时佐人参、甘草、大枣扶正补虚，兼顾胃气，以达辛开苦降甘调、泻不伤正、补不滞中的目的。诸泻心汤主要针对胃热肠虚证所设，对于胃虚肠实之证可选用枳实消痞丸、枳实导滞丸等消补兼施，辛开苦降。

## 192. 久痞由气及血，痰瘀内生者如何治疗？

痞满在临床上迁延不愈，反复发作，病程可持续数年甚至数十年，易发展为积聚、噎膈、癌症等病变。根据“怪病多痰”“久病多瘀”的认识，可以认为，由气及血、痰瘀内生是久痞的重要病机。慢性胃炎，尤其是萎缩性胃炎合并胃黏膜非典型增生和肠上皮化生等癌前病变，当属于中医学的痰瘀证。因此，对于久治不愈的痞满，应考虑应用软坚散结、化痰活血的治法，选用莪术、三棱、乳香、没药、山慈菇、八月札、水蛭、土鳖虫等药物进行治疗。注意上述药物多为药性峻猛之品，为避免重伤脾胃，用量宜轻，或选用丸散等剂型。

## 193. 久痞化燥伤阴、虚痞不食者如何治疗？

叶天士创立胃阴学说，认为痞满属于脾不升清、胃不降浊者固多，然“肺胃津液枯涩，因燥而痞者”亦复有之，并告诫后人在运用辛开苦降法时，必须详审胃阴之盈亏。若胃阴已有亏损而浊阴不降者，“用辛开苦泄，而必滋酸味以助之”。叶氏常用乌梅、白芍、石斛等益胃阴而助和降，待津液来复，胃气和降，不攻而痞自消。更有因患燥热之证，或病后热伤肺胃津液，以致虚痞不食、舌绛咽干、便不通爽者，叶氏“须用降胃之法”。然此降胃，非用辛开苦降，更非苦寒下夺，而是选用甘凉濡润之品，如麦冬、沙参、白芍、青甘蔗浆等滋养胃阴，待津液来复，胃气和降，不攻而痞自失。我们临床上治疗实痞时，常用辛温燥湿之品，用量太过则易伤胃阴；湿热蕴结或肝气郁久均易化火伤阴，故在用砂仁、厚朴、陈皮、法半夏等甘温辛燥药治疗时，谨防用药太过，伤及胃阴。对于胃阴亏虚者，选用理气消痞药物时，宜予轻清，可适当选用枳壳、佛手、竹茹、厚朴花等理气消痞。还要注意的是，对于此类病证，滋养胃阴，用药不可过于滋腻，以防阻滞气机。

## 194. 谈谈功能性消化不良的中医药治疗。

功能性消化不良是指餐后出现饱胀不适、早饱、上腹痛或上腹烧灼感，经胃镜等相关检查排除引起这些症状的器质性疾病的一组临床综合征，分为餐后不适综合征和上腹疼痛综合征。中医根据临床特点，将其归于“胃脘痛”“痞满”“纳呆”“嘈杂”“反胃”等范畴。

治疗功能性消化不良的常用方法：①疏肝理气法，适用于肝胃不和证，处方柴胡疏肝散化裁；②辛开苦降法，适用于湿浊（热）痞阻证，处方半夏泻心汤化裁；③消食导滞法，适用于饮食积滞证，处方保和丸化裁；④健脾和胃法，适用于脾胃虚弱证，处方香砂六君子汤化裁；⑤益胃养阴法，适用于胃阴不足证，处方益胃汤。

## 195. 谈谈胆汁反流性胃炎的中医药治疗。

胆汁反流性胃炎，是指因胆汁反流到胃而产生多种症状，如上腹部疼痛、反酸、烧心、呕吐胆汁、脘腹胀、胃黏膜充血、糜烂、消瘦等。中医辨证其属肝胃不和、肝胆湿热、脾胃虚弱和气机逆乱等。治疗胆汁反流性胃炎，总以疏肝利胆、健脾和胃、清热制酸为法。肝胆的疏泄功能正常，脾胃的升降功能也就相对正常，胆汁也就不会反流，再加上运用有抑制胃酸和清热解毒作用的药物（见胃痛篇），则疗效更佳。

肝胃不和者，治宜疏肝理气、和胃降逆，理气药多用柴胡、郁金、佛手、香橼、陈皮等，降逆用旋覆花、半夏、代赭石等。肝胆湿热者，治宜清肝利胆、降逆利湿，药物多用柴胡、黄芩、龙胆草、枳壳、竹茹、香附、苍术等。脾胃虚弱或瘀阻经脉者，治宜健脾和胃、活血化瘀、理气通络，药物多选用人参、白术、砂仁、半夏、茯苓、陈皮、丹参、延胡索、香附、乳香、没药等。

## 196. 谈谈李东垣与叶天士治疗痞满的用药规律。

李东垣治疗痞满使用频次较多的药物以补虚药（人参、白术、甘草）、行气药（枳实、陈皮、青皮、木香、橘皮）、解表药（生姜、柴胡、升麻），利水渗湿药（泽泻、茯苓、猪苓）、清热药（黄芩、黄连、荷叶）、化湿药（厚朴、砂仁、豆蔻）为主。李东垣治疗痞满主要从虚邪、气机、湿邪、热邪等方面进行辨证用药。药味以辛、甘、苦之品居多，淡、酸之品少用，无咸味之品；药性以温性居多，寒性、平性次之，热性者少，无寒性药物。李东垣认为痞满的发生与饮食失节、寒温不适、体虚劳倦、情志失调等损伤脾胃与肝，阳气不升，浊气不降有关，以饮食失节为主要病因，脾胃虚损、升降失调为病机关键。此外，六淫侵袭，尤其与寒湿之邪也有关系。

叶天士治疗痞满的常用药物以化痰止咳平喘药（半夏、杏仁、瓜蒌皮、枇杷叶、竹茹、桔梗）、清热药（黄连、黄芩、栀子、滑石）、行气药（橘红、枳实、陈皮、香附）、解表药（生姜、香豉、桂枝）、补虚药（人参、大枣）、活血化瘀药（郁金）、利水渗湿药（茯苓）、温里药（干姜、吴茱萸）、化湿药（豆蔻、厚朴）为主。其辨证论治多从痰湿、气机、虚邪、热邪、瘀血等方面论治。药味均以苦、辛、甘品居多，淡品少用，无酸、咸之品；药性以温性居多，寒性、平性次之，热性者少，寒性最少。叶天士认为痞满的发生主要与伤寒误下伤中、暑热湿等六淫外侵入里、强饮强食嗜酒等饮食失节、体虚劳倦、暴怒受惊等情志失调有关。脾胃居于中央，胃主纳食，脾主运化；肝为风木之脏，最易侵犯土位。此病的病机为脾胃功能受损，肝气上逆乘土，气机失调。其中气郁是病机关键。叶天士提出东垣升阳益气之法，其治在脾的观点。叶天士强调脾胃之病，制木必先安土，虚实寒热，以升降为要，脾宜升则健、胃宜降则和，当先用降胃之法。

## 197. 痞满医案举隅。

### 李振华医案

患者，女，43岁。1985年9月20日初诊。患者为银行职员，自述因工作繁忙，饮食无规律，加之情志不畅，致胃脘胀满反复发作4年余。经服多种西药、中成药仅取一时之效。胃镜检查提示：慢性浅表萎缩性胃炎伴肠化。刻诊：胃脘胀满，隐痛时作，连及两胁，每日勉强进食约100 g，食不知味，疲乏无力，常因劳累及情志不畅而加重。望之面色萎黄，形体消瘦。舌质淡，体胖大，边有齿痕，苔薄白而润，脉弦细无力。李老诊其为脾虚肝郁、胃失和降之痞满。依据脉证，系由烦劳及饮食失宜，损伤脾胃，使脾失健运，肝气郁结，胃气壅塞所致。治宜健脾疏肝，和胃降逆。方用自拟经验方香砂温中汤加减：党参15 g，白术20 g，茯苓15 g，陈皮10 g，半夏10 g，木香10 g，砂仁6 g，香附12 g，枳壳10 g，川芎10 g，炙甘草5 g。10剂，水煎服，每日1剂。患者10天后复诊，诉服药后脘胁胀满减轻，胃脘隐痛发作间隔时间延长，食量增加。效不更方，继服15剂。患者两周后复诊，诉诸症明显减轻，纳食知味。继以上方稍事加减，调治半年，患者脘胁胀满及胃痛未再发作，余症悉平。胃镜复查：慢性浅表性胃炎。

按：本患者为饮食所伤，损及脾胃，脾虚运化失司、胃弱失其和降，则致胀满、胃痛、纳差等症；脾虚日久，“土虚无以荣木”，加之情志所伤，使肝脏疏泄失常，则胀痛连及两胁；气虚血亏，形体失养，则面色萎黄、消瘦乏力；舌脉均为脾虚肝郁之象。其证总属脾虚、肝郁、胃滞。香砂温中汤以党参、白术、茯苓、炙甘草取四君子汤义，补中益气、健脾养胃，立足补虚；辅以陈皮、半夏、枳壳助胃之降，行胃之滞；木香、砂仁助脾之运，疏脾之郁；香附、川芎一为气中血药，一为血中气药，以理气和血，疏肝解郁，取“治肝则可安胃”。诸药相合，共奏健脾益气、疏肝解郁、和胃降逆之功，药证相符，则取效彰著。李老认为，胃黏膜萎缩，特别是伴肠化者，亦称癌前病变，属难治之证。方药有效，亦需坚持服药，在食欲增加，但胃消化功能尚未恢复之时，宜适量控制饮食，并防止情志所伤。

据李老近二十年研治此病观察，凡坚持服药，均未出现癌变，一般需服药半年至一年以上，绝大部分患者可以治愈。

### 徐景藩医案

李某，男，67岁。2011年6月6日初诊。患者于2006年出现无明显诱因的上腹部作痛，大便次数及性状改变，同年查肠镜确诊结肠癌后行肠道切除术，化疗6个周期，症状缓解出院。后因脘部胀满不适于2009年查胃镜示慢性胃炎，2010年复查胃镜示胆汁反流性胃炎。刻诊：上脘及右胁下胀满，偶及背部，食欲不振，口干欲饮水，食后尤甚，小便正常，无腰部酸痛，大便时干时溏，舌质暗红，苔薄白，脉细弦。中医辨证为痞满，属胃气不振，病及气血。治宜养胃醒胃，行气醒郁。处方：麦冬20 g，石斛15 g，芍药15 g，甘草5 g，陈皮10 g，佩兰15 g，鸡内金15 g，冬瓜子30 g，薏苡仁30 g，石菖蒲10 g，益智仁10 g，炒当归10 g，山药15 g，五灵脂15 g，香附30 g。嘱其1剂药煎煮4次，温润以后分次口服。少食多餐，调畅情绪。续服14剂，诸症皆除。

按：患者年过六旬，结肠癌术后病史，痞满不适，结合舌脉，考虑其体质尚可，又因气阴不足而出现口干欲饮，故全方化浊消痞和益气养阴共作。方中选用芳香苦辛温之石菖蒲，以化痰开窍为主，反射性作用于食物中枢，以刺激食欲，消除痞满。冬瓜子、薏苡仁同用，取薏苡附子败酱散之义，化痰祛湿排脓，祛毒降浊开胃；益智仁健脾温肾。五香丸消积化痞，香附、陈皮行气，当归、五灵脂醒郁。但患者大便时干时溏，避用黑丑。鸡内金消食散积助运，对胃液的分泌有双向作用。全方共起醒胃醒脾、开胃进食、消痞除满之功。

## 第三节 呕吐

### 198. 如何辨呕吐的特点？

呕吐分虚实两端：实证因外邪、食滞、痰饮、肝气等邪气犯胃，致胃气痞塞，升降失调，气逆作呕；其临床表现多起病较急，病程较短，呕吐物量多而酸臭，或伴恶寒发热等表证，脉实有力。虚证为脾胃阳虚或胃阴亏虚，胃失温养或濡养，胃失和降，胃气上逆，而发呕吐；其临床表现多是起病缓，病程长，呕吐物不多，常伴有倦怠乏力、脉弱无力等。同时根据呕吐物的性状和气味也可以进行鉴别。若呕吐物酸腐量多、气味难闻者，多属饮食停滞，食积内腐；若呕吐出苦水、黄水者，多为胆热犯胃，胃失和降；若呕吐物为酸水、绿水者，多为肝气犯胃，胃气上逆；若呕吐物为浊痰涎沫者，多属痰饮中阻，气逆犯胃；若泛吐清水、痰涎，多为痰饮中阻；若泛吐黏液量少，多属胃阴不足。

## 199. 藿香正气散、橘皮竹茹汤、麦冬汤治疗呕吐的区分?

藿香正气散出自《太平惠民和剂局方》，主治外感风寒，内伤湿滞证。此为夏月常见病证。风寒外束，卫阳郁遏，故见恶寒发热等表证；内伤湿滞，湿浊中阻，脾胃不和，升降失常，则为上吐下泻；湿阻气滞，则胸膈满闷、脘腹疼痛。

橘皮竹茹汤出自《金匮要略》，所治呕吐证因胃虚有热，气逆不降所致。胃虚宜补、有热宜清、气逆宜降，故立清补降逆之法。

麦冬汤出自《金匮要略》，主治之虚热肺痿，乃肺胃阴虚，气火上逆所致。病虽在肺，其源在胃，盖土为金母，胃主津液，胃津不足，则肺之阴津亦亏，终成肺胃阴虚之证。所治呕吐为胃阴不足，失和气逆所致。

## 200. 痰饮、痰热呕吐的证治?

痰饮呕吐主要病机为脾阳不运，痰饮内阻，胃气上逆。因脾不运化，痰饮内停，胃气不降，故而呕吐清水痰涎、胸脘痞闷、纳呆；因水饮上犯，清阳之气不展，则头眩；水气凌心，则心悸；水饮留胃，则胃中辘辘有声。临床多以小半夏汤合苓桂术甘汤加减治之。两方合用，半夏化痰饮和胃止呕；生姜温胃散寒而止呕；茯苓、白术、甘草健脾渗湿，祛痰化饮；桂枝温阳化饮。

痰热呕吐可由痰饮呕吐进一步发展而来，其证多因素体胆气不足，复又情志不遂，胆失疏泄，气郁生痰，痰浊内扰，胆胃不和所致。胆为清净之府，性喜宁谧而恶烦扰。若胆为邪扰，失其宁谧，则胆怯易惊、心烦不眠、夜多异梦、惊悸不安；胆胃不和，胃失和降，则呕吐痰涎或呃逆、心悸；痰蒙清窍，则可发为眩晕，甚至癫痫。其治宜理气化痰、和胃利胆，用温胆汤化裁。方中半夏辛温，燥湿化痰，和胃止呕，为君药；臣以竹茹，取其甘而微寒，清热化痰，除烦止呕。半夏与竹茹相伍，一温一凉，化痰和胃，止呕除烦之功著。陈皮与枳实相合，理气化痰。佐以茯苓，健脾渗湿，以杜生痰之源；煎加生姜、大枣调和脾胃，且生姜兼制半夏毒性。以甘草为使，调和诸药。

## 201. 为何治疗呕吐、咳嗽时不能见吐止吐、见咳止咳？应当如何治疗？

呕吐大多属于病理现象，故一般均可选用降逆止呕之剂，但也并非对所有呕吐一概不问病因均用止吐之剂。例如：有些呕吐是机体驱邪外出的抗病机能表现，这种情况，应因势利导，使邪去正安，无须止呕。若为胃有痈脓、痰饮、食滞、误吞毒物所引起的呕吐，可让其吐出，则邪祛病除。咳嗽同理。

## 202. 如何辨呕吐的病因？

呕吐可分虚实。实证的病因为外邪犯胃、饮食停滞、痰饮内阻、肝气犯胃；虚证可分脾胃阳虚、胃阴不足。

外邪犯胃多因外感风寒之邪或夏令暑湿秽浊之气，扰动胃腑，浊气上逆，故出现突然呕吐、胸脘满闷、不思饮食；邪束肌表，营卫失和，则发热恶寒、头身疼痛。饮食停滞多因食滞内阻，浊气上逆，故呕吐酸腐；升降失常，传导失司，故大便或溏或结；积滞蕴热，故大便臭秽；食滞中焦，气机不利，则脘腹胀满、嗳气厌食、吐后反快。痰饮内阻多因脾不运化，痰饮内停，胃气不降，故呕吐清水痰涎、胸脘痞闷、纳呆；水饮上犯，清阳之气不展，则头眩；水气凌心，故心悸；水饮留胃，故胃中辘辘有声。肝气犯胃多因肝气不疏，横逆反胃，胃失和降，因而呕吐吞酸，嗳气频繁，胸胁胀痛，每因情志不遂发作或加剧。

脾胃阳虚多因脾胃虚寒，中阳不振，使水谷腐熟运化不及，故饮食稍有不慎即易呕吐，时作时止，纳呆；阳虚失于温煦，则面色㿠白，四肢不温，倦怠乏力，喜暖畏寒；中焦虚寒，气不化津，故口干而不欲饮；脾虚则运化失职，故大便溏薄。胃阴不足多因胃热不清，耗伤胃阴，致胃失濡润，胃失和降，故呕吐反复发作，或时作干呕；虚热内扰，故胃脘嘈杂，似饥而不欲食；津液不能上承，故口燥咽干。

## 203. 如何辨呕吐的发生时间与病变部位？

进食即吐者，病位多在食道、贲门，或为精神、神经性呕吐；呕吐出现在饭后 2 ~ 3 小时者，多为肠胃或胆道疾患所致；食后 6 ~ 12 小时后方吐者，吐出宿食臭腐，则示幽门、胃下端或十二指肠有梗阻。

## 204. 藿朴夏苓汤能否治疗呕吐？

藿朴夏苓汤出自《医原》，能宣通气机、燥湿利水，主治湿热病邪在气分而湿偏重者。藿朴夏苓汤可以治疗湿热呕吐。湿热之邪，困遏脾胃，使脾胃气机失常，升清化浊不利，故而引起呕吐。本方集芳香化湿、苦温燥湿、淡渗利湿三法为一方，外宣内化，通利小便。方中淡豆豉、藿香芳化宣透以疏表湿，使阳不内郁；藿香、豆蔻、厚朴芳香化湿；厚朴、半夏燥湿运脾，使脾能运化水湿，不为湿邪所困；再用杏仁开泄肺气于上，使肺气宣降，则水道自调；茯苓、猪苓、泽泻、薏苡仁淡渗利湿于下，使水道畅通，则湿有去路。

## 205. 治疗呕吐、呃逆能否应用下法？

治疗呕吐、呃逆可以采用下法。六腑以通为用、以降为顺，胃气不降而上逆为呕吐、呃逆，还可影响大肠传导功能失常而出现大便秘结；而大肠燥结，便闭不行又可反过来影响胃气下降，如此循环不已则呕吐、呃逆愈加剧烈。对此若单投以旋覆花、代赭石、丁香、柿蒂之类降逆止呕、止呃药，虽可获一时之功效，但常因下行不顺而功亏一篑。用下法治疗，选用硝、黄之类通下利便则犹如釜底抽薪，大便通利，胃气乃得以通降，不治呕吐而呕吐自停，此之谓“上病下治”也。本法宜中病即止，不可久服，以免耗伤正气。若为幽门梗阻及饥饿性肠梗阻引起之呕吐应慎用本法，孕妇及月经期均属禁忌。呃逆同理。

## 206. 谈谈熊继柏治疗呕吐的经验。

（1）诊断呕吐有三问。问发病时间、呕吐之物、缓急程度。这三问是为了弄清虚实。发病时间短、起病急骤、病势凶者为实证；发病时间长、呕吐时作时止、病势缓者多为虚证。呕吐物量多者为实，量少者为虚。

（2）审查呕吐之物，以辨别呕吐的性质。呕吐痰涎为痰饮，呕吐苦水、黄水为胆热犯胃，呕吐酸腐难闻为食积，呕吐酸水、绿水为肝气犯胃，干呕无物为胃阴虚，泛吐清水多属胃中虚寒。

（3）凡呕泻并作，上吐下泻，必当先治其呕。呕吐甚者，饮食不能进，汤药不能入。凡呕吐不纳药食者，颇难治疗。临床上如急性脑膜炎、霍乱、急性胃肠炎重症等都可引起上吐下泻，古人称此为“上争下夺”。这种情况必当先治呕，因为只有不呕了，药才可送进胃中吸收，不能止呕，何谈止泻？止呕药的服法当少量频服，一次一两勺，开始时可能仍呕，过一会再喂，反复如此，当胃中感受到药气就不会呕了。

（4）治急性呕吐的3个救急秘方。治疗急性脑膜炎呕吐用连苏饮，即紫苏叶、黄连再加一味竹茹；治疗热呕酸苦并用，用乌梅和黄连；治疗寒呕酸辛并用，用乌梅和干姜，用之屡取速效。

## 207. 谈谈林丽珠治疗癌症化疗后呕吐的经验。

林教授依据其丰富的临床经验总结出：化疗后呕吐之因不外寒、热、虚、实四歧，其间或寒热错杂，或虚中夹实，或实中有虚，但究其根本，莫不为脾胃虚弱，中土受损。中气者，升降脾胃之枢机，枢机病则升降失职，而吐利乃作。健运脾胃、顾护中气在本病证的治疗中显得尤为重要，而治疗诸方多用人参、甘草、大枣以健脾和胃亦明确体现了该思想。然脾胃虚弱，必生湿邪，甚或聚而成饮，而该湿饮之邪恰是引起胃气上逆的重要病理因素。如吴茱萸汤证中湿聚成饮，夹寒上犯；小半夏汤证及茯苓泽泻汤证中饮邪中阻；黄芩加半夏生姜汤证、大黄甘草汤证的湿邪化热；半夏泻心汤证的寒湿与邪热错杂。故治疗中需注意祛除内阻之湿饮邪气，如上述诸方中使用半夏燥湿降逆止呕。另外值得注意的是，此中多夹木郁。因土湿则木郁，木郁则克土，加木（胆）逼于上，则胃逆而为吐；补土疏木，使土旺而木达，胆胃降则呕止。

## 208. 治疗呕吐有哪些单验方?

（1）藿香 12 g，炒紫苏子 9 g，水煎，顿服。功能解表化湿、行气和胃，适用于外感夹食的呕吐。

（2）生姜捣汁涂舌，或嚼服。功能温中化饮止呕，适用于干呕、痰饮呕吐。

（3）豆蔻 15 g，研末，加生姜汁 1 匙，为丸。1 次 3 ~ 5 g，开水送服。适用于胃寒呕吐。

（4）黄连、紫苏叶各 3 g，竹茹 12 g，水煎服。功能清热和胃、降逆止呕，适用于胃热呕吐。

（5）乌梅肉 120 g，蜂蜜 120 g，熬膏。1 日 3 次，1 次服 20 mL。功能养阴和胃，适用于胃阴不足的呕吐。

## 209. 介绍一下治疗呕吐的针灸疗法。

耳针选胃、交感、肝、皮质下、神门，每日 2 ~ 3 次，毫针刺，留针 20 ~ 30分钟，或用埋针法，或贴压法。针灸疗法主穴：内关、足三里、中脘。配穴：寒邪客胃者，加上脘、胃俞；热邪内蕴者，加合谷，并可用金津、玉液点刺出血；痰饮内阻者，加膻中、丰隆；肝气犯胃者，加阳陵泉、太冲；脾胃虚弱者，加脾俞、胃俞；腹胀者，加天枢；肠鸣者，加脾俞、大肠俞；泛酸欲呕者，加公孙；食滞者，加梁门、天枢。操作：毫针刺，平补平泻法。配穴按补虚泻实操作。虚寒者，加艾灸。呕吐发作时，可在内关穴行强刺激并持续运针 1 ~ 3 分钟。

## 210. 频频呕吐时如何服药?

频频呕吐者，食药难下，多进反激吐剧。宜少量，甚至极少量，如一小口，频服。剧吐者，宜配合针灸疗法或外敷等其他外治疗法。

## 211. 呕吐医案举隅。

### 陈宝义医案

王某，男，4岁。2014年8月17日初诊。患儿3天前始发热，体温38℃，食入即吐，为黄绿液，量多，伴有腹痛，脐周明显。大便每天1次，烦躁，多汗，口渴，饮多即吐，纳呆。查体：体温38℃，神清，精神倦怠，面色黄，咽稍红，心肺听诊未见异常，腹软，无腹膜刺激征，麦氏点无压痛。舌红、苔黄厚，脉滑数。理化检查：腹部B超未见异常。西医诊断：急性胃炎。中医诊断：胃热呕吐。治宜清热化湿、和中消导，予藿连保和汤加味。处方：藿香、荆芥穗、茯苓、清半夏、陈皮、厚朴、香薷、佩兰、竹茹、枳壳各10 g，焦三仙各30 g，薄荷(后下)、甘草、黄连各6 g。2剂，每天1剂，水煎服，嘱其清淡流质饮食，严重时禁食4～6小时。两天后复诊，患儿热退吐止，不伴烦躁，稍有口渴，汗不多，食欲好转。原方去荆芥穗、薄荷、香薷、佩兰、竹茹、枳壳，加砂仁、炒鸡内金各10 g。继服2剂，每天1剂，而后痊愈。

按：陈教授认为呕吐有寒热虚实的区别，治法亦有温清消补的不同。本病发于暑季，外感暑热，湿热内阻中焦，气机升降失和，故见发热伴腹痛、呕吐；热化燥伤津，则见口渴。因此，应以调气和胃、和中消导为治疗原则。方中藿香辛温芳香化湿，辟秽和中止呕；黄连苦寒燥湿泄热，茯苓、清半夏、陈皮健脾理气燥湿，厚朴化湿行气消胀，竹茹和胃降逆止呕，香薷、佩兰解暑清透湿热。全方有清热化湿、和中消导之用。药后热退吐止，腹痛缓解，原方去荆芥穗、薄荷、香薷、佩兰、竹茹、枳壳，加砂仁、炒鸡内金助脾胃运化，促进食欲。

### 郭建生医案

骆某，女，49岁。2012年8月7日初诊。患者于2012年7月初外出旅游，因饮食不慎出现腹痛、腹泻，西药对症治疗后，症状暂时缓解。两日后再次出现恶心、呕吐、腹泻，进食 1 小时即呕吐、腹泻，无怕冷、发热、出汗等，渐而仅能缓慢进食少量稀粥。既往有慢性胃炎、慢性腹泻病史 20 年。年初胃镜检查提示：浅表性胃炎，球部炎症。平时稍受凉即易出现胃痛、大便稀溏。刻诊：若进食稍硬食物，如米饭、蔬菜，餐后旋即出现腹痛、呕吐，故不敢碰米饭。若进食面点类食物，也感餐后胃脘不适，出现紧缩感和食物上冲感，感觉食物已涌至食管上部接近咽部，张口就要吐出。现已 1 周未能正常饮食，只能缓慢进食少量稀粥，曾在外院静脉滴注抗呕吐药治疗，均无效。胃脘不痛，腹微胀，口黏、口干不苦，饥而欲食，但因惧怕呕吐而不敢进食。睡眠尚安，大便每日两次，质稀溏不成形，有腥味，小便平。舌质稍暗，苔白而厚腻，脉细涩。予杏仁滑石汤加味：杏仁 10 g，滑石(布包)10 g，黄芩 10 g，黄连 6 g，橘红 10 g，郁金 10 g，通草 10 g，厚朴 10 g，半夏 10 g，草果 6 g，藿香 10 g，炒谷芽 10 g。7 剂。

二诊（2012 年 8 月 14 日）：患者诉服用上方至第 3 剂后，即感进食后呕吐明显减轻，食量有增。现进食少量面点软食后已无不适，但仍不敢进食米饭、蔬菜等食物。若饥饿时进食，仍有胃脘疼痛。腹泻好转，便质已成形，日两次，不恶心，肠鸣有声，口黏稍干，舌苔厚腻、色白，脉缓涩。予原方去黄连，加干姜、姜黄、益智仁、泽泻各 10 g，7 剂。

三诊（2012 年 8 月 21 日）：患者诉呕吐已止，自觉进食后胃脘畅通，现食欲好，能普食，餐后不胀不痛，二便正常，精神好转，已无明显不适。改用香砂六君丸调治，嘱其注意饮食调理，勿食生冷，随访 3 个月，病情未复发。

按：杏仁滑石汤出自《温病条辨·中焦》篇。方中杏仁开宣上焦肺气；半夏、厚朴、橘红、郁金苦燥芳香开达中焦；滑石、通草淡渗清利下焦，三焦分消，以祛湿浊。另用小量黄芩、黄连，苦寒泄热，以治湿中之热。本例首诊不拘于呕吐剧烈即为胃热，吐水即为痰饮之常，而是四诊合参，辨为湿浊闭阻胃阳，中焦气机不通降，故以祛湿浊为重点，选用杏仁滑石汤方，以祛湿浊为先。但考虑此方略显平缓，难以开湿浊之郁结，故加草果香燥祛湿开闭，藿香芳香除湿，炒谷芽和胃。仅用药 3 剂，呕吐即止。二诊见湿闭已开，症情好转，湿中之热不显，但因寒湿日久，胃阳未复，中阳不振，故加干姜、姜黄、益智仁温补中阳，泽泻利湿实大便。三诊症状已基本消失，以香砂六君丸温胃健脾而收全功。三次诊治选方用药均到位，药证相符，故能收到满意疗效。

## 第四节 呃逆

### 212. 为什么说某些呃逆提示为“病深之候”?

若重病、久病后期，或危急患者，其呃逆持续不断，声音低微，气不得续，饮食难进而脉沉细伏者，是胃气将绝，元气衰败之危候，预后多不良。呃逆虽病小，但某些呃逆的出现往往预示着“病入膏肓”。《济生方·咳逆论治》中说：“大抵老人、虚人、久病及妇人产后有此证者，皆是病深之候，非佳兆也。”脾胃乃“后天之本，气血生化之源”，年高、体虚，或大病、久病导致胃阴亏损、脾胃阳虚等，损耗过度致使胃气不充，甚至将绝，所发呃逆为“病深之候”。

### 213. 为什么说呃逆的病变脏腑与胃、肺、肾、肝、脾相关?

胃气上逆动膈，喉间呃声连连是为呃逆，故呃逆的主要病变脏腑是胃，但与肺、肾、肝、脾也有关系。肺主一身之气、主呼吸之气、主气的宣发肃降，肺失宣肃与胃气上逆相关。若肾失于摄纳，冲气上乘，挟胃气上逆动膈；或久病累及肾，导致脾肾亏虚，也可致胃失和降，气逆动膈。肝失疏泄，气机不利，横逆犯胃；或肝郁乘脾，脾失健运，痰浊内生，气郁痰阻，逆气挟痰浊上逆动膈，发生呃逆。脾为后天之本，气血生化之源，若脾胃虚弱，则不能运化水谷，虚气上逆动膈，呃声连连，不能自制。

### 214. 谈谈胃寒、胃火、气郁、阳虚、阴虚呃逆的辨证要点。

①胃寒：其病机为寒蕴中焦，胃阳被遏，胃气失降，上逆动膈；以呃声沉缓有力，得热则减，遇寒更甚为辨证要点。②胃火：其病机为阳明热

盛，胃火上冲动膈；以呃声洪亮有力，口渴喜冷饮，便秘尿赤，苔黄为辨证要点。③气郁：其病机为肝气郁滞，横逆犯胃，胃失和降，胃气上逆动膈；以呃逆连声，胸胁脘腹胀满，常因情志不畅而诱发或加重，脉弦为辨证要点。④阳虚：其病机为脾胃阳虚，胃失和降，虚气上逆；以呃声低弱无力，脘腹喜温喜按，手足不温为辨证要点。⑤阴虚：其病机为胃阴不足，胃失润降，气虚上逆；以呃声短促不得续，口干咽燥，舌红少苔或有裂纹，脉细数为辨证要点。

## 215. 丁香散与理中汤，竹叶石膏汤与益胃汤治疗呃逆的区分？

丁香散用于实寒呃逆，症见呃声沉缓有力，胸膈及胃脘不舒，得热则减，遇寒则甚，进食减少，口淡不渴，舌苔白，脉迟缓；理中汤用于虚寒呃逆，症见呃声低长无力，气不得续，泛吐清水，脘腹不舒，喜温喜按，面色㿠白，手足不温，食少乏力，大便溏薄，舌质淡，苔薄白，脉细弱。竹叶石膏汤用于实火呃逆，症见呃声洪亮有力，冲逆而出，口臭烦渴，多喜饮冷，脘腹满闷，大便秘结，小便短赤，苔黄燥，脉滑数；益胃汤用于虚火呃逆，症见呃声短促而不得续，口干咽燥，烦躁不安，不思饮食，或食后饱胀，大便干结，舌质红，苔少而干，脉细数。

## 216. 介绍几种针对单纯性呃逆的快速止呃法。

（1）就近取材，用一种细小的东西触鼻，直至打出喷嚏；或做深呼吸，或暂时憋气，或猝然使其转移注意力。

（2）拇指用力按压另一手的内关穴（腕横纹中点上 2 寸）或合谷穴（第二掌骨中点桡侧缘），一般 1 分钟即可。

（3）一手的拇指和食指用力压迫眶上神经（两眉毛内侧靠近眉心处有一小凹陷，即为眶上孔，孔内即有眶上神经），要产生显著疼痛感，2 秒钟即可。

## 217. 治疗呃逆的单验方。

①鲜枇杷叶 50 g，水煎服，1 日 1 次。②丁香、高良姜、荜澄茄各 30 g，水煎服，1 日 2 次。③韭菜子研末，每剂 9 g，1 次饮 15 mL，1 日 2 次。

④半夏10 g，生姜20 g，丁香10 g。水煎服，早晚各1次。⑤高良姜50 g，荜澄茄50 g。研细末，每次9 g，水煎，入醋少许服用。每日两次，每日1剂，14日为1疗程。⑥沉香、砂仁各3 g，白胡椒2 g。水煎，每日1剂，早晚两次分服。

丁香10 g，生姜汁、蜂蜜各等量。将丁香研为细末，密封储存备用。用时取药末适量，以生姜汁和蜂蜜调成膏状，敷于神阙穴，盖以纱布，胶布固定。每日换药1次。适用于呃逆日久不愈者。

## 218. 治疗呃逆的针灸疗法？

实呃，选穴膈俞、内关；热呃，选穴膈俞、内关、内庭；痰呃，选穴丰隆、行间；虚呃，选穴胃俞、足三里、膻中、内关；阴虚呃，选穴三阴交；虚寒呃逆，选穴关元。

## 219. 谈谈呃逆的辨病论治与辨证论治结合。

对于呃逆的治疗，可在辨证论治的基础上选用柿蒂、丁香、制半夏、竹茹、旋覆花、刀豆等理气和胃、降逆平呃之品以治标。肺气宣肃亦有助于胃气和降，遣方用药时可加入枇杷叶、杏仁等。

## 220. 谈谈王绵之治疗呃逆的验方。

国医大师王绵之治疗呃逆常用芍药甘草汤合益胃汤化裁。组成：生白芍15 g，炙甘草10 g，黄连1.5 g，北沙参15 g，玉竹15 g，麦冬10 g，绿萼梅（后下）6 g，佛手花（后下）6 g。功效：酸甘化阴，益胃清热。主治：呃逆，属肝阴不足，中焦虚热上逆者。症见呃声频频而急促、洪亮，大便不爽，睡眠不佳，梦多而浅，口干舌燥，舌质红，苔薄少，脉细数。

## 221. 呃逆医案举隅。

### 肖国辉医案

患者，男，60岁。2016年1月7日初诊。患者1个月前在行血液透析治疗过程中开始出现呃逆，呈持续性，不能自行停止，呃声低长无力，严重影响休息，彻夜难眠，门诊反复给予“胃复安、异丙嗪、氟哌啶醇及针灸、中药汤剂”治疗，收效甚微，遂以“持续呃逆1个月余”收入院。刻诊：患者少神，面色晦暗，面部浮肿，持续性呃逆，呃声低长无力，大便稀溏，完谷不化，小便不利，舌淡胖、苔白滑，脉沉迟、无力。既往病史：患者于25年前检查出“肾功能不全”及“高血压”，血压最高达240/140 mmHg，平时口服缬沙坦、苯磺酸左旋氨氯地平控制血压，血压控制在150/90 mmHg左右。患者1个月前开始行血液透析治疗，确诊“2型糖尿病”10年，目前使用胰岛素“诺和灵30R”，早、中、晚各23 IU皮下注射控制血糖，血糖水平控制平稳。曾发生过两次脑梗死，经住院治疗，目前无肢体功能障碍等后遗症。西医诊断：①顽固性呃逆；②慢性肾衰竭（尿毒症期）；③高血压病3级（高危组）；④2型糖尿病。中医诊断：呃逆，属气虚阳微证。西医治疗予异丙嗪肌注缓解膈肌痉挛，但仅能缓解呃逆1小时左右。中医治疗予静脉滴注生脉注射液（益气扶正）、参附注射液（温补脾肾），中药汤剂予以四逆汤合二至丸加味。处方：法半夏20 g，干姜30 g，白附片30 g（先煎30分钟），女贞子20 g，墨旱莲30 g，山药30 g，赤芍40 g，肉桂10 g，檀香12 g，黄芪60 g，炙甘草12 g，西洋参20 g（另煎，取汁频服）。水煎，取汁300 mL，分3次温服。患者服完1剂，精神好转，呃逆断断续续，不需使用异丙嗪治疗。服完两剂后，呃逆完全停止，夜间安然入睡。效不更方，为巩固疗效，续用前方两剂，随访1年病情未复发。

按：患者为老年男性，属“年过半百，阳气自半”，加之大病久病，更加损伤机体阳气，脾肾阳虚，气机逆乱，胃失和降，胃气上逆动膈，导致喉间呃呃连声。“虚者补之，寒者温之，逆者降之”，以降逆止呃、回阳救逆为法，以四逆汤合二至丸作为治疗的基础方。方中选用四逆汤、肉桂温补脾肾，回阳救逆，使阳复厥回；配伍二至丸滋养肝肾，取其“善补阳者，必于阴中求阳，则阳得阴助，而生化无穷”之意；西洋参擅长气阴双补；大剂量黄芪补气升阳，利水消肿；檀香辛温，可理气和胃；山药平补肺、脾、肾三脏；赤芍配炙甘草为《伤寒论》的芍药甘草汤，可柔肝缓急，缓解膈肌痉挛而止呃逆；法半夏降逆止呕，为“止呃圣药”。诸药合用，共奏大补脾肾阳气之功，使阳壮呃止，精神恢复。

## 李勇华医案

姚某，男，70岁。2015年2月12日初诊。患者自诉20余天前无故突然出现呃逆，频频难抑，晚上亦如此，痛苦不堪。后求治中西名医，服用多种西药及中药10剂均无效。观前处方均为旋覆代赭汤合丁香散加味，其中柿蒂用至30 g。因就诊时为过年前1周，患者求治心切。刻诊：说话时亦呃逆频频，声响偏低，口干苦，素有慢性胃炎，胸后稍热，腹胀，胁肋胀满，寐欠安，稍乏力，情绪欠佳，纳差，大便结而每日一次，无手足心热、嗳气、烧心、吐酸等，舌红、苔薄黄，脉弦滑。处方：柴胡10 g，枳壳15 g，白芍20 g，炙甘草10 g，青皮10 g，陈皮10 g，香附15 g，旋覆花15 g，代赭石(包煎)30 g，鸡内金15 g，法半夏10 g，太子参30 g，大枣10 g，佛手15 g，牡蛎粉(包煎)30 g，海螵蛸30 g，柿蒂5 g，建曲15 g，麦芽15 g，枇杷叶15 g，竹茹10 g，火麻仁40 g。3剂，水煎温服，日1剂，分3次。

二诊（2015年2月16日）：患者自诉回家服中药1次后呃逆即顿减，1天3次头剂服完即已无呃逆，诸症均有不同程度缓解，后两剂权作巩固。现欲有呃逆动作而不可得，求问是否还需服药。因离春节仅两天，遂嘱其暂停服药，注意饮食、情绪，以后宜再诊治脾胃病。

按：患者有慢性胃炎的基础疾病，胁腹胀满，情绪不佳，显有肝气郁结；呃逆频发已久，稍有乏力，声响偏低，已显虚象；胸后稍热，大便结，亦为热象。治疗用柴胡疏肝散以疏肝解郁，调畅气机；旋覆代赭汤益气降逆止呃；牡蛎、海螵蛸制酸保胃。处方颇具特色处有二：一为大队降逆气药物的应用，如旋覆花、代赭石、法半夏、牡蛎、柿蒂、枇杷叶、竹茹；二为火麻仁重用至40 g，与疏利气机药物配用，带动脾胃气机升降之枢，全身气机顿下，呃逆即得顺势而平。患者自诉服药后得畅便，每日3次。此二者可概属中医下法，久用耗气伤正，临床注意配合补益，并中病即止。

# 第五节　腹痛

## 222. 谈谈腹痛的病因病机。

一为外感时邪，风、寒、暑、热、湿侵入腹中皆可引起腹痛。风寒入侵，寒性凝滞，寒性收引，不通则痛；暑湿或湿热入侵，使气机阻滞不通，不通则痛。二为饮食所伤，若暴饮暴食损伤脾胃，可造成食积而引发腹痛。若大量食用肥甘厚味或辛辣刺激性强的食物，则会导致湿热蕴脾，阻滞气机而引起腹痛。饮食生冷、不洁之物均可引起腹痛。三为情志失调，抑郁发怒使肝失疏泄，气机阻滞不通而腹痛。若气滞日久，则使得血液运行不畅，发生瘀血内阻，不通则痛。四为阳气素虚，脏腑不能得到阳气的温煦，而导致虚寒内生。阳气虚衰，不能推动气机的运行，使得脾胃运化失常，气血生化不足，脏腑失于濡养而作痛，此为不荣则痛。

## 223. 腹痛如何与其他内科疾病中的腹痛症状区分？内科腹痛如何与外科、妇科腹痛区分？

许多内科疾病的腹痛，均以其本病特征为主，而腹痛只是该病的伴随症状。如痢疾腹痛，常有里急后重，下痢赤白脓血。而腹痛只是以单纯的腹痛为主症，其他伴随症状为次。外科腹痛多在腹痛过程中出现发热，即先腹痛后发热，且热势逐渐加重，疼痛剧烈，痛处固定，压痛明显，伴有腹肌紧张和反跳痛，血象常明显升高，经内科正确治疗，病情不能缓解，甚至逐渐加重者，多为外科腹痛。而内科腹痛常先发热后腹痛，疼痛不剧，压痛不明显，痛无定处，腹部柔软，血象多无明显升高，经内科正确治疗，病情可逐渐得到控制。妇科腹痛多在小腹，与经、带、胎、产有关，伴有诸如痛经、流产、异位妊娠、输卵管破裂等经、带、胎、产的异常。若疑为妇科腹痛，应及时进行妇科检查，以明确鉴别诊断。

## 224. 如何辨腹痛的性质?

(1) 寒痛：寒主收引凝滞，则痛多拘急，腹鸣切痛。寒实可伴有气逆呕吐、腹满而急痛；虚寒则痛势绵绵。

(2) 热痛：多痛在脐腹，痛处发热，或伴有便秘、口渴喜冷饮等。

(3) 瘀血腹痛：痛处固定不移，痛如针刺，拒按，经常在夜间加剧，一般伴有面色晦黯，口唇色紫，舌有瘀斑、瘀点。

(4) 气滞腹痛：疼痛时轻时重，部位不固定，多为冲击痛，伴有胸胁不舒、嗳气、腹胀，排气之后得以减轻。

(5) 伤食腹痛：饮食过多或食积不化，肠胃作痛，嗳腐，胃中嘈杂，痛则欲便，便后痛减。

(6) 虚痛：经常腹痛则属虚，虚痛多痛势绵绵不休，可按或喜按。

(7) 实痛：暴痛多属实，实痛多有腹胀、呕逆、拒按等表现。

## 225. 如何辨腹痛的部位?

(1) 少腹痛：腹痛在肚脐以下，或左或右，或两侧均痛，多属肝经症状。如少腹痛偏于右侧，按之更剧，应注意肚脐与右髂前上棘连线的中外三分之一交点处为阑尾根部投影，若该处疼痛则提示为阑尾炎。

(2) 脐腹痛：脐腹疼多为肠道疾患。肠内绞痛，欲吐不吐，欲泻不泻，烦躁闷乱；严重者面色青惨，四肢逆冷，头汗出，脉沉浮，名为“干霍乱”，疼痛时作时止，痛时剧烈难忍。吐青黄绿水，也可泻出或吐出蛔虫，痛止又饮食如常，为“虫积痛”，多见于小儿。腹中拘挛，绕脐疼痛，冷汗出，怯寒肢冷，脉沉紧者，名为“寒疝”。

(3) 小腹痛：腹痛在肚脐下，痛时拘急结聚硬满，小便自利，甚至发狂，为下焦蓄血；且小腹痛多为妇科方面的疾病，多与经、带、胎、产有关。

## 226. 如何用温通及清热通腑法治疗腹痛?

(1) 寒实腹痛用温通之法治疗。寒邪入侵，寒性收引凝滞，使气机流通受阻，而引起腹痛。此时需用温法来散寒，即用辛温的药物，如附子辛热以温里散寒，细辛辛温宣通，以温散寒凝、调畅气机、减轻腹痛。若寒实阻滞，则用通下之法除积滞，即用泻下药，如以大黄除积，使气机通畅，腹痛骤减。故而在寒实积滞腹痛时，用大黄附子汤加味，以达到温里散寒、通便止痛的目的。温通之法可配合其他药物，以达到通则不痛的效果。一是与理气药为伍，用于寒凝而致气滞引起的腹痛；二是与养阴补血药同用；三是与活血祛瘀药同用，可在活血化瘀的同时，使用辛香温热之品，以化解滞留的瘀血；四是与补气药相配；五是与甘缓药同用，使其温通而不燥烈，缓急止痛而不阻碍邪气。

（2）热结腹痛用清热通腑法治疗。所用药物以清热解毒药与通腑药为主。热邪入侵耗伤津液，胃肠传导功能失常，导致大便秘结，气机不通，故腹胀痛而拒按。此时需要用清热之法来清泄热邪，用泻下之法来通腑以使气机通畅。即用大黄泄热通便，用芒硝软坚润燥，用厚朴行气除满散结，用枳实破气消积。故热结腹痛时用大承气汤加减以清热通腑，从而达到止痛的目的。虚证腹痛则不宜用清热通腑法，以免耗损正气。

## 227. 介绍几种腹痛的外治法。

（1）将大粒的粗盐放入热锅中炒热后，装入布袋，熨肚脐和全腹部。

（2）脐部的皮肤和身体其他部位的皮肤相比，表皮最薄，屏障功能最弱。因此药物最易穿透脐部而被人体吸收，在肚脐部敷药能起到内服药物起不到的作用。将胡椒粉敷在肚脐部，用胶布覆盖，24 小时后取下，更新再敷，可治疗寒性腹痛。

（3）硫黄、吴茱萸各 6 g，大蒜适量。捣和，涂敷脐中，适用于寒性腹痛。

（4）皮硝 30 ~ 90 g，打碎，布包敷于痛处或脐部，适用于食滞湿热引起的腹痛。

## 228. 谈谈腹痛的治疗原则。

（1）通补关系：腹痛初期，主要为实证，或外邪入侵，或食积，或虫积，或气滞，此时可用通法来祛邪、导滞、行气，使得气机通畅，通则不痛。若用补气之法，则闭门留寇，气机不畅，腹痛加剧。腹痛日久，体虚之人，可用补法，通过补气来推动气血运行，达到缓急止痛的目的。虚实夹杂者，要辨别虚实的主次，实者以通为主，虚者以补为主，或通补兼用，不可一味地用通法或补法。

（2）寒热实证的侧重：从证候上来讲，寒证多因寒邪凝滞而引起，腹痛多伴有寒象，如口淡不渴、小便清利、大便溏薄、舌苔白腻、脉沉紧；热证多由热邪所致，腹痛多伴有热象，如口干欲饮、小便短赤、大便秘结、舌苔黄腻、脉濡数。从治疗上来说，寒实腹痛因寒性凝滞所致，有大便秘结者，虽可加大黄等，但在治疗上仍以散寒温里、理气止痛为主。可适当运用消除积滞、通里攻下之法，但不能过度，以免损伤正气。实热腹痛在泄热通腑的基础上，可适当配伍理气和中之品，有助于疏通导滞，调畅气机，在治法上以泄热通腑、行气导滞为主。

（3）暴痛在气、久痛在血：腹中暴痛且胀痛拒按，疼痛部位不固定，是因气机阻滞所致。气机不通则痛，故在治疗上宜宣通气机，通阳泄浊。腹痛如针刺且病程缠绵，痛处固定不移，或腹痛日久，为邪滞经络，由气入血，导致血行不畅，气滞血瘀。治疗可采用活血通络、理气止痛之法，也可加入理气之品，气血同治。

## 229. 介绍一下中华中医药学会脾胃病分会《肠易激综合征中医诊疗共识意见》。

分型论治：①脾虚湿阻证，治宜健脾益气、化湿消滞。方用参苓白术散（《太平惠民和剂局方》）加减，药物组成为党参、白术、茯苓、桔梗、山药、砂仁、薏苡仁、莲子。②肝郁脾虚证，治宜抑肝扶脾。方用痛泻要方（《丹溪心法》）加味，药物组成为党参、白术、炒白芍、防风、陈皮、郁金、佛手、茯苓。③脾肾阳虚证，治宜温补脾肾。方用附子理中汤（《太平惠民和剂局方》）合四神丸（《内科摘要》）加减，药物组成为党参、白术、茯苓、山药、五味子、补骨脂、肉豆蔻、吴茱萸。④脾胃湿热证，治宜清热利湿。方用葛根芩连汤（《伤寒论》）加减，药物组成为葛根、黄芩、黄连、甘草、苦参、秦皮、炒莱菔子、薏苡仁。⑤肝郁气滞证，治宜疏肝理气、行气导滞。方用六磨汤（《证治准绳》）加减，药物组成为木香、乌药、沉香、枳实、槟榔、大黄、龙胆草、郁金。⑥肠道燥热证，治宜泻热通便、润肠通便。方用麻子仁丸（《伤寒论》）加减，药物组成为火麻仁、杏仁、白芍、大黄、厚朴、枳实。

随症加减：腹痛明显者，可加醋延胡索、炒白芍；纳食减少者，可加鸡内金、神曲；腹胀明显者加槟榔、枳实、大腹皮；滑脱不禁加诃子、补骨脂；忧郁寡欢加合欢花、玫瑰花。

中成药治疗：参苓白术丸（颗粒），每次6～9 g，每日2次；补脾益肠丸，每次6 g，每日3次；人参健脾丸，每次6 g，每日2次。以上适用于脾虚湿阻导致的泄泻。固本益肠片，每次8片，每日3次；四神丸，每次9 g，每日1～2次。以上适用于脾肾阳虚导致的泄泻。葛根芩连丸，每次6 g，每日2次；香连丸，每次6 g，每日2次，以上适用于脾胃湿热导致的泄泻。火麻仁丸每次6～9 g，每日2次；火麻仁润肠丸，每次6 g，每日3次。以上适用于肠道燥热导致的便秘。四磨汤口服液，每次10 mL，每日3次，适用于肝郁气滞导致的便秘。

其他疗法：针灸治疗肠易激综合征具有经济实惠、副作用少的优点，泄泻取足三里、天枢、三阴交，实证用泻法、虚证用补法。脾虚湿阻加脾俞、章门；脾肾阳虚加肾俞、命门、关元，也可用灸法；脘痞纳呆加公孙；肝郁加肝俞、行间；便秘以取背俞穴和腹部募穴及下合穴为主，一般取大肠俞、天枢、支沟、丰隆，实证宜泻、虚证宜补、寒证加灸；肠道燥热加合谷、曲池；气滞加中脘、行间，用泻法。另外，中医按摩、药浴等外治法对缓解症状也有一定疗效，采用综合的治疗方法可以提高临床疗效。

## 230. 谈谈秦伯未治疗腹痛的经验。

从部位来分，上腹部即胃脘属太阴，脐腹属少阴，左右为少腹属厥阴，脐下为小腹属冲任奇经。

脐腹痛：脐腹虽属少阴，一般仍包括太阴及大肠、小肠。痛时多在脐腹周围，喜手按或温罨，伴见肠鸣、自利、饮食少味、消化迟钝、舌苔白腻等。这类腹痛，若为暴痛多由受寒或啖生冷引起，痛无休止；久痛则为脾肾虚寒，时轻时重。前者宜散寒和中法，用排气饮（藿香、木香、乌药、厚朴、枳壳、香附、陈皮、泽泻），寒重加肉桂，亦可用天台乌药散（乌药、高良姜、小茴香、木香、青皮、槟榔、金铃子、巴豆），但巴豆当慎用；后者用理中汤（党参、白术、炮姜、甘草），寒重者加附子。

少腹痛：少腹属厥阴，病以肝气为多，痛时特征均兼作胀，或牵及胁肋，得矢气减轻，治宜疏肝理气法，用金铃子散（金铃子、延胡索）加青皮、荔枝核等。肝寒气滞作痛者，兼有肢冷、脉细，或吐清水、酸水，用当归四逆汤（当归、桂枝、白芍、细辛、通草、红枣）。若痛时睾丸亦痛，或多立即觉少腹胀痛，须防疝气，用济生橘核丸（橘核、金铃子、延胡索、木香、厚朴、枳实、肉桂、海藻、昆布、海带、桃仁、木通）加减，散寒理气之中兼有软坚作用。

小腹痛：小腹属冲任二脉，小腹痛以妇科痛经病最为常见。痛经可分三个类型：一为经前痛，经期三四日或七八日内，先觉少腹胀痛，重的胁部和乳房亦胀，经将来时，小腹亦痛剧，经行便逐渐消失；二为经行痛，经来时小腹急痛，经血涩少不利，逐渐量多，痛亦渐减，至经净痛始消失；三为经后痛，经前、经行均无腹痛，经行二三日后量渐多，或七八天淋沥不断，开始小腹绵绵作痛，兼有下坠感及腰酸、疲乏等症。痛经的腹痛，主要部位都在小腹，前二种属气滞、寒阻、瘀血内结，治宜调经饮（当归、香附、青皮、山楂、牛膝、茯苓）和延胡索散（延胡索、当归、川芎、乳香、没药、蒲黄、肉桂）加减，其他如柴胡、乌药、红花、桃仁、五灵脂等理气、散寒、活血、祛瘀药，均可适当加入。后者属气血两亏，不能固摄，宜胶艾四物汤（阿胶、艾叶、熟地黄、白芍、当归、川芎、甘草），加黄芪、党参益气，亦可加龙骨、牡蛎、升麻等固涩升提。

## 231. 谈谈六经腹痛的治疗。

太阳腹痛，《伤寒论》第102条：“伤寒，阳脉涩，阴脉弦，法当腹中急痛，先与小建中汤；不瘥者，小柴胡汤主之。”此条为气血不足，又被少阳之邪所乘之象。病机以里虚为主，先与小建中汤温补脾胃，调和气血，缓急止痛。疼痛不止者，再用小柴胡汤和解少阳。

少阳腹痛，《伤寒论》第93条：“伤寒五六日，中风，往来寒热，胸胁苦满，默默不欲饮食，心烦喜呕，或胸中烦而不呕，或渴，或腹中痛……与小柴胡汤主之。”此条为邪在半表半里之间，用小柴胡汤和解。在方后的加减中指出，若腹中痛者，去黄芩，加芍药三两。去黄芩以免其苦寒伤胃，加芍药以柔肝缓急止痛。

阳明腹痛，《伤寒论》第 243 条：“大下后，六七日不大便，烦不解，腹满痛者，此有燥屎也。所以然者，本有宿食故也，宜大承气汤。”此条为阳明腑实腹痛，病因为燥屎阻结于肠道，腑气不通，治疗用大承气汤攻下热结，以通腑止痛。

太阴腹痛，《伤寒论》第 273 条：“太阴之为病，腹满而吐，食不下，自利益甚，时腹自痛。若下之，必胸下结硬。”此条为太阴虚寒腹痛。脾虚中阳不振、寒湿不化，气机壅滞而致腹痛。可用温中散寒、健脾利湿的理中丸治疗。

少阴腹痛，《伤寒论》第 317 条：“少阴病，下利清谷，里寒外热，手足厥逆，脉微欲绝，身反不恶寒，其人面色赤，或腹痛……通脉四逆汤主之。”此条为少阴阴盛格阳腹痛。阴盛格阳于外，里寒外热，寒凝气滞而致腹痛。可用通脉四逆汤破阴回阳。

厥阴腹痛，《伤寒论》第 338 条：“蛔厥者，其人当吐蛔。令病者静，而复时烦，此为脏寒。蛔上如膈，故烦，须臾复止，得食而呕，又烦者，蛔闻食臭出，其人当自吐蛔。蛔厥者，乌梅丸主之。”此条为蛔厥证腹痛。虫居肠中，平时常有脐周腹痛。胃热肠寒，寒热错杂，治宜寒温并用，安蛔止痛，用乌梅丸。

### 232. 腹痛医案举隅。

## 成肇仁医案

邓某，女，61 岁。2012 年 12 月 2 日来诊。患者胃癌术后两个月，述腹痛阵发已 20 天，多以食后为显，伴大便日行数次，但排出欠畅。舌淡红，苔薄白，脉沉弦。辨证为中焦病久，脾阳损伤，气滞不通。治宜健脾益气，和络止痛，活血散结。予桂枝加大黄汤加减：桂枝 10 g，白芍 30 g，延胡索 12 g，木香 10 g，制香附 10 g，枳壳 10 g，佛手 10 g，香橼 10 g，熟大黄 6 g，厚朴 10 g，炒莱菔子 15 g，虎杖 15 g，焦三仙各 15 g，炙甘草 6 g。7 剂，日 1 剂，水煎服，分 3 次服下。患者 1 周后复诊，自述以上诸症大减，大便仍排出稍欠畅，舌脉同上。守上方加防风、槟榔各 10 g，炒莱菔子、虎杖均增量为 30 g。10 剂，服后上述不适症状基本消失。

按：本患者因腹部手术，邪陷太阴，脾络不和，兼夹食积，治当和络止痛，兼通食滞。方中桂枝辛散通络；白芍重用，一则与甘草配伍，酸甘化阴，缓急止痛，二则加倍其用量，以增强活血而散结之功；延胡索止痛；木香、制香附、枳壳、佛手、香橼、厚朴行气；炒莱菔子、焦三仙消食行气；虎杖活血化瘀利湿；甘草调和诸药。加熟大黄则有双重作用，其一因气血经络瘀滞，腹部满痛，加入大黄可增强其活血化瘀、通经活络之功；其二因气滞不通，患者排大便欠畅，又加重气滞络瘀，加入大黄能导滞通便，使气机通畅，瘀滞自去，经络通和，则病可愈。

## 陈宝贵医案

沈某，男，56 岁。2005 年 6 月 11 日初诊。患者上腹痛 3 年有余，剑突下似有硬块，一年前尚能自行缓解，近来欲觉硬块难解，生气后更为明显，按之板硬不舒，纳减，形瘦。舌黯，苔微黄，脉弦细。辨证属气滞血瘀，治宜活血化瘀、理气止痛。处方：当归 15 g，川芎 10 g，桃仁 10 g，红花 10 g，赤芍 10 g，延胡索 10 g，香附 10 g，三棱 10 g，莪术 10 g，甘草 10 g，枳壳 6 g，丹参 15 g，党参 10 g。7 剂，水煎服，日 1 剂。患者 1 周后二诊，诉硬块较前减小，纳增。前方又进 14 剂。患者两周后三诊，诉硬块已无，纳食正常，脉弦转缓。上方去三棱、莪术，又进 14 剂。患者两周后四诊，诉诸症皆无。改用八珍汤加理气之剂调理。取药 30 剂。三个月后回访，患者病愈，形体较前壮实，体重增加，已能正常做家务劳动。

按：膈下逐瘀汤为清代医家王清任所创，由桃仁、牡丹皮、赤芍、乌药、延胡索、甘草、当归、川芎、五灵脂、红花、枳壳、香附组成，具有行气化瘀、破结止痛之功效，主治气滞血瘀所致的膈下久痛或见积块、痛不移处等。此案患者亦为气滞血瘀所致的膈下疼痛，病机与其相同，故用膈下逐瘀汤加减治疗。方中当归、川芎、赤芍、丹参养血活血；桃仁、红花、三棱、莪术破血逐瘀，以消硬块；配香附、枳壳、延胡索行气止痛；血瘀日久，多损耗正气，故用党参以补虚；甘草以调和诸药。全方共奏活血逐瘀、理气止痛之效。三诊时患者硬块已消，故去破血破气之三棱、莪术。四诊时患者瘀血已除，为正虚尚待恢复，故在八珍汤的基础上加减固本以善后。另外，方中甘草用量较大，可以缓和诸多活血药之力，以免破血之弊。

## 第六节 泄泻

### 233. 谈谈李中梓的治泄九法。

淡渗：李氏将湿列为泄泻的主要原因，因此在治疗上重视淡渗利湿的方法。他根据“治湿不利小便，非其治也”“在下者，引而竭之”的理论，对于以湿为主因的泄泻，主要采用淡渗利小便的方法。水湿壅盛，困脾伤中所致的水湿泄泻，用“利小便而实大便”之法，方药可以选用六一散、五苓散、五皮饮、胃苓汤。

升提：泄泻之病，离不开脾胃，由于脾气下陷，中枢失于输转，使清浊不分，则可导致泄泻，故要用益气升陷、健脾升清之法。本法适用于脾胃虚弱，清气下陷，或脾胃之气为寒湿所困之泄泻。方用补中益气汤，重在益气升阳。还可配伍升麻、柴胡、葛根、羌活之类，能升阳除湿、治风胜湿。

清凉：实泻常因热淫所致，见暴注下迫、口渴溲少、脉洪数等症。根据“热者清之”的原则，用苦寒之品以清邪热。如里急后重，李氏常用“通因通用”之法，以承气汤下之凉之。

疏利：由痰凝、气滞、食滞、水停等引起的脾运失健之泄泻，即是要燥湿化痰、疏肝理气、消食导滞、攻逐水饮、活血化瘀以祛邪气。如痰凝可用二陈汤加苍术、木香，食积可用香砂积术丸，气滞可用木香、砂仁、枳壳、厚朴。

甘缓：对于泻利不已，急迫下坠，李氏根据“甘能缓中”“急则缓之”的原则，常佐以甘药，取其能缓中培土，在方中加入甘草等药品，以缓下趋之暴注泄泻。

酸收：若泻下日久，则气散不收，不能统摄，而酸味之品能助收敛之权，以治久泻不止或反复发作，正气耗伤。方如乌梅丸，此乃“散者收之”之意。

燥脾：李氏认为泻皆成于湿、湿皆本于脾虚，脾喜燥而恶湿，燥湿健脾实为治本之法，此即“虚者补之”之意。若脾气不足者，四君子汤、六君子汤、参苓白术散等均可选用；若湿胜困脾，则以平胃散为主；若湿胜阳微，则用理中汤合平胃散。

温肾：即以温补脾肾、补火生土之法，治脾肾虚寒泄泻，方用二神丸、四神丸、五味子散、八味丸。李氏见脾虚必补肾，此为久泻治本的又一要法，此法寓有“虚则补其母”“寒则温之”之意。

固涩：用收敛固涩之品，治疗泄泻日久。脾胃虚弱，邪少虚多，关门不固，可致肠道滑脱不禁之泄泻。治疗用赤石脂丸，所谓“滑者涩之”。

## 234. 现代医学腹泻的分类方法？

腹泻从病理生理角度，可分为以下四种：①高渗性腹泻。由于肠道摄入了高渗性食物或药物，导致肠道食糜变成了高渗状态，因而使肠壁内水分进入肠腔，刺激肠道运动加速，导致腹泻。②吸收障碍性腹泻。由于肠道黏膜受损害，吸收面积减少，使肠道对水及电解质的吸收减少，对脂肪酸吸收减少，肠腔内水、电解质及脂肪酸等增加，刺激肠道使运动加速，导致腹泻。③分泌性腹泻。由于细菌的毒素与肠道黏膜受体结合，激活肠壁内腺苷环化酶，使肠黏膜内 cAMP（环腺苷酸）增加，促使肠壁增加向肠腔分泌水及电解质，导致腹泻。④运动性腹泻。由于肠内毒素、药物及消化不全的中间产物等，刺激肠道使肠运动增加，导致腹泻。

## 235. 为什么说“无湿不成泻”？为什么说“外感从湿论治”“内伤以健脾为主”？

湿盛则濡泄，脾喜燥恶湿，湿邪易困脾土，影响脾之运化，水谷相杂而下，引起泄泻。湿是引起泄泻的关键病理因素，故称“无湿不成泻”。外感寒湿、暑热之邪，皆可以引起泄泻，其中主要是感受湿邪。外感湿邪泄泻分为湿热泄与寒湿泄，前者治宜清热利湿，后者治宜芳香化湿、疏表散寒。此为“外感从湿论治”。

脾为后天之本，气血生化之源，久病不治，脾胃受损，饮食失调，脾虚失运，水谷不化精微，湿浊内生，混杂而下发生泄泻。《景岳全书·泄泻》曰：“泄泻之本，无不由于脾胃。”故而健脾益气，为治泻之本。脾虚泄泻，治宜健脾助运；情志所伤，肝气横逆犯脾胃，表现为痛泻等症，治宜柔肝补脾，祛湿止泻；脾肾阳虚，不能温阳，运化失常，表现为五更泻等症，治宜温肾健脾，固涩止泻。故总曰“内伤以健脾为主”。

## 236. 泄泻与霍乱的鉴别?

泄泻以大便次数增多，粪质稀薄，甚至泻出如水样为主症，便中无脓血，也无里急后重，腹痛或有或无。中医霍乱是一种猝然起病，剧烈上吐下泻，吐泻并作的病证。泄泻与霍乱相比，同有大便清稀如水的症状，故需鉴别。霍乱的发病特点是来势急骤，变化迅速，病情凶险，起病时常先突然腹痛，继则吐泻交作，所吐之物均为未消化之食物，气味酸腐热臭，所泻之物多为黄色粪水，或如米泔，常伴恶寒发热。部分病人在吐泻之后，津液耗伤，迅速消瘦，或发生转筋，腹中绞痛。若吐泻剧烈，可见面色苍白、目眶凹陷、汗出肢冷等津竭阳衰之危候。而泄泻只以大便次数增多，粪质稀薄，甚至泻出如水样为主症，一般起病不急骤，泻水量不大，无米泔水样便，津伤较轻，无危候。现代医学所谓霍乱为霍乱弧菌引起的烈性传染病。怀疑霍乱者，可在做大便常规检验时加“悬滴试验”。

## 237. 谈谈泄泻治疗中补涩、渗利法的应用。

补涩法：治疗泄泻日久，脾肾虚寒，邪少虚多，关门不固，滑脱不禁之泄泻，也可称为涩滑固脱法。临床本法常与燥脾法、温肾法合用。方如真人养脏汤，药用诃子、五味子、赤石脂、石榴皮、罂粟壳等。注意急性泄泻湿邪壅盛者，宜祛邪湿为主，多用渗利等法，不宜补涩，否则为“闭门留寇”。

渗利法：在泄泻之初，邪湿为甚，清浊不分，治宜利小便而实大便，水湿去而利自止。本法适用于水湿壅盛，困脾伤中所致的水湿泄泻。方如五苓散，药如车前子、白术、茯苓等。注意并不是所有利小便的药物都可用于泄泻的治疗，更不能把分利药物与西药利尿剂混为一谈。久泻者，邪少虚多，不宜渗利，因“利水伤阴”，则祛邪伤正。

## 238. 寒湿、湿热、食滞、脾虚、肝脾不调、肾阳虚泄泻的辨证要点？

寒湿：大便清稀，严重则如水样，兼风寒表证，舌苔白腻，脉濡缓。

湿热：泄泻腹痛，泻下急迫，粪色黄褐而臭，肛门灼热，小便短黄，舌质红，苔黄腻，脉滑数。

食滞：腹痛肠鸣，泻下粪臭如败卵，泻后腹痛有所缓解，嗳腐酸臭，舌苔厚腻，脉滑。

脾虚：稍有饮食不慎，则大便次数增多，面色少华，舌质淡，苔白，脉弱。

肝脾不调：腹痛即泻，腹中肠鸣，泻后缓，常因抑郁恼怒而诱发，平时胸胁胀闷，嗳气食少。

肾阳虚：又称五更泄泻。脐下疼痛，肠鸣即泻，完谷不化，腹部喜暖，伴形寒肢冷，舌淡、苔白，脉沉细。

## 239. 谈谈藿香正气散、胃苓汤、葛根芩连汤、连朴饮、香连丸、枳实导滞丸、真人养脏汤、乌梅丸在泄泻治疗中的应用。

藿香正气散：主要用于“外感风寒，内伤湿滞”引起的泄泻，临床常见于胃肠型感冒表现的泄泻和夏日胃肠不适泄泻。

胃苓汤：健脾行气祛湿。可用于湿邪偏重引起的泄泻，症见腹满肠鸣，小便不利，苔白厚腻。

葛根芩连汤：适用于湿热所引起的泄泻。

连朴饮：清热化湿，理气和中。主治湿热霍乱，症见上吐下泻，胸脘痞闷，心烦躁扰，小便短赤，舌苔黄腻，脉滑数。临床常用于急性胃肠炎、肠伤寒、副伤寒等证属湿热并重者。

香连丸：清热燥湿，行气止痛。用于泄泻腹痛，便黄而黏，湿热甚者。

枳实导滞丸：食滞较重，脘腹胀满，泻下不爽，可因势利导，用“通因通用”法。枳实导滞丸用于食积泄泻重者，保和丸用于轻者。

真人养脏汤：涩肠止泻。主要用于脾肾阳衰，久泻不止，滑脱不禁，气虚，虚坐努责。

乌梅丸：用于脾肾阳虚不显，反见心烦嘈杂，大便夹有黏冻，表现出寒热错杂证候者。

## 240. 谈谈肠道菌群失调的活菌制剂及菌群促进剂的使用。

活菌制剂：目前常用的活菌制剂有嗜酸乳杆菌、保加利亚乳杆菌、乳酸乳杆菌、芽孢乳杆菌、分叉乳杆菌、粪链球菌、大肠杆菌、粪杆菌和枯草杆菌等。其中以分叉乳杆菌制剂疗效最好，枯草杆菌制剂疗效也较好。其疗效机制可能是由于该菌为需氧菌，能吸收氧，降低肠腔氧化还原电位，支持厌氧菌（类杆菌、乳杆菌）生长，从而间接扶植了正常菌群。还可以用正常人的大便悬液做成复方活菌制剂来治疗葡萄球菌引起的伪膜性肠炎，能收到较好效果。用乳酸链球菌制成的乳酶生，临床广泛应用效果亦好。用肠道正常菌群中繁殖不足的耐药株做成制剂，以利定植，亦是调整肠道菌群失调的有效方法。丽珠肠乐为双歧杆菌活菌制剂，具有较好的调节肠道菌群作用。

菌群促进剂：口服菌群促进剂，亦可达到扶植正常菌群的目的。如用乳糖扶植在肠杆菌，用叶酸扶植肠球菌，儿童常用分叉杆菌因子促进分叉乳杆菌生长。

## 241. 谈谈肠道细菌性炎症的抗菌中药应用。

现代研究显示，黄芩、黄连、大黄、半枝莲、白花蛇舌草、重楼、白头翁、马齿苋、地锦草、蒲公英、鱼腥草等，均有一定抑制肠道细菌作用，临床可适当选用此类中药。但需注意不可过用寒凉，以免苦寒败胃。

## 242. 谈谈泄泻治疗中“风药”的临床运用。

脾气不升是慢性泄泻的主要病机之一。风药轻扬升散，同气相召，脾气上升，运化乃健，泄泻可止。湿邪是泄泻发病的主要病理因素，而风药有胜湿之功，故临床治疗泄泻加用风药可提高疗效。从现代医学观点来看，风药尚具有抗过敏作用，而慢性泄泻多与结肠过敏有关，故临床常选用荆芥、防风、白芷、升麻、柴胡、蝉蜕等风药，如运用得当，效果明显。

### 243. 如何理解泄泻治疗中的“通因通用”。

“通因”指的是表现为通利的症状，如呕吐、崩漏、泄泻等，当这些症状由有形实邪所致才可使用通因通用法。比如食积泄泻，主要辨证要点为嗳腐吞酸，腹满胀痛，大便臭如败卵，泻后痛减，脉滑或迟而有力等；寒积泄泻，主要辨证要点为腹痛，或拒按，便下不畅；湿热泄泻，辨证要点为粪色黄褐秽臭，肛门灼热迫胀等。痰、食、湿、瘀血等有形邪气所致的通利症状即可运用通因通用法。

积滞内停型泄泻多为脾胃受阻，食积于中而下滞于肠。胃肠为阳明之腑多气多血，食积停于内易化热伤阴，导致腑气不通，热为阳邪易动又会迫液外泄，从而出现热结旁流的现象，用小承气汤泻出在内的食积即可改善症状。

水饮内停型泄泻因水饮下迫大肠，大肠传导失司而下利不止，用逐水剂十枣汤止利，肠有留饮而下利者用甘遂半夏汤逐饮止利。水饮之邪祛，大肠功能恢复，下利自止。

痰饮阻塞型泄泻，痰饮停留在上焦，导致脾胃运化功能失常，气机升降不利，脾气为清阳之气，“清气在下，则生飧泄”，痰饮阻滞气机升发，清阳之气不得上升，而成泄泻。又因痰饮发生在上焦，故因势利导用涌吐法治疗。

### 244. 痢疾治疗之“逆流挽舟”法能否用于泄泻的治疗?

痢疾兼有恶寒、发热、头痛、身痛、无汗等表证，用人参败毒散。该方疏表除湿，寓散于通，使表解而里滞亦除。即前人所谓从表陷者仍当由里出表，如逆水挽船上行之意，故称“逆流挽舟”。喻嘉言用败毒散治疗外邪陷里而成之痢疾，意即疏散表邪，表气疏通，里滞亦除，其痢自止。泄泻有相同病机者，同理可用“逆流挽舟”法。

## 245. 为什么说“五更泻”治宜温肾健脾兼以敛肝？

五更乃寅卯之时，其在四季为春，在五脏应肝；肝主疏泄、肾主闭藏，五更之时，肝气最旺，疏泄太过，肾闭藏不及，而致五更泻。故治疗五更泻主方四神丸不用温中散寒、守而不走之干姜，而用温中散寒、平肝降逆之吴茱萸。临床治疗五更泻时，在温肾阳、暖脾土的基础上，适当加入白芍、乌梅、煅龙骨、煅牡蛎等柔肝、敛肝、平肝之品，可提高疗效。

## 246. 谈谈慢性泄泻的中医药养生保健法。

（1）车前山药粥：山药 30 g，车前子 12 g。车前子择去杂质，装入纱布袋内，扎紧袋口，与山药粉一同放入锅中，加清水适量，用小火煮成粥。功能固肠止泻，适用于慢性肠炎，久而不愈，腹泻反复发作。

（2）四君子蒸鸭：老鸭 1 只，党参 15 g，白术 10 g，茯苓 10 g，炙甘草 6 g。鸭子去毛及肚肠，洗净，党参、白术、茯苓、炙甘草用纱布包好，放入鸭肚内，整鸭放于大碗中，加葱、姜、料酒、盐、味精、鲜汤，用湿棉纸封住碗口，于笼中蒸至熟，去棉纸、药袋，佐餐食之。功能健脾祛湿，适用于脾虚，消化力弱，大便稀薄。

（3）蒜泥马齿苋：独大蒜 50 g，鲜马齿苋 500 g，黑芝麻 15 g，白糖 13 g。马齿苋折成小段，用沸水烫透，装入盘中，独蒜捣成泥，芝麻炒香捣碎，放入盘中，加精盐、味精、白糖、花椒粉、酱油、醋拌匀，佐餐食之。功能清热利湿，适用于慢性肠炎，腹泻反复不愈。

（4）泡脚方：取艾叶、干姜、淫羊藿、桂枝、当归、花椒、独活各 10 g，薏苡仁 15 g。所有药物一起煮 20 分钟后，加水适量，调至合适温度，以 38℃ ~42℃为宜，最好不要超过 45℃。泡脚时间不超过 20 分钟，每晚 1 次，两周为一个疗程。泡到后背感觉有点潮，或者额头微微出汗即可，不可泡到大汗淋漓。

## 247. 泄泻医案举隅。

### 郭子光医案

韩某，男，20 岁，教师。患者于 3 年前患急性肠炎，服西药后基本治愈，次年因食不洁之物突然复发，服中西药物多剂未见明显好转，腹泻反复发作，持续两年余。两天前因过食生冷，又致腹泻发作，日 4～5 次，便带黏液，小腹冷痛，腹胀肠鸣，食欲差，四肢不温，服西药未效，故此来院就诊。刻诊：面色淡白无华，精神欠佳，腹部无压痛，四肢欠温，舌苔白滑，脉弦滑而数。此为中焦虚寒、脾阳不运、郁热内伏之象。治宜温中散寒、益气健脾，佐以清热之法，方予理中汤加味。处方：白术 15 g，炮姜 12 g，党参 15 g，炙甘草 6 g，附片 12 g，乌梅 12 g，黄连 3 g。每日 1 剂，水煎服。共进 3 剂，腹泻停止，后以理中丸调理月余，告愈。

按：本案久泻长达三年之久，新病多实、久病多虚，当属虚证无疑。患者症见腹胀肠鸣、食欲不振、四肢不温等，责之脏腑，乃属脾阳虚衰，阴寒内盛。脾失健运则水谷停滞，清浊不分，混杂而下，遂成久泻。观其舌苔白滑，说明脾胃有湿；脉弦滑而数，弦脉主寒、滑脉主湿、数脉主热。据此判断为脾阳不运，郁热内伏之证。由此可见，本案病机有虚、有湿、有寒、有热，不仅是一个本虚标实证，而且是一个寒热错杂证。因此，郭老确立以温中散寒、益气健脾为主，佐以清热为大法调治，选用附子理中汤治疗，又配有乌梅、黄连两味药，疗效颇佳。

### 颜德馨医案

张某某，男，54 岁。1977 年 6 月 18 日诊。患者泄泻伴腹痛 4 年余，每于进食油腻后加剧，多次大便镜检均为食物残渣及脂肪球，经钡剂灌肠检查，诊断为“慢性结肠炎”。大便日行 3～4 次，临圊腹痛，拒按，便泻不畅，粪便溏薄，夹有黏液，伴心烦易怒、口干不欲饮、胸胁胀痛等。屡用清利湿热、疏肝健脾、补脾化湿诸法，效果不显。察患者面色苍黑，巩膜浑浊，瘀丝累累，舌边尖红，苔腻根黄，脉弦细。久泻脾胃受损，湿热内蕴肠道，气机乏于斡旋，郁久致瘀。治宜理气活血，选王氏膈下逐瘀汤。处方：白芍12 g，川芎、当归、桃仁、乌药、枳壳、甘草各6 g，红花、五灵脂、香附、延胡索各9 g。水煎服，每日1剂。8日后腹痛渐和，便溏成条，日行1～2次，转用参苓白术丸常服以益气健脾，竟未复发。

按：细观其诊疗经过，见患者屡服清利湿热、疏肝健脾、补脾化湿之法却效果不显，说明辨证不明，方证不符。复见患者面色苍黑、巩膜瘀斑显露、泻前腹痛拒按等均为瘀血内阻之征。故颜老断然投以理气活血的膈下逐瘀汤治之，俾血活气和，气机调畅，湿热化而脾胃健，不止泻而泻止。颜老在用膈下逐瘀汤时去掉了牡丹皮这味苦寒易伤脾胃之药，而又以白芍易赤芍，如此化裁，使王清任这首性凉偏攻的活血化瘀名方变成一首性偏温和，既能活血化瘀，又能益肝补土的方子。从而使本方不仅能行血分瘀滞，又能解气分之郁结，活血而不耗血，祛瘀又能生新。合而用之，使瘀去气行，共奏“调气则后重自除，行血则便脓自愈”之功。

## 第七节　便秘

### 248. 便秘是否为大便干结难解？

从病因病机来说，便秘的发生常因饮食损伤、情志失调、年老体虚、感受外邪等，导致肠腑阴血津液不足或肠腑气机不利，胃肠传导失司，大便艰涩难出。便秘是以大便秘结，排便周期长，或周期不长，但粪质干结难解，或粪质不硬，虽然有便意，但便而不畅为主要表现的病症。大便干结难解只是便秘的一种情况，便秘不一定大便干结，但必有大便不畅。

### 249. 热秘、冷秘、气秘及各虚秘的便秘特点？

热秘为大便干结，冷秘为大便艰涩难下；气秘为大便干结，或不甚干结，然欲便不得出，或便而不爽，肠鸣矢气。

气虚便秘为粪质不干硬，虽有便意但便时努挣乏力，便难排出，便后乏力；血虚便秘为大便干结；阴虚便秘为大便干结如羊屎状；阳虚便秘为大便干或不干，排出艰涩困难。

## 250. 大黄、番泻叶、虎杖、芦荟在便秘治疗中能否常规应用？

这几味中药的泻热通便力量较强，针对大便干结难解者，可以适当应用；大便不干结，甚至还稀者不宜，或只宜短暂应用，不宜长期应用。注意某些缓泻剂常常含有这些药物，应用时间长，可能会引起黑肠病变。便秘的治疗宜抓准病机，辨证论治，不宜长期借助这些泻下通便药物的力量，故此类药为非常规应用药物。

## 251. 枳术丸治疗便秘的临证应用？

枳术丸由枳实、白术组成，主治脾虚气滞，饮食停聚。脾虚气机阻滞，升降失调，腑气不通，大肠传导失司，糟粕内停。王琦教授认为，临床便秘患者，多数因便秘时日已久，乱投各种泻药而致大便无规律，脾胃功能紊乱，以脾虚气滞，阴液不足，不能正常排便者多见。用白术健脾益气通便，既是“治病求本”，亦是“塞因塞用”之法。便秘虽有冷秘、热秘、阳虚便秘、阴虚便秘、气虚便秘、血虚便秘之不同，但临床凡见便秘者，均可用生白术治疗。此时白术用量宜大，常为 30 g 以上，甚至达到 120 g，方能奏效。临床若无兼症，单用一味生白术即可奏效。若为虚秘，临床症见便秘数年月，并无腹满、腹胀，形如常人。王琦教授常取生白术与枳壳 2∶1 或 3∶1 之比例，以白术补脾胃之弱，而后化其所伤，使攻伐不峻利矣。若为实秘，临床常见患者体型丰腴，腹部肥满胀闷，口气重，纳少，纳不香。将枳实或枳壳用量倍于白术 2～3 倍，取其破气除痞之效。二药参合，一泻一补，一走一守，补而不滞，消不伤正，共奏健脾除满、通利大便之功。

## 252. 增液汤、五仁丸在便秘治疗中的应用？

增液汤治疗阴虚便秘，方药组成为生地黄、玄参、麦冬，能滋阴生津、润肠通便。其主治证候为大便干结如羊屎状，形体消瘦，头晕耳鸣，两颧红赤，心烦失眠，潮热盗汗，腰膝酸软，舌红少苔，脉细数。

五仁丸治疗津亏便结，方药组成为桃仁、杏仁、柏子仁、松子仁、郁李仁、陈皮，能润肠通便。本方可用于治疗大便干结，艰涩难出，以及老年便秘，或产后血虚便秘。因其用富含油脂的果仁再配伍陈皮，故润肠功效佳。

临床上，生地黄、当归、瓜蒌、何首乌、玄参、决明子、荷叶、肉苁蓉等药物的滑肠作用当引起重视，治疗便秘时为治疗作用，治疗其他病证时则可能成为副作用。

## 253. 便秘患者的食疗方法、单验方、外治方法及按摩方法？

单验方：①可用番泻叶 6 g，或大黄 6 g，开水泡服，代茶饮，适用于热秘的短暂解决。②生白术 60 ~ 100 g，黄芪 30 g，水煎取汁 300 mL，加入蜂蜜 30 g。每次 100 mL，每日服 3 次，适用于气虚便秘。③当归 20 g，肉苁蓉 20 g，水煎服，每日一次，适用于血虚便秘。

外治法：①大黄末 10 g，芒硝 40 g，以适量黄酒调敷肚脐，纱布覆盖，胶布固定，再用热水袋敷 10 分钟左右，可使大便排出。②灌肠法，大黄（后下）20 g，芒硝（冲）15 g，枳实 20 g，厚朴 15 g，加水煎至 200 mL，保留灌肠，每日 1 ~ 2 次，可用于急性偶发便秘者。

按摩法：患者取坐位或立位，右手掌放于肚脐，左手掌放于右手背上，在脐周及小腹先顺时针揉动 5 分钟，再反方向揉 5 分钟，做 10 ~ 30 分钟。每天早、晚各一次，连续两周，可助大便通畅。

## 254. 火麻仁润肠丸、复方芦荟胶囊、通幽润燥丸、四磨汤口服液、芪蓉通便口服液的临床应用？

火麻仁润肠丸：具有润肠通便之功效，主治肠胃积热，胸腹胀满，大便秘结。其方药组成为火麻仁、苦杏仁（去皮炒）、大黄、木香、陈皮、白芍。方中以质润多脂之火麻仁润肠通便，为主药；辅以杏仁降气润肠，白芍养阴濡坚；佐以木香、陈皮行肠胃气滞，大黄泻热通便，1 使以蜂蜜润燥滑肠。

复方芦荟胶囊：由芦荟、青黛、琥珀组成，具有清肝泻热、润肠通便、宁心安神的作用，用于心肝火盛、大便秘结、腹胀腹痛、烦躁失眠。

通幽润肠丸：药物组成为桃仁、红花、生地黄、熟地黄、当归、炙甘草、升麻。其功效为养阴活血、滋燥通幽，临床用于阴血亏虚，瘀血内结，幽门不通，噎膈便秘。方中生地黄、熟地黄、当归善于滋阴养血，润肠通便；桃仁、红花利于活血化瘀，而且桃仁又能润燥滑肠；升麻升清降浊，取“欲降者必先升之”之义；炙甘草调药和中。

四磨汤口服液：由木香、枳壳、乌药、槟榔组成，具有顺气降逆、消积止痛的功效。本方可用于婴幼儿乳食内滞证，症见腹胀、腹痛、啼哭不安、厌食纳差、腹泻或便秘；中老年气滞、食积证，症见脘腹胀满、腹痛、便秘；以及腹部手术后促进肠胃功能的恢复。

芪蓉通便口服液：能益气养阴、健脾滋肾、润肠通便，用于气阴两虚，脾肾不足，大肠失于濡润而致的虚证便秘。其组成为炙黄芪、肉苁蓉、白术、太子参、地黄、玄参、麦冬、当归、制黄精、桑椹、黑芝麻、火麻仁、郁李仁、枳壳（麸炒）、蜂蜜。

## 255. 老年人及产后便秘的治疗注意事项?

老年人和产后妇女多气血不足，身体虚弱，所以在选药用药上应该注意，不宜用泻下力强的药物。对于老年人便秘不宜使用峻泻剂猛攻，否则易伤正气（气血阴阳），反遭不测。必要时用缓泻剂，一般宜用润肠通便的方法；若非得用峻下，则须中病即止。平时应该注意多吃水果和蔬菜，多喝水，少食辛辣刺激之物，少喝酒。妇女产后同样要慎用峻泻剂猛攻的药物，饮食宜清淡，平时注意适当运动。

## 256. 如何理解“治秘勿忘理肺”?

肺为华盖，与大肠相表里，临床上对于肺气虚而便秘之上虚下实证，可选用桔梗、紫菀、甜杏仁、党参、天冬、麦冬等开提肺气，养育肺阴，使肺阴恢复，则津液足而肠润，肺气足则魄门开合有度。降肺气的枳实、厚朴亦为治疗便秘常用，体现了“开上窍以通下窍”“开天气以通地气”“下病治上，腑病治脏”等中医理论。

## 257. 如何理解“从中焦脾胃治便秘”?

中焦脾胃为气机升降之枢纽，调理中焦有助于气的运行，气行则水行、血行，使津液能够运行到需要的脏腑，从而得到润养。脾胃健，使饮食能更好地运化，则不易气虚、气滞等。由于脾主肉，脾气健运，则排便有力，胃肠的蠕动力强。

生白术既能促进排便，又能止泻，具有双向调节作用。生白术能益气润肠通便，可用于治疗功能性便秘，用量宜大，一般 30 g 以上。临床应用生白术，使便通而不伤阴，通而不燥，润而不腻，同时兼顾保护脾胃，适用于各型便秘，尤其是气虚便秘，常用方剂为枳术丸。

## 258. 如何理解“从肝论治功能性便秘”？

肝主疏泄，能调畅一身气机，调节血的运行和津液的输布代谢，协助脾胃升降。胃的通降延续到小肠、大肠，均与肝主疏泄息息相关。肾主二便，黄元御指出：“肝性发扬，而渣滓盈满，碍其布舒之气，则冲决二阴，行其疏泄，催以风力，故传送无阻。”肝气郁结是功能性便秘的中医病机之一，肝郁化火，甚则伤及津液，使肠道失其濡润，大便干结，也可引起便秘。肝郁气滞和肝血不足均可导致瘀血的形成，与功能性便秘的形成密切相关。

肝郁气滞所致便秘，治当疏肝解郁通便，方用逍遥散合六磨汤；肝郁化火，治当清肝泻火通便，用当归龙荟丸；肝经湿热，治宜清肝利湿通便，方用龙胆泻肝汤；血虚便秘，治当补血养肝通便，方用四物汤、润肠丸。

## 259. 张泽生治疗便秘的经验？

张老认为，便秘与肺、脾、肾三脏关系最为密切。肺与大肠相表里，便秘虽责之肠胃，然与肺息息相关。盖肺主一身之气，肺气虚弱，则大便传送无力，病者虽有便意而临厕努挣，常伴神疲气短、咳嗽无力等症。张老常用补肺汤加减，以黄芪、党参、当归、紫菀、杏仁、火麻仁补益肺气，传送腑气。若系痰浊窃踞胸中，胸阳失展，浊阴不降，症见大便干结而胸膺痞闷，咳逆牵痛，脘腹胀痛或连胁背，嗳气泛恶，舌苔白腻或黄而厚腻，脉象细滑者，常用瓜蒌薤白桂枝汤、瓜蒌薤白半夏汤加减，能宽胸豁痰、降浊通腑。

脾胃乃全身气机升降的枢纽，没有脾胃的升降运动则清阳之气不能输布，后天之精不能归藏，饮食清气无法进入，废浊之气不能排出。若老年之人，症见面色晄白，神疲气怯，腹部、肛门坠迫，虽有便意，临厕努挣乏力，挣则汗出短气，虚坐难以得便，舌淡嫩，脉虚。张老认为此为元气耗伤，气虚下陷所致的虚秘，浊阴不降而清阳不升之故，欲降浊必升清，常以补中益气汤加郁李仁、火麻仁治疗。若兼胸闷加桔梗、杏仁开肺润肠；血虚加黑芝麻、油当归养血通便；腰酸加肉苁蓉、杜仲补肾润下。胃属阳土，喜润恶燥，或为久病，胃阴受损，或为热病后期，津液被灼，燥土不司其任，肠中失润致便秘，症见口渴喜饮，脘嘈似饥，隐隐作痛，舌红少苔，脉象细数。张老用沙参麦冬汤、益胃汤加减治疗，选用沙参、麦冬、石斛、玉竹、生地黄等甘凉濡润之品，加入火麻仁、郁李仁、蜂蜜濡润滑肠。

肾主水，乃胃之关。若病及下焦，精血耗伤，真阴一伤，五液必燥，肠道干槁，此属虚秘，与阳明腑实之实秘截然不同，故不可妄行攻下。张老常以玄参、麦冬、生地黄、火麻仁、知母、阿胶、首乌等壮水增液。若真阳亏损，不能蒸化津液，温通肠道，可见肢冷面青，舌淡苔白滑，当服半硫丸温通寒凝而开闭结。

## 260. 便秘医案举隅。

### 王耀光医案

患者，男，30岁。2013年12月7日初诊。患者因大便干结5日未行，前来天津中医药大学第一附属医院国医堂就诊。刻诊：情绪烦闷，暴躁易怒，自诉发怒时脸色青紫，两胁肋胀痛；大便干结如羊屎；胃胀反酸，恶心欲呕；寐差，不易入眠，醒而难复睡；口苦，口干；舌红，苔黄、厚腻，脉滑数。结合临床症状可见，该患者情绪暴躁易怒，肝郁化火，横逆犯胃，而致胃失和降，湿热内蕴。此乃肝胃蕴热，腑气失传，中下二焦闭塞不通之证，病位虽在中下二焦，然可开提上焦，宣发上焦肺气，调畅全身气机，上焦开则中下郁滞自消。即所谓“提壶揭盖”之法，亦即《内经》所云“病在下取之上”。处方：苦杏仁10 g，紫菀20 g，香附10 g，枳壳30 g，槟榔20 g，炙黄芪20 g，生白术30 g，瓜蒌皮30 g，桃仁10 g，肉豆蔻10 g，浙贝母10 g，黄连6 g，吴茱萸6 g，煅瓦楞子20 g，代赭石10 g，竹茹10 g，旋覆花20 g。7 剂，水煎服，每天 1 剂，分两次温服，以观后效。并嘱其调畅情志，忌辛辣刺激与肥甘厚味。

二诊（2013 年 12 月 15 日）：精神状态良好，面色红润，情绪稳定，两胁肋胀痛已大大缓解；大便正常，每天 1 行；胃胀反酸，恶心欲呕已消除；睡眠质量提高，失眠改善；偶感口干。效不更方，仍施以紫菀、苦杏仁宣畅肺气，通达三焦；旋覆花、代赭石清胃降逆止呕；柴胡、香附、枳壳等疏肝解郁，调畅肝气；并加入白术、砂仁等益气健脾之药固护中焦脾胃，脾胃升降之职得复，调畅气机之枢纽作用发挥正常，则浊气自降，清气自升。7 剂，服法同前。后又以此方加减服之半月，诸症皆除，其后未再来复诊。

按：患者平素性格冲动易怒，肝气郁结日久，郁而化火，又嗜食肥甘，中焦酿生湿热，肝火犯胃，木壅土郁，导致口苦胁痛、胃胀反酸，肝木其色应青，发怒时肝色上显于面部；肝胃蕴热，扰乱心神，故夜不成寐。中下二焦湿热郁滞，腑气不传，浊气不降，大便干结，燥如羊屎。治当疏肝理气，和胃导滞。然方中加入苦杏仁10 g、紫菀20 g，两药相合，宣畅肺气，复肺宣肃之职，使气道通畅，上焦清气得升、下焦浊气自降，功在宣肺提盖；槟榔消食行气导滞；香附、枳壳理中焦气机；黄连、吴茱萸清肝泻火，降逆止呕；香附配伍旋覆花降气和胃，理气止痛；代赭石配伍旋覆花又能重镇降逆，和胃止呕；竹茹清热和胃止呕；又加黄芪、白术健脾补气，固护中焦脾胃之气，扶正而祛邪。

## 聂晶医案

曾某，女，46 岁。2016 年 5 月 11 日初诊。患者诉 3 年前始无明显原因出现便秘，反复发作，多处治疗，效果不佳。初服攻下导泻通便中药后大便即通，停药复作。近 1 年来便秘加重，中西药迭进，仍排便困难，精神负担甚重。刻诊：大便难，7 日未解，质软，色淡黄，量少，如厕需久蹲努挣，便后易汗出、乏力，便前腹胀无腹痛；小便黄，量正常；食罗汉果、肠清茶等则胃脘隐痛，食欲、食量一般，口稍黏，微干欲温饮；肢倦懒言，语声低微，经前乳房胀痛，稍胸闷、头晕、气短，有时耳闭，睡眠一般；舌质淡稍暗，苔薄黄、根稍腻，脉偏弦，沉取乏力。既往有结肠癌手术史。观前医初用麻子仁丸等乏效，后改投调胃、增液承气汤等，排便困难依旧，渐致胃脘不适、神疲乏力、食纳下降。患者素来体弱，此又癌症术后，正气受伐，脾胃受损，情志不畅。辨证为中气不足，肝失疏泄，腑浊不降，故治以补中益气汤合四逆散加味。处方：黄芪 15 g，太子参 15 g，生白术 50 g，升麻 8 g，柴胡 10 g，当归 6 g，青陈皮各 10 g，白芍 15 g，枳实 30 g，炙甘草 5 g，薏苡仁 20 g，柏子仁 15 g，火麻仁 15 g，山楂 15 g，炒谷麦芽各 10 g。水煎服，日 1 剂，7 剂。

患者 1 周后二诊，诉大便已通，服药 3 剂后大便每两日 1 次，质软，神疲乏力亦好转，舌淡稍暗，苔根腻减，脉稍弦，仍沉取乏力。乃中气渐复，腑浊得降，守上方 10 剂。患者 10 天后三诊，诉药后大便顺畅，1 ~ 2 日 1 行，质软成形，食纳稍增，小便如常，近日夜眠稍不安，舌淡，苔薄白，脉稍弦，但沉取较有力，以上方稍加减，10 剂。2016 年 8 月 20 日随访，诉已停药两月有余，大便通畅。

按：方中太子参、黄芪、白术补中气，健脾气；柴胡、升麻疏调气机，升举阳气以引清气上行；柏子仁、火麻仁润肠通便，柏子仁尚可宁心安神；薏苡仁健脾除湿；生山楂消积行气，炒谷麦芽消食开胃，合二仁消积降浊以助脾运而使大便下行；当归、白芍滋阴养血，白芍又可柔肝疏肝；柴胡、青陈皮、枳实一则疏肝理气，调达气机，使气行通顺，有助脾升胃降，促进排便，二则以防补益过重而呆滞气机；炙甘草健脾益气，调和药性。诸药合用，共奏补中益气、升清降浊、疏肝理气、健脾除湿、润肠通便之功。综观全方，标本兼治，以补气健脾为主，疏肝理气、润肠通便为辅，此即以补开塞、塞因塞用之法的临床实践。

# 第四章
# 肝胆病证

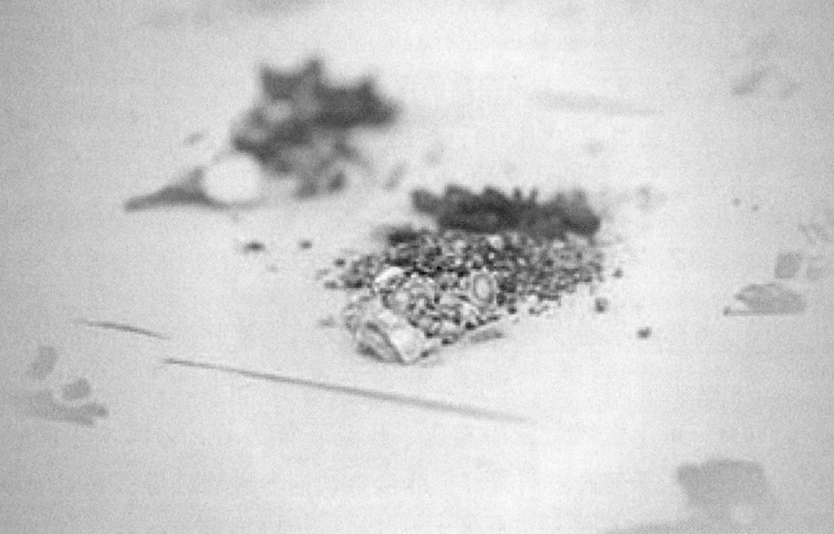

# 第一节　胁痛

## 261. 气滞、湿热、血瘀、阴虚胁痛的辨证要点?

气滞胁痛：胁肋胀痛，疼痛部位走窜不定，随情绪而增减。胸闷腹胀脘痞，嗳气，或善太息，得嗳气胀痛稍减，纳呆食少，或口苦，或情志抑郁，妇女经前乳房胀痛。

湿热胁痛：胸胁胀痛，痛有定处，触之明显，或灼热疼痛，或伴有脘闷纳呆，口苦，恶心，呕吐，小便黄，舌红、苔黄腻，脉弦滑数。

血瘀胁痛：胁肋刺痛，且疼痛部位固定不移，疼痛持续不已，疼痛拒按，入夜尤甚，痛处可扪及癥块，触之坚硬，或腹部可见赤丝红缕，和朱砂掌，舌质紫黯，或有瘀斑瘀点，脉象沉涩。

阴虚胁痛：胁肋隐痛，灼热，痛势绵绵，遇劳加剧，舌红少苔，脉细弦而数。

## 262. 芍药甘草汤和一贯煎的临床应用?

芍药甘草汤：芍药酸寒，养血敛阴，柔肝止痛；甘草甘温，健脾益气，缓急止痛。二药相伍，酸甘化阴，调和肝脾，有柔筋止痛之效。一贯煎：重用生地黄滋阴养血、补益肝肾为君，内寓滋水涵木之意。当归、枸杞子养血滋阴柔肝；北沙参、麦冬滋养肺胃，养阴生津，意在佐金平木，扶土制木，四药共为臣药。佐以少量川楝子，疏肝泄热，理气止痛，复其条达之性。该药性虽苦寒，但与大量甘寒滋阴养血药相配伍，则无苦燥伤阴之弊。诸药合用，使肝体得养、肝气得舒，则诸症可解。

二方合用，常用于治疗各处痛症，疼痛性质为痉挛性，或灼热性，辨证为阴虚或阴虚内热者，以及有痉挛表现而未致疼痛者，如颈椎病、面肌痉挛、胃痛、胁痛、头痛、腹痛、抽搐、颤证等。

## 263. 谈谈治疗胁痛中疏肝和柔肝的并用。

疏肝不忘和胃、理气当防伤阴，疏肝、柔肝并举，以防辛燥劫阴。胁痛的病机以肝经气郁、肝失条达为先，故疏肝解郁、理气止痛是治疗胁痛的常用之法。然肝为刚脏，体阴用阳，治疗之时宜柔肝，而不宜伐肝。疏肝理气药大多辛温香燥，若久用或配伍不当，易耗伤肝阴，甚至助热化火。故临证使用疏肝理气药时，注意不可久用辛温香燥，中病即止，并尽量选用轻灵平和之品，如香附、紫苏梗、佛手、绿萼梅之类，或者选用柑橘类、花类。注意配伍柔肝养阴药物，顾护肝阴，如柴胡、白芍，柴胡、生地黄等配伍。

## 264. 谈谈治疗胁痛的辨病辨证结合。

如为病毒性肝炎，可用疏肝健脾、化湿活血、清热解毒等法辨证论治，并结合临床经验和药理研究，选择具有抗病毒、改善肝功能、调节免疫及抗肝纤维化作用的药物。如胁痛兼有砂石结聚者，治疗当注意通腑、化石、排石药物的应用。若兼有湿热阻滞，肝胆气机失于升降，出现右胁绞痛难忍、恶心呕吐、口苦纳呆，治疗当清利肝胆，通降排石，方剂常用大柴胡汤加减。通腑泻下常用大黄、芒硝；排石药物可选用鸡内金、海金沙、金钱草、郁金、茵陈、枳壳、莪术、穿山甲、皂角刺、琥珀等；解痉药物可选用乌药、白芍、炙甘草、威灵仙等；降气下行可选用降香、沉香、木香等。

## 265. 慢性乙型病毒性肝炎、肝硬化如何选择应用抗病毒、改善肝功能、调节免疫及抗肝纤维化作用的中药?

在辨证论治的基础上，并在不违反整体寒热虚实的前提下，可适当根据中药药理选用以下药物。

有一定抗乙肝病毒作用的中药：苦参、叶下珠、虎杖、蒲公英、黄柏、黄芩、大黄、黄芪、茵陈、紫花地丁、半枝莲等。

有一定护肝作用的中药：垂盆草、柴胡、茵陈、猪苓、虎杖、赤芍、丹参、郁金、玉米须、矮地茶、马鞭草等。

具有调节免疫作用的中药：灵芝、刺五加、绞股蓝、猪苓、女贞子等。

具有抗肝纤维化作用的中药：桃仁、丹参、三七、鳖甲、鸡内金、穿山甲、郁金等。可用丹参 100 g、三七 100 g、制鳖甲 150 g、鸡内金 80 g、甲珠 20 g，合而打成细粉，每次吞服 5 g，每日吞服 2 ~ 3 次，疗效颇佳。

## 266. 谈谈旋覆花汤与肝着。

《金匮要略》："肝着，其人常欲蹈其胸上，先未苦时，但欲饮热，旋覆花汤主之。"肝的经脉由下而上行，布胁肋、贯膈注肺，人体的气机靠肝和肺的协调才能正常地升降运动。当情志抑郁不舒或寒热失调，使气血失和，阴阳失调，脏腑气机紊乱，导致肝经气血郁滞不行，木反侮金，肺气不利，从而出现一系列症状，表现为胸满痞闷、善太息、嗳气，严重时呼吸憋气、胸部胀痛、不能仰卧，常因情志不遂而诱发。旋覆花汤由旋覆花、新绛组成，现代新绛一般由茜草或红花代替。该方具有祛瘀活血、理气通络的功效，主治血瘀胸胁痛，痛如针刺，固定不移。

## 267. 如何理解"肝生于左，肺藏于右"？

《内经》这句话讲的是肝气主升、肺气主降，肝主升发疏泄，于五行属木，与胆共同在气化活动中主持气机的升发；肺主宣发肃降，通调水道，宣发并不是向上的升发，而是指"上焦开发，宣五谷味，熏肤、充身、泽毛，如雾露之溉"的由上而下、由表入里的肃降过程。天人相应，阴阳升降，此为大周天。于此，在人体内又有着许多气机升降的小周天。如肝气的上升与肺气的下降，脾气的上升与胃气的下降，肾水的上升与心火的下降等等。这些气机的升降都是维持人体平衡的重要因素，一旦打破，阴阳失衡，机体便处于病理状态。

肝气从左升，肺气从右降，以此构成一个类似电回路的气机升降通路。当肝气不疏多以左胁痛为主，肺气不降多以右胁痛为主。当有胁痛不止时要考虑肝的疏泄；胁痛日久，尤其是右胁痛，还应考虑肺的肃降功能是否异常。

## 268. 如何理解"胁为肝胆之分野"？

"胁为肝之分野"可以理解为胁部是中医学肝的反映区，类似于"肝窍为目""肝主筋"等概念，是肝脏表现于外的征象。"胁为肝之分野"提示胁部是肝胆表现于外的征象，肝胆疾病常引起胁部症状，同时胁部病变多从肝胆论治。

## 269. 谈谈周仲瑛的慢性肝炎“湿热瘀毒”论。

周仲瑛认为，慢性肝炎为阴证，相对隐伏，病程长，湿热之毒不仅可以结于气分，且能深入血分，导致病情的持续迁延，形成慢性传染性疾病。总言之，其为湿、热、毒、瘀等病理因素互相交结所致，气病日久累及血分。因为肝藏血，湿热毒邪伤肝，迁延持续不解，必久病及血，瘀滞肝络，湿热互结，瘀而化热，加重疾病病情，“瘀毒”郁结是病变的主要环节。无论湿热来自外感还是内伤，郁积体内久而化热，必然首犯中焦，困遏脾胃。脾喜燥恶湿，湿盛则困脾；胃喜润而恶燥，热盛则伤胃。湿热蕴结交蒸，木郁土壅，肝失疏泄，热毒瘀郁于肝，湿毒内蕴脾胃，势必“肝热脾湿”，久病迁延又可累及肾。湿热瘀毒是本病发病的病理基础，贯穿疾病始终。因此疾病性质主要为实，但邪毒迁延持续，耗伤阴血，湿伤阳气，累及他脏，又可表现为虚实错杂的现象，常有肝肾阴虚，或脾肾气虚、脾肾阳虚的发展趋势。

本病治法为清化湿热瘀毒，应用于疾病活动期，及病毒复制指标持续阳性，正虚不著者。药用虎杖、平地木、半枝莲、土茯苓各 15 ~ 20 g，垂盆草 30 g，田基黄 15 g，败酱草 15 g，贯众 10 g，片姜黄 10 g。虎杖、平地木为主，入血解毒，清利湿热；佐以败酱草、贯众清热解毒、活血；垂盆草、田基黄、土茯苓加强清热利湿解毒之效；取姜黄为使药入肝，活血行气。

## 270. 谈谈赵国荣治疗病毒性肝炎的经验。

湿热内蕴，湿偏重者，常用茵陈四苓散合平胃散加减（茵陈、猪苓、茯苓、泽泻、陈皮、苍术、厚朴、黄芩、连翘、浙贝、黄柏、牛膝）治疗。热偏重者，常用甘露消毒丹去薄荷、射干，加用猪苓、茯苓、泽泻、栀子、生大黄等治疗；肝郁脾虚者，常用柴芍六君子汤加黄芩或逍遥散合平胃散加减（柴胡、白芍、白术、当归、茯苓、陈皮、苍术、厚朴、黄芩、连翘、浙贝母、黄柏）治疗。

无症状慢性肝炎患者，舌苔正常，宜健脾补肾、清利湿热、活血化瘀并进。白花蛇舌草30 g，半枝莲30 g，半边莲20 g，女贞子30 g，墨旱莲30 g，山茱萸20 g，木瓜30 g，五味子20 g，枸杞子20 g，乌梅30 g，海金沙20 g，郁金20 g，白矾20 g，鸡内金20 g，黑木耳20 g，茵陈30 g，牡丹皮20 g，栀子20 g，虎杖20 g，大黄20 g，威灵仙20 g，蒲公英20 g，车前仁20 g，木香20 g，黄芪30 g，全瓜蒌30 g，水蛭20 g，没药20 g，八月札20 g，九香虫20 g，苍术20 g，黄柏20 g，土鳖虫20 g，熊胆6 g。上药作散剂，每服5 g，每日两次，缓图疗效。

肝区、胁肋隐痛者，常用柴胡疏肝散加橘核、橘络。胁胀、脘痞、腹胀者，常用枳实消痞丸、半夏泻心汤等。继发胆囊结石者，加用乌药、金钱草。月经不调者，常用二地汤。并发脂肪肝者，用六君子汤或加用山楂、山药、玄参、苍术等。好酒而GGT（谷氨酰转移酶）升高者，加葛花、枳椇子。口疮者，常用泻黄散合三才封髓丹，或玉女煎加减。血小板减少，常选用黄芪、当归、仙鹤草、紫草、茜草、白茅根、赤小豆等。

## 271. 谈谈“木得桂而枯”的临床意义。

“木得桂则枯”出自张锡纯的《医学衷中参西录》，书中说：“木得桂则枯，且又味辛属金，故善平肝木。”

朱培庭认为，肉桂在下，有入肾之理；属心，有入心之火；而辛散之性，与肺部相投；甘温之性，与脾家相悦。肉桂在中，而肝脾皆是在中之脏，且有曰“肝欲散，急食辛以散之，以辛补之”；又曰“脾欲缓，急食甘以复之，以甘补之”。故用之得当，抑肝风而扶脾土。但另一方面，必有命门相火之不足，肝脾阳虚才合桂阳中之阳之性，壮年火旺者忌服，惟命门火衰不能生土，完谷不化及产后虚弱者宜之，反之劫肝阴，肝木生发之性殆尽，枯槁无生机。

## 272. 胁痛医案举隅。

### 刘渡舟医案

刘某，女，24岁。患者素来情怀抑郁不舒，患右胁胀痛、胸满有两年之久，迭经医治，屡用逍遥、越鞠等疏肝解郁之药而不效。近几日胁痛频发，势如针刺而不移动，用手击其痛处能使疼痛减缓。兼见呕吐痰涎，而又欲热饮，饮后心胸为之宽许。面暗，苔薄白，脉来细弦。刘老诊为“肝着”，投旋覆花汤加味。处方：旋覆花(包煎)10 g，茜草 12 g，青葱管 10 g，合欢皮 12 g，柏子仁 10 g，丝瓜络 20 g，当归 10 g，降香 10 g，红花 10 g。服药 3 剂，疼痛不发。

按：此为肝着之治。

### 周仲瑛医案

夏某，男，7 岁。1995 年 4 月患儿所在幼儿园肝炎流行，普查发现肝功能异常，HBsAg（+）。7 月复查：谷丙转氨酶 400 U/L，HBsAg（+）。患儿无明显不适，小便黄，苔薄黄腻，质红，脉小数。辨证为湿热瘀毒互结，治宜清化瘀毒。处方：土茯苓 15 g，虎杖 15 g，平地木 15 g，大青叶 15 g，垂盆草 30 g，蒲公英 15 g，紫草 10 g，炒黄柏 6 g，半边莲 20 g，大血藤 15 g。连服 35 剂，患儿精神好转，睡眠欠佳。查：谷丙转氨酶 55 U/L，HBsAg（-）。原方去大青叶、紫草，加败酱草 12 g、炙鸡内金 6 g，继服 15 剂。查肝功正常，HBsAg（-）。

按：此为从湿热瘀毒论治肝病，见前述。

## 第二节　黄疸

### 273. 谈谈瘀血黄疸。

感受湿邪并不一定就发生黄疸，古人早就认识到既是病理产物又是致病因素的瘀血是导致黄疸的主要病机。如张仲景在《金匮要略·黄疸病脉证并治》首条中指出：“寸口脉浮而缓，浮则为风，缓则为痹。痹非中风，四肢苦烦，脾色必黄，瘀热以行。”唐容川在《金匮要略浅注补正》中指出：“瘀热以行，一个瘀字，便见黄皆发于血分，凡气分之热不得称瘀。小便黄赤短涩而不发黄者多矣。脾为太阴湿土，土统血，热陷血分，脾湿郁遏，乃发为黄……故必血分湿热乃发黄也。”这些论述开宗明义，阐明了湿邪蕴郁脾胃，邪热“瘀”结于血分，导致湿热发黄的道理。湿热相争，灼耗血中津液而为瘀，瘀而发黄。黄疸的发生是由胆汁代谢障碍，胆汁外泄所致，气血瘀滞而发黄疸。关幼波先生提出：“湿热仅仅留在气分，甚至弥漫上中下三焦，虽有恶心、纳呆、腹胀、身重胁痛、乏力，甚至发热等症，但一般不会出现黄疸，只有湿热瘀阻入于血分，才会出现黄疸。所谓‘瘀热发黄’‘瘀血发黄’都说明黄疸是血分受病。”他还提出“治黄必治血，血行黄易却”的治疗原则。病久入络，瘀重则病重，采用活血化瘀之法，则瘀祛而生新，肝血得养，血流通畅，损坏之肝细胞得以再生和修复，进而达到改善肝功能和清除黄疸之目的。治疗时，在传统清热利湿的基础上加丹参、郁金、赤芍、虎杖等药，凉血活血散瘀，能加速黄疸消退。

## 274. 为什么说“阴黄不尽属寒湿”?

阴黄主要有寒湿阻遏、脾虚血亏及气血瘀滞等病机。寒湿阻遏型起病缓、病程长，黄色晦暗如烟熏，脘闷腹胀，畏寒神疲，口淡不渴，舌淡白，苔白腻，脉濡缓或沉迟，一般病情缠绵，不易速愈。脾虚血亏型常表现为黄疸日久，身目发黄，晦暗不泽，体倦乏力，食少便溏，心悸气短，舌淡苔薄，脉濡细。气血瘀滞型常见于肝病日久，气血瘀滞，甚则发展至积聚鼓胀，身目暗黄，面色晦暗黧黑，赤丝蛛缕，舌黯，有瘀点、瘀斑，脉涩结。

## 275. 谈谈现代医学所认识的中医黄胖病。

中医黄胖病表现为好食易饥、腹大肢削，又叫贫劳疳黄，相当于现代所说的钩虫病。本病在我国农村分布很广，以华东、华南尤其沿海各省最多。凡赤脚接触染有钩虫卵粪便的泥土时，不分性别年龄均能感染。其症状主要为贫血。轻度感染常少有症状。中度感染者，通常皮肤苍白，腹部不适，疲劳无力，心悸头晕，懒于工作，食量或增，但力气衰退。重症者有时喜食布屑或泥土，便秘或下痢，毛发干枯，心悸，动则气逆，甚至高度贫血，而致全身浮肿、肝脾大，发生黄疸、腹水，发展到门静脉高压、肝脏硬变。

## 276. 如何辨阳黄之湿热轻重?

阳黄为湿热所致，因感受湿邪与热邪的程度不同和素体阴阳偏盛之差异，有湿与热孰轻孰重之分。热重于湿者，身目俱黄，黄色鲜明，发热口渴，小便短少、黄赤，便秘，舌苔黄腻，脉弦数或濡数。湿重于热者，身目俱黄，其色不如热重者鲜明，身热不扬，头身困重，脘腹痞满，恶心呕吐，便溏，舌苔厚腻、微黄，脉弦滑或濡缓。热偏重，则热灼津伤为显；湿偏重，则湿阻气机困脾胃为著。

## 277. 茵陈蒿汤、栀子柏皮汤、茵陈五苓散、甘露消毒丹、大柴胡汤的功效主治及其在黄疸病治疗中的应用?

茵陈蒿汤，功效清热、利湿、退黄，主治湿热黄疸；栀子柏皮汤，功效清热利湿，主治湿热黄疸的热重于湿证；茵陈五苓散，功效利湿退黄，主治湿热黄疸的湿重于热证；甘露消毒丹，功效利湿化浊、清热解毒，主治湿温时疫（黄疸）之湿热并重证；大柴胡汤，功效疏肝利胆、泄热退黄，主治黄疸的胆腑郁热证。

## 278. 谈谈鳖甲煎丸、复方鳖甲软肝片、扶正祛瘀胶囊的临床应用。

鳖甲煎丸：具有活血化瘀、软坚散结的功效。主治慢性肝炎、肝硬化、血吸虫、疟疾所致肝脾大，以及腹部良性肿瘤。症见胁下或腹部痞块，按之质硬，疼痛固定，舌黯紫或有瘀斑，脉弦或细。

复方鳖甲软肝片：具有软坚散结、化瘀解毒、益气养血的功效。主治慢性乙型肝炎肝纤维化，以及早期肝硬化属瘀血阻络、气血亏虚兼热毒未尽证。症见胁肋隐痛或胁下痞块，面色晦暗，或见赤缕红丝，脘腹胀满，纳差便溏，口干、口苦等。还可用于慢性肝炎、酒精性肝炎、脂肪肝等慢性肝病及其所致的肝纤维化、代偿期肝硬化等。

扶正化瘀胶囊：具有活血祛瘀、益精养肝的功效。用于乙型肝炎肝纤维化属瘀血阻络、肝肾不足者。症见胁下痞块，胁肋疼痛，面色晦暗，或见赤缕红斑，腰膝酸软，疲倦乏力，头晕目涩，舌质黯红或有瘀斑，苔薄或微黄，脉弦细。

## 279. 谈谈常用的几种退黄药：茵陈、大黄、玉米须、田基黄、虎杖、金钱草、鸡骨草、赤芍。

茵陈：善清利湿热、退黄，为治黄疸要药。无论阴黄、阳黄，均可用之。又因其性寒，尤适于阳黄。治身目发黄、色鲜明之阳黄，常用茵陈配栀子、大黄，如茵陈蒿汤。

大黄：具有较强的泻下作用，又有较强的清热作用，能泻热通便，利大小肠，导湿热从二便而出，可用于多种湿热病证，治疗湿热黄疸常用大黄配茵陈、栀子。

玉米须：药性平和，有利湿退黄、利水消肿之效，故阴黄、阳黄均可配用。

田基黄：又名地耳草，有利湿退黄、清热解毒、活血消肿之效，可以用于治疗湿热黄疸。其作用平和，可单用煎服，或与茵陈、金钱草等同用。

虎杖：能通便而有利湿退黄之效，故可用于湿热黄疸，常配伍茵陈、栀子等。

金钱草：能除湿退黄、利尿通淋、解毒消肿，用于治疗湿热黄疸。其善清肝胆之火，清热利湿，尤适用于胆腑郁热之黄疸。

鸡骨草：能利湿退黄、清热解毒、疏肝止痛，属利水渗湿药下属分类的利湿退黄药，用于湿热黄疸。

赤芍：有清热凉血、散瘀止痛之效，善于清肝泻火，可用于治疗黄疸的瘀热内结者。

## 280. 谈谈急性淤胆型肝炎的中医治疗。

由多种原因引起的肝细胞和（或）毛细胆管胆汁分泌障碍，可导致部分或完全性胆汁阻滞，多发生于急性肝炎发病数周之后。胆汁淤积性黄疸常见于自身免疫性肝炎（淤胆型）、原发性胆汁性肝硬化、原发性硬化性胆管炎、药物性肝炎和病毒性淤胆型肝炎。

急性淤胆型肝炎病程短，黄疸轻，有湿热见症者，可用清利法。方用茵陈蒿汤，苦寒通泄，使湿热之邪从小便而出，湿去热清，则黄自退。若热重于湿，可用栀子柏皮汤为治。病程日久瘀热互结者，可采用凉血活血法为治，如用赤芍（重用）、丹参、葛根、瓜蒌、茵陈、牡丹皮等药。有阳明腑实者，可与承气汤并用，一般只取大黄、芒硝。若胃脘胀满，可用莱菔子代替厚朴或枳实。有皮肤严重瘙痒者，可加凉血祛风止痒剂，如牡丹皮、牛蒡子、连翘、薄荷、绿豆。有瘀斑、皮疹等合并症者，可加茜草、秦艽、豨莶草等。

## 281. 谈谈自身免疫性肝炎的治疗。

自身免疫性肝炎是由自身免疫反应引起的慢性进行性肝脏炎症性疾病。其临床特征为不同程度的血清转氨酶升高、高 $\gamma$－球蛋白血症、自身抗体阳性，组织学特征以淋巴细胞、浆细胞浸润为主的肝损伤。现代医学多用糖皮质激素治疗。

对于本病的治疗，中医宜辨证论治。肝肾阴虚者，用芍药甘草汤合一贯煎化裁；湿热内蕴者，用甘露消毒丹、茵陈蒿汤、茵陈四苓散等化裁；肝郁脾虚者，用逍遥散、柴芍六君子汤等化裁。护肝的田基黄、垂盆草、矮地茶、赤芍、虎杖、女贞子、墨旱莲、玉米须等，调节免疫的菌灵芝、黑蚂蚁、赤芍、猪苓、女贞子等，抗纤维化的丹参、郁金、三七、鳖甲、甲珠、鸡内金、桃仁等药物，均可辨证选用，临证时还需注意顾护脾胃。

## 282. 为什么说黄疸形成的类别与患者的体质有关？

“黄家所得，从湿得之”。由于致病因素的不同以及个体素质差异，湿邪可从热化或寒化。因于湿热所伤，或过食甘肥酒热，或素体胃热偏盛，则湿从热化，湿热交蒸，发为阳黄。如湿热蕴积化毒，疫毒炽盛，充斥三焦，深入营血，内陷心肝，可见猝然发黄、神昏谵妄、痉厥出血等危重症，成为急黄。若因寒湿伤人，或素体脾胃虚寒，或久病脾阳受伤，则湿从寒化。寒湿阻滞，中阳不振，脾失健运，胆液为湿邪所阻，表现为阴黄。素体气血亏虚，黄疸日久，脾失健运，湿滞残留，面目肌肤淡黄晦暗，久久不能消退，则形成阴黄的脾虚血亏证。

## 283. 如何理解“黄家所得，从湿得之”“诸病黄家，但利其小便”？

“黄家所得，从湿得之”，无湿不作黄。黄疸的形成，必有湿邪作祟，或困阻脾阳，或壅遏气机，或与热邪互结，日久其湿或从热化，或从寒化。仲景将其概括为“黄家所得，从湿得之”“寒湿在里不解故也”。

“诸病黄家，但利其小便”。黄疸多因湿邪内蕴，气化失职，小便不利，湿邪无从排泄，日久熏蒸而成。因此，治疗黄疸的大法，当化湿邪、利小便，使湿邪有出路，则黄疸可退。所以说“诸病黄家，但利其小便”。此言其正治之法，并非“仅仅”“只须”之意。张仲景另立有发汗、攻下、泄热、行瘀、补益等法，补充“但利其小便”之不足。

## 284. 如何理解“治黄可治肺”？

黄疸的湿起源于中焦之脾，但若没有肺的宣发肃降，则不能通调水道，湿邪无路可出，黄疸经久不退。上焦开、中焦畅、湿邪去，湿邪不能蕴蒸肝胆，黄疸自然消退。吴鞠通认为：“肺为气之主，气化则湿热俱化。”通过宣降肺气，可以使水液代谢及气机升降恢复正常，故在“化湿去黄疸”的同时，不忘宣调肺气，以开鬼门、洁净府之法，祛除湿邪，有利于黄疸消退。例如张仲景《伤寒论》曰：“伤寒瘀热在里，身必黄，麻黄连翘赤小豆汤主之。”方中麻黄、杏仁宣发肺气，连翘清解热邪，赤小豆利湿。麻黄连翘赤小豆汤即为宣调肺气治疗黄疸的代表方剂。

此外，黄疸和肝的关系密切。肺与肝的关系主要表现在气机的调节方面。肺主气、司呼吸，肝主疏泄，肝升肺降，人体气机才能够正常地运行。黄疸日久，多有肝气郁滞，不论肝气犯肺与否，均宜在疏肝的基础上佐宣降肺气之品，以利肝脏的气机调达。若肝气上逆或兼加肝火，则湿邪缠绵不化，黄疸经久不退，此时宜肃肺平肝逆、清肺泻肝火，即所谓“佐金平木”。

## 285. 谈谈关幼波治疗黄疸的经验。

关幼波认为，急性病毒性肝炎不论黄疸型还是无黄疸型，其致病因素都以湿热为主，其中黄疸型肝炎湿热较重，无黄疸型湿热较轻。但它们又有一个共同特点，即“肝病犯脾”，均以中州失运为主，故而应将治理中州、清利肝胆湿热的原则贯穿整个治疗过程。

关幼波认为黄疸发病的关键是湿热蕴于血分，提出了治疗黄疸的几大法则：①治黄先治血，血行黄易劫。用凉血止血法清血中瘀热，用养血活血法补耗伤之阴血，用温通血脉法治阴黄寒凝血滞。②治黄需解毒，毒解黄易除。用化湿解毒法祛除中上焦之湿邪，用凉血解毒法解血分之热毒，用通下解毒法解蕴结于中下二焦之毒。③治黄要治痰，痰化黄易散。用化痰散结法祛除胶结凝滞之湿热。此外，大剂量使用茵陈退黄是关幼波的另一特点，一般用量为 30 g，最大用到 120 g。关老将茵陈蒿汤加减用于黄疸邪实而正气尚支的阶段，集中药力以祛邪为主，佐以扶正。实邪不去，正气难复。若徒用扶正之法恐闭门留寇；佐以扶正是为了加强抗邪能力，更好地祛邪。黄疸的发生通常为湿热瘀毒互结，热毒入血，先滞后瘀。除了用清热解毒法外，关老亦常配合活血解毒之法清除血分瘀毒，促进毒热的解除以提高疗效，常用的药物有赤芍、牡丹皮、丹参、泽兰等。退黄后应注意调护脾胃，固护正气，以防他变。

## 286. 谈谈汪承柏治疗黄疸的经验。

中医普遍认为，黄疸多湿热，外感湿热疫毒或脾虚湿热酿生，熏蒸肝胆，肝胆疏泄失常，胆汁不循常道，溢于肌表而发黄。然湿热之邪，其始在气，继则入血，肝藏血又主疏泄，肝受邪日久，必致血瘀血热。重度黄疸患者，特别是病程长或肝硬化患者，几乎均兼有不同程度的血瘀血热见症，如面色晦黯、蛛痣肝掌、胁肋疼痛、午后低热、口干、舌黯红、舌下络脉曲张等。故汪老提出瘀热发黄，创用凉血活血法治疗黄疸。

汪老诊治黄疸，除针对关键病因病机治疗外，还重视疾病与环境、肝胆与其他脏腑、主证与兼证、证与症的关系。如慢性肝炎患者在湿热多雨为特点的长夏季节发黄，易出现胸脘胀满、头身沉重、大便溏而不爽之湿热弥散三焦证，治宜宣畅三焦，方用三仁汤。汪老治黄必审查脾胃情况，如心下停饮之胃脘振水声、肝火横逆犯胃之胃部烧心反酸、中焦虚寒之胃脘怕凉、大肠气虚之肛坠不收等。汪老常言，肝病影响最早、最严重的肝外脏腑就是脾胃，故汪老诊治肝病，必配伍黄芪、茯苓，以取“先实其脾气，无令得受肝之邪”之功。又如治疗瘀热发黄并存之肝胆湿热，在凉血活血的基础上配伍龙胆泻肝汤以协助退黄。且在治黄的同时，注重特殊证候的诊治，如失眠、肛坠不收、皮肤瘙痒等，以缓解患者痛苦。

汪老选用赤芍治疗血瘀血热型胆汁淤积性肝炎，取其味苦性寒，专泻肝火，清热凉血，能行血中之滞，符合瘀热发黄治法治则；又具有扩张胆管、减少血栓素 $B_2$ 合成、促进胆汁排泄、改善肝脏炎症等药理作用。并在凉血活血重用赤芍的基础上，研制赤丹退黄颗粒治疗瘀热发黄之急、慢性病毒性淤胆型肝炎，取得了确切的临床疗效。

汪老应用大剂量行气破血药治疗重度黄疸时，常配伍黄芪、当归、桑椹、紫草等益气补血之品，以防行气破血之品耗气伤血。

## 287. 黄疸医案举隅。

### 刘渡舟医案

姜某，男，26 岁。患者久居山洼之地，又值春雨连绵，雨渍衣湿，劳而汗出，内外交杂，遂成黄疸。前医用清热利湿退黄之剂，经治月余，毫无功效，几欲不支。就诊时，黄疸指数 85 单位，转氨酶高达 500 单位。察其全身色黄而暗，面色晦滞如垢。问其二便，大便溏，日行 2～3 次；小便甚少。全身虚浮似肿，神疲短气，无汗而身凉。视舌质淡，苔白而腻，诊脉沉迟。脉证合参，辨为寒湿阴黄之证。治宜温阳化湿退黄。处方：茵陈 30 g，茯苓 15 g，泽泻 10 g，白术 15 g，桂枝 10 g，猪苓 10 g，附子 10 g，干姜 6 g。初服日进两剂，3 天后诸症好转；继则日服 1 剂，3 周痊愈。化验检查，各项指标均为正常。

按：本案辨证属于“阴黄”范畴。阴黄之因，或外受寒湿之伤，或食生冷伤脾，或医者过用寒凉损伤脾胃，寒湿阻于中焦，肝胆气机疏泄不利，胆汁外溢而发生黄疸。寒湿为阴邪，故黄疸之色晦暗。又见便溏、虚肿、小便不利、舌淡、苔白、脉来沉迟等症，一派寒湿之象，故辨为阴黄。治当健脾利湿，退黄消疸。方以茵陈为主药，本品无论阳黄、阴黄，皆可施用。用五苓散温阳化气，以利小便，所谓“治湿不利小便，非其治也”。加附子、干姜以温脾肾之阳气，阳气一复，则寒湿之邪自散。临床上，刘老常用本方治疗慢性病毒性肝炎、黄疸型肝炎、肝硬化之属于寒湿内阻者，服之即效，颇为得心应手。

## 钱英医案

谭某，女，27 岁。2004 年 5 月 21 日初诊。患者乏力、尿黄、食欲不振、恶心呕吐 3 天。刻诊：恶心，呕吐内容物 1 次，非喷射性，小便色黄，大便正常。神志清，精神可，热病面容。舌绛红，苔薄黄，脉滑数。西医诊断：病毒性肝炎，未分型，急性重型。中医诊断：急黄。辨证：热邪深入营分，病有进展之势。治法：急当清营活血，解毒退黄。处方：茵陈 90 g，栀子 25 g，大黄 15 g，赤芍 30 g，牡丹皮 30 g，法半夏 15 g，黄芩 15 g，黄连 15 g，生地黄 30 g，紫草 30 g，生甘草 15 g，滑石 60 g，薏苡仁 30 g。3 剂。

二诊（2004 年 5 月 27 日）：患者觉食欲好转，无恶心呕吐、腹胀。化验示肝脏合成指标明显下降。26 日甲强龙用量为 40 mg。处方：大黄 15 g，枳壳 15 g，厚朴 15 g，蒲公英 15 g，生地黄 30 g。3 剂，水煎，灌肠。

三诊（2004 年 5 月 30 日）：患者诉食欲明显好转，无恶心呕吐，化验示 HBV 前 C 变异株阳性。5 月 28 日化验肝功示：ALT 715 U/L，AST 49 U/L，TB 6.25 mg/dL，DB 4.63 mg/dL，PTA 60%。继续服中药原方 4 剂，每日 1 剂，口服。

四诊（2004 年 6 月 3 日）：患者食欲好转，乏力等均明显改善。化验示 TB 7.88 mg/dL，DB 5.52 mg/dL，ALT 297 U/L，AST 55 U/L。原方去法半夏，加川芎 10 g、桂枝 5 g。4 剂，每日 1 剂，口服。

五诊（2004 年 6 月 14 日）：患者发热，体温 38℃～39℃，无恶心呕吐，热病面容，皮肤巩膜轻度黄染，咽部充血，扁桃体 II 度肿大，表面有脓苔，浅表淋巴结无肿大，余正常。考虑此为上呼吸道感染，予羚羊角粉 1.8 g，日 1 次，冲服。中医辨证为热邪由营分转出气分，故以清气分湿热为主，予三仁汤加味。处方：生石膏 20 g，知母 20 g，薏苡仁 30 g，生甘草

15 g，杏仁 10 g，砂仁 6 g，木通 5 g，滑石 3 g，法半夏 15 g，厚朴 10 g，赤芍30 g，丹参 50 g。同时给予西药凯地欣抗感染。2004 年 6 月 16 日，体温正常，血培养无细菌生长。肝穿结果示，肝细胞肿胀，胞浆流松化，气球样变及凋亡小体，部分肝细胞及毛细胆管淤胆，肝实质内可见较多点灶性坏死，窦内单个核细胞浸润，汇管区轻度淋巴细胞浸润，未见明显纤维化。病理诊断：伴桥形坏死的急性黄疸型肝炎。

六诊（2004 年 6 月 18 日）：患者无明显不适，辨证为热邪已退，正气尚未复原，中焦湿热尚存。治疗以健脾除湿兼清余热为主。处方：党参 15 g，茯苓 15 g，苍术 10 g，炒白术 10 g，厚朴 10 g，黄连 5 g，黄芩 5 g，薏苡仁 30 g，柴胡 15 g，炒麦芽 10 g。7 剂，每日 1 剂，口服。

七诊（2004 年 6 月 23 日）：患者自觉体力恢复，无任何不适，舌脉亦正常。化验肝功：TB 1.51 mg/d，DB 0.89 mg/dL，PTA 正常，HBV－M：2、5 项阳性。临床痊愈，仍有残黄，患者出院继续以上方调理，两周后复查肝功全部正常。

按：本例患者为青年女性，素体强壮，既往无肝病史，西医诊断为亚急性重型肝炎，入院后病情进展迅速，预后较差。中医辨证为热毒深入营血，在西医治疗基础上辨证使用清营凉血、活血解毒退黄之法治疗，疗效较好。急性或亚急性重型肝炎，以热毒表现较多，如辨证准确，早期使用中药透热转气，符合中医学温病理论，能收到良好的效果。

## 第三节　积聚

### 288. 大黄䗪虫丸的临床应用？

大黄䗪虫丸出自《金匮要略·血痹虚劳病脉证并治第六》。本方中䗪虫能破瘀血、消肿块、通经脉，合大黄通达三焦以逐干血；桃仁、干漆、水蛭、虻虫、蛴螬活血通络，消散积聚，攻逐瘀血；黄芩配大黄，清上泻下，共逐瘀热；桃仁配杏仁，降肺气，开大肠，祛瘀血；地黄、甘草、芍药滋阴补肾，养血濡脉，和中缓急；黄芩、杏仁清宣肺气而解郁热；用酒送服，以行药势。诸药合用共奏祛瘀血、清瘀热、滋阴血、润燥结、通经、消癥瘕之效。本方特点是以通为补，祛瘀生新，缓中补虚。

大黄䗪虫丸临床应用广泛，可以治疗肝纤维化、肝炎后高胆红素血症、血吸虫病、黄疸、高脂血症、口周皮炎、黄褐斑、痤疮、银屑病、结节性红斑、异位妊娠、月经失调、闭经、盆腔炎性包块、慢性前列腺炎、慢性浅表性胃炎、慢性肾功能衰竭、脑动脉硬化症、脑出血等病症，偶见于治疗原发性肝癌、食管癌、胃癌、肺癌等。

另外，大黄䗪虫丸还能改善微循环，增加心肌营养，增加心脏冠状动脉的血流量，降低血液黏稠度，抑制血栓形成。所以，其在抗动脉硬化、防止肠粘连、保护慢性肝损伤、促进体内血液吸收、减少血栓形成等方面都有明显的作用。

## 289. 积聚如何辨证结合辨病治疗?

积聚除按气血虚实辨证外，尚需根据结块部位、脏腑所属综合考虑，结合现代医学检查明确积聚的性质，对治疗和预后均有重要意义。如聚证为肠梗阻，必要时须外科手术治疗；如癥积系病毒性肝炎所致肝脾大，则须按病毒性肝炎作专科治疗，应用抗病毒、护肝降酶、调节免疫、抗肝纤维化等药物；如为恶性肿瘤，则宜加入扶正固本、调节免疫及某些抗肿瘤药物。

## 290. 为什么说积聚治疗上始终要注意顾护正气，攻伐药物不可过用?

《素问・六元正纪大论》说："大积大聚，其可犯也，衰其大半而止。"聚证以实证居多，但如反复发作，脾气易损，此时需用香砂六君子汤加减，以培脾运中。积证系日积月累而成，其消亦缓，切不可急功近利。如过用、久用攻伐之品，易于损正伤胃；过用破血、逐瘀之品，易于损络出血；过用香燥理气之品，则易耗气伤阴积热，加重病情。要把握好攻与补的关系及主次轻重，注意"治实当顾虚""补虚勿忘实"。可根据具体情况，或先攻后补，或先补后攻，或寓补于攻，或寓攻于补。《医宗必读・积聚》提出的"屡攻屡补，以平为期"的原则，深受历代医家重视。

## 291. 为什么说气滞血瘀是积聚发病的关键？积聚主要责于肝脾二脏的功能失调？

从功能上来讲，肝主疏泄调畅气机，肝疏泄不及导致气滞；脾主运化，运化水谷为气血生化之源，亦为水湿痰饮之源。气行则血行，气滞则血瘀；气行则水行，气滞则水停。肝脾功能失调，气滞血瘀，聚湿生痰，痰瘀互结，久治不愈，继而转为积聚。由此可见积聚主要在于肝脾两脏的功能失调。本病初起，气滞血瘀，邪气壅实而正气未虚多属实；积聚日久正气损耗，转为虚实间杂之证；积聚后期，气血衰少，体质羸弱，往往以正虚为主。因此气滞血瘀是积聚的发病关键。

## 292. 抗肝纤维化的常用中药及中成药有哪些？

肝纤维化属于积证的范畴，病变部位主要在肝、脾，涉及肺、肾。其病机大多本虚标实、虚实夹杂，主要是肝络阻塞、气滞血瘀。治疗上以顾护正气、活血化瘀、行气通络为法，应兼顾肝、脾、肾三脏虚证，抓住湿热毒瘀等实证。现代药理研究证明丹参、桃仁、黄芪、当归、赤芍、泽兰、冬虫夏草、防己、茯苓、柴胡、厚朴、大黄、苦参、水蛭等中药，均有明显抗肝纤维化效果，能降低纤维细胞的活性，减轻门静脉高压，从而可以使肝脾变软，改善肝的功能。某些中药组合打粉能软坚散结、软肝缩脾，抗肝纤维化疗效颇佳。如丹参 100 g、三七 100 g、鳖甲 150 g、鸡内金 80 g、甲珠 30 g，按比例打细粉，每次 5 g，吞服，每日 2 ~ 3 次。

常用中成药如复方鳖甲软肝片，能软坚散结、化瘀解毒、益气养血，用于慢性乙型肝炎肝纤维化，以及早期肝硬化属瘀血阻络、气血亏虚兼热毒未尽者，症见胁肋隐痛或胁下痞块，面色晦暗，脘腹胀满，纳差便溏，神疲乏力，口干且苦，赤缕红丝等。

安络化纤丸，能健脾养肝、凉血活血、软坚散结，用于慢性乙型肝炎、乙肝后早、中期肝硬化，表现为肝脾两虚、瘀热互结证候者，症见胁肋疼痛，脘腹胀满，神疲乏力，口干咽燥，纳食减少，便溏不爽，小便黄等。

扶正化瘀胶囊，能活血祛瘀、益精养肝，用于乙型肝炎肝纤维化属瘀血阻络，肝肾不足者，症见胁下痞块，胁肋疼痛，面色晦暗，或见赤缕红斑，腰膝酸软，疲倦乏力，头晕目涩，舌质黯红或有瘀斑，苔薄或微黄，脉弦细。

## 293. 谈谈朱良春的复肝丸。

朱老的复肝丸具有益气活血、化瘀消癥之功效，主治早期肝硬化肝功损害，肝脾大，或仅肝大，胁痛固定不移，伴见脘闷腹胀、消瘦乏力、面色晦滞、红丝血缕或朱砂掌、舌黯红或有瘀斑、脉象弦或弦细等症。其主要组成为：紫河车 60 g，红参须 60 g，炙土鳖虫 60 g，炮甲片 60 g，三七 60 g，片姜黄 60 g，郁金 60 g，鸡内金 60 g。其中紫河车旨在大补精血；红参须益气通络；三七活血止血，散瘀定痛；土鳖虫破血消癥，和营通络；更加郁金、姜黄疏利肝胆，理气活血；鸡内金、炮甲片下积消滞，软坚散结。本方寓攻于补，攻不伤正，补不壅中。

## 294. 谈谈姜春华治疗肝硬化的经验。

一般认为肝炎直至肝硬化均为肝气郁滞所致，故多用疏肝理气的方法。姜老临证体会主要是由血瘀引起气滞，所以治疗时应当先考虑治血，兼顾理气，而不应以理气为主。治疗应以活血化瘀为主，使肝脏血行畅通，瘀血化除，瘀化则血行更畅，血行则瘀无所留，而肝气亦畅通无阻。因此常用此法治疗肝脾大，早、晚期肝硬化，即使高度腹水仍可以此法为用。

肝硬化属于中医的癥瘕积聚，虚实夹杂，治疗时应当辨别标和本。本病瘀血、肝郁是标，气虚、脾弱是本。肝为藏血之脏，瘀血蕴积则引起肝脾大；瘀血阻于肝脾络脉，散发皮肉腠理之间，故在头颈、胸臂部出现蜘蛛痣；肝血瘀阻不出，则右胁刺痛，痛有定处，固定不移；面色晦黯或黝黑，也是血行不畅、脉络瘀滞显之于外的表现。从体质的角度看，肝硬化的形成，由迁延日久，渐积而来，久病多虚，与正气不足有密切的关系，而正虚之中，尤以“脾胃怯弱”为关键。肝硬化后期久病及肾，呈现肾阴、肾阳不足的症状，治疗时在调整阴阳的同时，仍必须注意益气健脾。本病的特点是病实体虚，虚实互间，治疗时应当虚实兼顾，辨清病证，化瘀益气，肝脾同治。

姜老的“软肝汤”，组方：生大黄6～9 g，桃仁9 g，土鳖虫3～9 g，丹参9 g，鳖甲9 g，炮山甲9 g，黄芪9～30 g，白术15～60 g，党参9～15 g。功能：活血化瘀，软肝散结，益气健脾。主治：癥瘕、积聚、胁痛、鼓胀（早期肝硬化，轻度腹水）。方解：本方乃由仲景《金匮要略》“下瘀血汤”加味而成，原方主治产后腹痛，腹中有干血着脐下，亦主经水不利。方中大黄荡涤瘀血、桃仁活血化瘀、土鳖虫逐瘀破结，三味相合，破血之力颇猛。丹参苦、微寒，入心、肝二经血分，有活血祛瘀、凉血消肿之功；现代药理研究证明其可促进肝脏生理机能好转，并使肝脾大缩小变软。炮山甲咸能软坚，性善走窜；鳖甲味咸性寒，入肝脾血分，既能滋阴退热，又可软坚散结，两药均对肝硬化、肝脾大有较好治疗效果。脾主运化水谷精微，为后天之本，佐黄芪、白术、党参以健脾益气，符合仲景“见肝之病，当先实脾”之旨，且根据患者体质虚实调整剂量，此乃扶正祛邪之意，上药共具攻补兼施、活血化瘀、软肝散结之功。

## 295. 谈谈肝硬化的基本证治。

临床将肝硬化分为6个证型，可以适当参考。①气滞湿阻：症见腹大胀满、胁下痞疼，纳差、嗳气、小便短少、大便不爽，苔白腻、脉弦，治宜疏肝理气、除湿消满，方用柴胡疏肝散合平胃散加减；②寒湿凝滞：症见腹大胀满、按之如囊裹水、得热稍舒，头身重、畏寒肢肿、小便短少、大便溏薄，苔白腻而滑、脉濡缓或弦迟，治宜温阳散寒、化湿利水，方用实脾饮加减；③湿热蕴结：症见腹大坚满、拒按、外坚内痛，烦热、口苦、小便赤涩、大便秘结，舌边尖红、苔黄腻或兼灰黑、脉弦数，治宜清热利湿、攻下逐水，方用中满分消丸加减；④肝脾血瘀：症见腹大坚满硬、青筋怒张，胁腹痛、面黯黑、胸部红点赤缕、唇紫褐、大便色黑，舌紫黯、脉细涩，治宜活血化瘀、行气利水，方用化瘀汤加减；⑤脾肾阳虚：症见腹部胀满、入暮较甚，面色萎黄、脘闷纳呆，神疲畏寒、肢冷浮肿、小便短少，舌淡胖嫩有齿痕、脉沉细或弦大重按无力，治宜健脾温肾、化气行水，方用附子理中汤合五苓散加减；⑥肝肾阴虚：症见腹大坚满、甚则青筋暴露，形体消瘦、面黑唇紫，心烦、掌心热、有时鼻出血、小便短赤，舌质红绛少津、脉弦细数，治宜滋养肝肾、凉血化瘀，方用一贯煎。

## 296. 谈谈关幼波如何运用积聚理论治疗脂肪肝。

对于脂肪肝，关幼波提出湿痰是基础、气血为枢机、病理特点是痰瘀、病位特点是络病、虚证辨证以治本、注意先期预防等观点。他认为湿痰内生是脂肪肝的基础，临床常用药物有橘红、杏仁、旋覆花、代赭石、白术、茵陈、黄芩、白梅花、藿香、党参、豆蔻。他重视气血辨证，辨证以气血为核心，通过疏通调和气血来调整脏腑组织功能活动。一方面行气、益气、芳香祛湿化痰，治疗气分之痰；同时活血、补血、养阴祛湿化痰，治疗血分之痰，常用白芍、赤芍、泽兰、生山楂、当归、藕节、丹参。他还重视痰瘀理论，提出“见痰休治痰，辨证求根源；治痰必治气，气顺则痰消；治痰要治血，血活则痰化；怪病责之痰，辨治法多端”。痰气同治，惯用杏仁与橘红、旋覆花与生赭石这两组对药。常用调理气血的药有白芍、柴胡、赤芍、泽兰、香附、白术、当归、黄精、藕节、丹参等，其中泽兰与藕节是关老理血治瘀常用的对药。

## 297. 如何理解“五脏积”？

五脏积源于《难经》，是将积病与五脏进行归属的一种分类方法，是根据五脏在腹部分主部位理论来区分的，并不是指直接发生在五脏实体的位置上。《难经·五十六难》言：“肝之积名曰肥气，心之积名曰伏梁，脾之积名曰痞气，肺之积名曰息贲，肾之积名曰贲豚。”

五脏积大都因为本脏受邪，本脏所胜之脏正值旺盛之际，本脏不能传邪到所胜之脏，本脏所不胜之脏又不能传病，所以病邪只能在本脏留滞，脏积乃成。因所受脏腑的不同又有不同的临床表现：肝的积病叫肥气，发生在左侧胁下，肿块隆起如同覆盖着杯子一样，有头有尾，界限明显，日久不愈，会使人出现咳嗽气逆、疟疾等病症，经年累月，不易治愈；心的积病叫伏梁，发生在脐部上方，大小如手臂，上端到达心胸的下部，日久不愈，会使人出现心中烦躁等症状；脾的积病叫痞气，发生在胃脘部，肿块隆起如同覆盖着盘子，日久不愈，可使人出现四肢难以屈伸、黄疸、饮食的营养不能润泽肌肤等表现；肺的积病叫息贲，发生在右侧胁下，肿块隆起如同覆盖着杯子，日久不愈，可使人出现恶寒发热、咳嗽、喘促等症，甚至发生肺痈等疾病；肾的积病叫奔豚，发生在少腹部，上端到达心胸的下面，或上或下，好像猪在奔跑，发作没有一定的规律，日久不愈，可使人出现喘促、骨骼痿弱、短气乏力等病症。

## 298. 积聚医案举隅。

### 楼建国医案

徐某某，女，45 岁。2013 年 10 月 14 日诊。患者肝炎后肝硬化 5 年余，平素口服“拉米夫定”“阿德福韦酯”联合抗病毒治疗，肝功能及乙肝 DNA 正常，但始终感肝区隐痛。全身乏力怕冷，经来下腹疼痛，服中西药物不能缓解。请楼师诊治，查体见肝区叩击痛阳性，脾大，肋下 3 指，移动性浊音阳性，双下肢轻度浮肿。刻诊：肝区两胁隐痛，腰痛乏力，纳差，怕冷，口淡不渴，小便量少，便秘，舌淡、苔薄白，舌底可见青筋肿大，脉沉弦。辅助检查 B 超示肝硬化、脾大、腹水。肝功能正常，乙肝三系示“小三阳”，乙肝 DNA 正常，AFP 正常。中医辨证为胁痛，阳虚血瘀证，治宜温阳化瘀。处方：附子（先煎30分钟）40 g，干姜 10 g，茯苓 15 g，防风 10 g，淫羊藿 15 g，黄芪 30 g，炒苍术 30 g，炮姜 15 g，细辛 6 g，肉苁蓉 15 g，赤芍 15 g，桃仁 10 g，熟地黄 30 g，鸡内金 15 g。7 剂。水煎服，日 1 剂，上午、下午各服 1 次。

二诊（2013 年 10 月 21 日）：患者诉肝区隐痛明显减轻，手足有温热感，二便通畅，舌质淡、舌下瘀紫色淡，双下肢浮肿减退。效不更方，原方再进 14 剂后诸症消失，复查 B 超时腹水消失。后以香砂六君子等善后调理月余，门诊随访半年余未再复发。

按：本例患者为中年女性，平素工作劳累，肝病日久，长期口服抗病毒药物，症见脾肾阳虚之象，阳虚生内寒，寒凝血必瘀。此正如清代周学海《读医随笔》云：“病久而气血推动不利，血络之中，必有瘀凝，故致病气缠延不去，疏其血络，而病气可尽也。”遂抓住病机，辨证明确，果断予大剂量附子、干姜、炮姜、淫羊藿、细辛、炒苍术等温补脾肾之阳，同时予熟地黄滋养阴气，以阴中求阳，茯苓利水，赤芍、桃仁以活血化瘀通络，鸡内金开胃，肉苁蓉通便。服药时间应在白天，此时阳气旺盛，可助药力。诸药合用，使阳气得复，血瘀得化。

## 向国鼎医案

患者，某女，42 岁。1994 年 10 月 26 日初诊。患者肝硬化已有半年，起病确诊后即在当地医院治疗，西医诊断为代偿性肝硬化（Child – Pugh A 级），但半年未效。刻诊：面色不华，体消瘦，腹胀满，青筋暴露，按之腹皮紧，右上腹按之有肿块不痛，纳差，小便短少、色黄，大便时干时溏，月经量极少，经色黑，行经 1 日即停，脉细数，舌黯、苔黄腻。此病属肝郁血瘀、湿热互结所致。中医诊断：鼓胀，瘀热内结证。治宜疏肝化瘀，益气软坚，利水。处方：制鳖甲（先煎）10 g，生牡蛎（先煎）40 g，土鳖虫 10 g，赤芍 15 g，牡丹皮 10 g，白芍 15 g，生地黄 30 g，柴首 15 g，茵陈 20 g，党参 10 g，炒白术 10 g，干姜 6 g，黄芪 20 g，黄芩 10 g，黄连 5 g，大腹皮 20 g，甘草 10 g。4 剂水煎服，两日 1 剂。患者要求处方带回。

二诊（1995 年 2 月 28 日）：患者诉服药有效，以原处方在当地中药店继续购药 12 剂，服后渐渐好转。现腹满大消，腹部肿块缩小，每餐能进食 2 ~ 4 两米饭，大便每日 1 次，小便黄，每日两次，脉搏每分钟 72 次。处方：生牡蛎（先煎）50 g，生地黄 40 g，黄芪 30 g，茯苓 20 g，泽泻 20 g，茵陈 20 g，赤芍 15 g，白芍 15 g，柴首 15 g，制鳖甲（先煎）10 g，土鳖虫 10 g，党参 10 g，炒白术 10 g，炙甘草 10 g，三棱 10 g，莪术 10 g。8 剂水煎服，并嘱其最多服 8 剂后来复诊。

三诊（1995 年 3 月 21 日）：患者诉右上腹肿块已缩小，重按略硬，腹胀消失，纳佳，全身肌肉渐丰，经量渐多，3 日始净，病者要求服丸药。处方：黄芪 60 g，生地黄 60 g，生牡蛎 50 g，党参 30 g，白术 30 g，茯苓 30 g，甘草 30 g，山甲珠 20 g，制鳖甲 30 g，土鳖虫 30 g，牡丹皮 30 g，三棱 30 g，莪术 30 g，鸡内金 30 g，黄芩 30 g，大腹皮 30 g，白芍 30 g，当归 30 g，黄连 20 g，砂仁 20 g，干姜 15 g，1 剂。上药共为细末，炼蜜为丸（每丸约 6 g）。每次服 1 丸，每日 3 次。患者至 1995 年 4 月 28 日丸药服完后，到当地医院检查，早期肝硬化已痊愈。

按：方中重用生牡蛎配制鳖甲、土鳖虫等虫类通络之品，软坚散结、破瘀血、消癥积；赤芍、牡丹皮凉血化瘀，配生地黄清热凉血；白芍柔肝，配柴首疏肝解郁行气；党参、炒白术、干姜、甘草、黄芪益气健脾以利湿；茵陈清湿热，配伍黄芩、黄连增强清热解毒燥湿之功；大腹皮渗湿利水。全方诸药共用，瘀血得化，湿热得清，腹满得消，肿块得减。方中消中有补，充分体现了对脾胃之气的顾护。采用 2 日 1 剂的服法，表明其审时度势、攻邪适度的治则。胀减食增，正气增强，遂二诊时加大攻伐之力，去清热之味，增用利湿、活血之品，使块缩胀消、纳佳肉丰、月经量增。三诊宗前法续治，略裁前方，效不更法，软坚化瘀、益气利湿，采用易于吸收消化的蜜丸剂型长期内服，遂月痊愈。

# 第四节　鼓胀

## 299. 谈谈鼓胀的病机。

鼓胀的病机重点为肝、脾、肾三脏功能失调引起气滞、瘀血、水饮相互结于腹中。

（1）情志所伤：肝主疏泄，性喜条达。若情志抑郁，肝气郁结，气机不利，则血液运行不畅，以致肝之脉络为瘀血所阻滞。再者，肝气郁结，脾运化失职，水液运化发生障碍，以致水湿潴留与瘀血蕴结，日久不化，痞塞中焦，便成鼓胀。

（2）酒食不节：嗜酒过度，饮食不节，脾胃受伤，运化失职，酒湿浊气蕴结中焦，气机升降失常，波及肝肾，气滞不畅，血行受阻，开阖不利，致使气、血、水互结，遂成鼓胀。

（3）劳欲过度：肾藏精，为先天之本；脾运化，为后天之源，二者为生命之根本。劳欲过度，伤及脾肾。脾伤则不能运化水谷，水湿由生；肾损则气化不行，湿聚水生而成鼓胀。

（4）脾虚食积：饮食积滞，胃纳失常，脾虚不运，气血不足，致使水湿、食积错杂不化，渐成鼓胀。

（5）感染血吸虫：在血吸虫流行区，遭受血吸虫感染又未能及时进行治疗，内伤肝脾，脉络瘀阻，升降失常，清浊相混，逐渐而成鼓胀。

（6）黄疸、积聚失治：黄疸本由湿热、寒湿所致，久则肝、脾、肾三脏俱病而气血凝滞，水饮内停渐成鼓胀。积聚本由气郁与痰血凝聚而成，致使肝脾气血运行不畅，肾与膀胱气化失司，而成水湿停聚，气滞血瘀，演变成鼓胀。

## 300. 谈谈肝硬化腹水的饮食和生活注意事项。

饮食方面：

（1）宜进低盐饮食。腹水明显、小便少者，宜忌盐。水肿或轻度腹水的患者应给予低盐饮食，每日摄入的盐量不超过 3 g；严重水肿时宜无盐饮食，钠应限制在 500 mg 左右，禁食含钠较多的食物。

（2）一般应食易于消化、富有营养的食物，多吃含锌、镁丰富的食物，适当食用瘦猪肉、牛肉、蛋类、鱼类等含锌量较多的食物。为了防止镁离子的缺乏，可多食用绿叶蔬菜、豌豆、乳制品和谷类等。

（3）饮食有节，进食不宜过快、过饱。严嘱患者禁烟酒，禁食过热之物，避免进食粗糙、坚硬或辛辣刺激性食物引起食管或胃底静脉曲张破裂出血。吐血者，暂禁饮食。湿热证患者可多吃西瓜，瘀血证患者可食鲜藕汁，寒湿证患者应忌生冷，阳虚证患者可予腹部热敷、葱熨法。

生活注意：

（1）应保持床褥干燥、平整。臀部、足部及其他易发生水肿的部位可用棉垫，并给予热敷或按摩，促进血液循环，预防褥疮发生。

（2）肝硬化腹水患者抵抗力低，很容易造成各种感染。因此应嘱患者保持皮肤清洁干燥，注意口腔清洁卫生，保证足够的休息和睡眠。必要时要给予营养支持，增强机体抵抗力。

（3）应避免大量运动，避免疲劳过度。腹水严重时应卧床休息，并应根据病人具体情况，配用腹腔穿刺放液术。放液速度宜慢，每次放液量不超过 3000 mL。

（4）肝硬化腹水病程相对较长，且易反复，患者常意志消沉、情绪低落，甚至出现轻生的念头。因此要给予患者关心，为他们树立治愈疾病的信心。

## 301. 中满分消丸和疏凿饮子的功效主治？

中满分消丸出自《兰室秘藏》，由党参、白术、茯苓、甘草、陈皮、制半夏、砂仁、枳实、厚朴、猪苓、泽泻、黄芩、黄连、知母、姜黄组成。功效为健脾行气，利湿清热。主治脾虚气滞、湿热郁结引起的宿食蓄水，脘腹胀痛，烦热口苦，倒饱嘈杂，二便不利。该方证病位在中焦，主要病症为脘腹痞满。后世医家多以该方加减论治中满鼓胀病证，症见中满热胀、鼓胀、气胀、水胀，中医内科教材亦选之主治湿热蕴结型鼓胀。本方不仅治疗肝硬腹水之鼓胀见效，而且还可用于闭经、胃下垂、贫血等其他一些疾病，也收到良好的疗效。

疏凿饮子出自《重订严氏济生方》，由槟榔、大腹皮、茯苓皮、椒目、赤小豆、秦艽、羌活、泽泻、生姜、商陆、木通组成。功效为泻下逐水、疏风发表，主治水湿壅盛，遍身肿满，喘呼气急，烦躁口渴，二便不利。其治如行在里之水，从二便而出，上下、内外，分消其势，亦犹神禹疏凿江河之意也。本方用于阳水之湿热蕴结，上下表里俱病之证；现代临床用于恶性腹腔积液、痛风性关节炎、原发性肾病综合征、急性腰椎间盘突出、急性肾炎水肿、血管神经性水肿、腱鞘积液等。

## 302. 调营饮的组成、功效和主治？

调营饮出自《证治准绳》，由赤芍、川芎、当归、莪术、延胡索、槟榔、瞿麦、葶苈子、桑白皮、丹参、大黄等药物组成。该方能活血化瘀、行气利水，主要用于治疗瘀结水留型鼓胀，临床表现为腹大坚满，按之不陷而硬，青筋怒张，胁腹刺痛拒按，面色晦黯，头颈胸臂等处可见红点赤缕，唇色紫褐，大便色黑，肌肤甲错，口干饮水不欲下咽，舌质紫黯或边有瘀斑，脉细涩。本方现代用于治疗肝硬化、肝腹水之肝脾瘀血。

## 303. 为什么说鼓胀阳虚易治，阴虚难调？

水为阴邪，得阳则化，故阳虚型鼓胀使用温阳利水药物，腹水较易消退；若是阴虚型鼓胀，温阳易伤阴，滋阴又助湿，致腹水难消，使病情日久缠绵而不愈。临证可选用甘寒淡渗之品，如沙参、麦冬、楮实子、干地黄、芦根、白茅根、猪苓、茯苓、泽泻、车前草等，以达到滋阴生津而不黏腻助湿的效果。在滋阴药中少佐温化之品（如小量桂枝或附子），既有助于通阳化气，又可防止滋腻太过。可选用平补肝肾的药物，如黑料豆、楮实子、菟丝子，配合行气通经、活血利水的药物使用。

## 304. 谈谈逐水法的应用及注意事项。

逐水法用于水饮停聚于胸腹的鼓胀实证之水湿蕴结。运用时应注意：①中病即止，“衰其大半而止”，决不可过用峻剂，以防损伤脾胃，虚败元气，而致出血、昏迷之变；②注意顾护正气，在运用逐水剂时，常用枣汤或米汤送服，粉剂用胶囊或龙眼肉包裹。一般以 2 ~3 天为一疗程，必要时停 3 ~5 天再用；③使用逐水剂过程中，应严密观察，发现有严重呕吐、腹泻、腹痛则当停药；④如正虚者，要先补后攻或攻补兼施。若正虚体弱日久，饮食甚少；发热、黄疸日深；有出血倾向或有溃疡病；或有严重的心脏病及肾功能不全者，均不宜使用逐水法。

## 305. 治疗鼓胀如何注意扶正与祛邪药物的配合？

腹胀腹大，气、血、水互结，治疗每用祛邪消胀法。若邪实而正虚，在使用行气、活血、利水、攻逐等法时，又常需配合扶正药物。临证还可根据病情采用先攻后补、先补后攻、攻补兼施等法，扶助正气，调理脾胃，减少副作用，增强疗效。

李勇华用治乙型肝炎、肝硬化腹水的辨病组方消鼓汤：生黄芪 30 g，西洋参 6 g，麦冬 15 g，五味子 10 g g，女贞子 15 g，墨旱莲 15 g，茵陈 10 g，猪苓 30 g，茯苓皮 120 g，泽泻 20 g，白术 15 g g，栀子 6 g，生大黄 15 g（药汤泡服，据大便次数调整用量），厚朴 10 g，大腹皮 15 g，通草 10 g，鸡内金 10 g，桃仁 10 g，赤芍 15 g，田基黄 15 g，垂盆草 15 g。此基本方由黄芪生脉散、二至丸、茵陈四苓汤、茵陈蒿汤、二金汤等化裁而来，在此基础上稍作随症变化，临床观察疗效颇佳。此方即为攻补兼施、益气养阴之意，选用黄芪生脉散最佳。生脉散主治气阴两伤、肢体倦怠、气短懒言、口干作渴、汗多脉虚诸症。方中人参过于温补，因气滞、血瘀、水停、湿热等实邪积滞，故易于郁火伤正，宜改用西洋参。加用黄芪补气力强，关键是能协助气化利水而不伤正。此气虚病位在脾肺，黄芪配西洋参刚柔相济，不温不燥。此阴虚病位在肝肾，宜再加用二至丸，乙癸同源，津津常润。

## 306. 如何理解阴虚腹水的产生机理?

（1）利水伤阴：长期服用利水药导致尿液过多，使津液大量丢失而伤阴。

（2）苦寒伤阴：攻下逐水、清热利湿是治肝硬化腹水的常用方法，然此类药物大多具有苦寒之性，过久或过多服用易败胃伤阴。

（3）血去伤阴：肝硬化腹水患者容易出现各种出血，如鼻衄、消化道出血、皮下出血等，津血互化，血去必伤阴津。

（4）化火伤阴：肝硬化腹水患者长期性情抑郁，日久肝气郁结，郁而化火伤阴。

（5）阳损及阴：临床上阳虚性腹水较多，长此以往，阳损必然及阴。

阴虚血少则络脉滞涩，阴虚肝失濡养则失于疏泄，导致脏腑功能失调而腹水加重或久久难消，治疗宜用滋肾柔肝、养阴利水之法。

## 307. 如何理解湿热致鼓?

湿热形成鼓胀有各种病因，但其根本在于脾虚生湿，湿郁化热，湿热相生、清浊相混，隧道壅塞，又加重气机壅滞、瘀血阻滞，导致水液内停，而发为鼓胀。如此虚实阴阳寒热等性质不同的病机矛盾地交织在一起，故为难治。朱丹溪主张“理应补脾”“宜大补中气行湿”，还强调“又须养肺金以制木，使脾无贼邪之患，滋肾水以制火，使肺得清化，却厚味，断妄想，远音乐，无有不安”。

## 308. 有出血倾向的肝硬化腹水患者，是否可用活血药?

一般认为有出血倾向者不宜使用活血药；亦有学者认为，须重视辨证使用。患者瘀阻较重，血瘀之象明显者，为瘀血阻滞，血不归经，仍可重用活血化瘀之剂，活血以止血。若瘀阻程度较轻，应减少使用活血化瘀药，酌情配伍止血不留瘀的药，如三七等以化瘀止血。

亦有学者认为，需辨病结合辨证，针对出血原因选择用药。如门静脉高压、食管胃底静脉曲张引起出血，化瘀不可峻烈，宜活血止血而不留瘀。如因血小板减少所致出血，宜酌情选用活血软坚止血、养血止血、益气止血、滋阴清热止血等治法。肝硬化腹水继发感染而致出血者，宜清内热凉血、活血止血。总之，宜辨病求因结合辨证立法，因法施药，不可过于拘泥，但总以慎重用药为妥。

## 309. 门静脉高压的中医病机如何认识？

肝硬化门静脉高压目前仍是疑难危重病症之一，如何提高治疗水平，延缓并发症，促进疾病康复，成为本病急待解决的关键问题。从疾病的发展来看，肝硬化门静脉高压是慢性肝病终末期的病理阶段，脏腑虚损是病变之源，血瘀则是病变的关键环节，两者贯穿了整个病理过程，是主要的致病机理。而且血愈瘀则正愈虚，正愈虚则血愈瘀，虚瘀夹杂最终导致并发症的发生则是本病症发展的最终归宿。临床上要谨察病机变化，对证下药。对病变之源要补其不足，对血瘀则要祛瘀而勿忘伤正；同时要“未雨绸缪，既病防变”，积极防治并发症的发生，达到改善患者生活质量及降低病死率的目的。

## 310. 鼓胀医案举隅。

### 朱良春医案

张某某，男，48岁。患者夙患肝硬化，近两月腹部逐渐膨大，下肢浮肿，形瘦神疲，纳谷不馨，溲短色黄，确诊为肝硬化腹水。肝功能：谷丙转氨酶80单位。舌质红，苔薄白，边有瘀斑。脉弦细、微数。此鼓胀重症也，缘肝脾久损，气阴两伤，血瘀癖积，水湿停聚所致。拟扶正达邪，消瘀行水为治。处方：菴闾子15 g，楮实子30 g，生黄芪20 g，茯苓10 g，泽兰15 g，木防己12 g，泽泻15 g，赤小豆30 g，白花蛇舌草30 g。水煎，日

1剂。连进5剂，患者尿量渐增，腹水渐消，纳谷较馨。原方续进15剂，腹膨、足肿全消，唯肝功能尚未完全正常，续予复肝散（太子参、炙土鳖虫各30 g，紫河车25 g，姜黄、郁金、三七、鸡内金各20 g。共研细末，每服6 g，日两次，食前服），以巩固善后。

按：朱良春调治此验案，辨证诊察入微，立法严谨缜密，用药巧妙精良。此方药育阴之中寓利水之意，利水之中有滋阴之功。培土制水，实脾抑木；淡渗走下，驱邪外出；围追堵截，鬼斧神工。全方动中有静，活中有养，方药虽简，效专力宏。

## 尹常健医案

朱某，男，64岁。2016年2月29日住院。患者有酒精性肝硬化病史3年，3个月前行疝气修补术后反复出现腹胀大伴身目黄染。近3天腹胀大明显加重，下腹部坠痛，身目黄染，双下肢轻度水肿。乏力不明显，口干，纳可，眠欠佳。小便色深黄、量尚可，大便日1次、色黑。舌红、苔黄燥，脉沉缓。西医诊断：酒精性肝硬化失代偿期。给予人血白蛋白、利尿剂、抗感染、纠正水电解质紊乱等治疗，腹胀大略有改善。中医诊断：鼓胀，阴虚水停证。处方：蝉蜕利水方加减。水红花子15 g，大腹皮30 g，炒牵牛子3 g，冬瓜皮24 g，醋莪术9 g，盐车前子30 g，茯苓24 g，猪苓24 g，砂仁9 g，蝉蜕9 g，炒王不留行15 g，黄芪30 g，甘草6 g，泽泻12 g，滑石粉15 g。水煎服，日1剂。服药1剂后腹部不适较前减轻，服药3剂后尿量逐日增加，体重逐日减轻，腹胀、下腹部坠痛、水肿逐渐减轻。上方继服并配合原有西药治疗，腹胀、水肿基本消退，自觉无不适。

按：蝉蜕利水方中蝉蜕宣散肺气，疏散肝气，通调水道；芦根清热养阴，利尿消肿；白茅根清热利尿，凉血止血；大腹皮、通草、炒莱菔子利水消肿，行气宽中；滑石粉渗湿利水；车前子利水，清肝明目；冬瓜皮化湿利水消肿，行皮间水湿；牵牛子通利二便，排泄水湿；水红花子、地骷髅、王不留行、泽兰、醋莪术利水活血；砂仁芳香化湿，开窍，行气；黄芪、白术健脾益气，利水消肿；茯苓、猪苓健脾利水；甘草补脾益气，调和诸药。尹老认为引起肝硬化腹水的原因各有不同，辨证选方用药尤为重要。急则治标泻实，以消腹水为主，故多用利水药；缓则治本补虚，当用既能利水消肿又能补肝肾、益脾气之药。

## 第四节　瘿病

### 311. 谈谈瘿病的基本病机。

瘿病的基本病机为气滞、痰凝、血瘀壅结颈前。初期多为气机郁滞，情志不畅，肝失疏泄，气机升降失常，气郁日久，积聚而成气瘿。由津凝痰聚，痰气搏结颈前所致。气为血之帅，气行则血行，气滞血凝则形成癥结包块如石瘿。肝气郁滞横逆犯脾，脾失健运痰湿内生，津液积聚为痰，痰凝成核，如肉瘿。痰火郁结，热毒灼津为痰，痰火凝聚搏结而成瘿痈。冲脉调节十二经气血，任脉主一身之阴经，冲任失调，肝木失养，肾阴不足，可引起心悸、烦热、多汗及月经不调等症状。其病位主要在肝、脾，亦与心、肾有关。

### 312. 四海舒郁丸、海藻玉壶汤、消瘰丸的组成、功效和主治？

四海舒郁丸：由海蛤粉、海带、海藻、昆布、青木香、陈皮等药物组成。功能行气化痰，软坚消瘿。主治肝脾气郁，致患气瘿，结喉之间，气结如胞，随喜怒消长，甚则妨碍饮食。

海藻玉壶汤：由海藻、贝母、陈皮、昆布、青皮、川芎、当归、连翘、半夏、甘草、独活、海带等药物组成。功能化痰软坚，理气散结，滋阴泻火。主治瘿瘤初起，或肿或硬，或赤或不赤，但未破者。现代可应用于甲状腺功能亢进，脂膜炎，乳腺增生，淋巴结核，结核性腹膜炎，多发性疖病等。

消瘰丸：由煅牡蛎、生黄芪、三棱、莪术、血竭、乳香、没药、龙胆草、玄参、浙贝母等药物组成。功能清热滋阴，化痰散结。主治肝肾阴亏所致的瘰疬。

## 313. 瘿病治疗时如何注意谨慎使用含碘药物、有毒药物?

含碘较多的中药称为富碘中药，如海藻、昆布等；含碘较少的中药称为适碘中药，如夏枯草、浙贝母、牡蛎、黄药子等。

现代学者一般主张应根据病情适当选择含碘中药。王旭认为，含碘较多的中药有软坚消瘿的作用，但不能平亢；而含碘较少的中药，即可消瘿散结，又能清热养阴、理气化痰，消瘿与平亢并举。陈丽燕在临床应用中观察到，甲亢的患者不宜用含碘较多的中药，如海带、海藻、昆布等，以免加重甲亢症状；含碘较少的中药可酌情选用，如清热养阴的玄参，清热化痰散结的浙贝母、牛蒡子，泻火解郁散结的夏枯草，软坚散结、敛汗固涩的龙骨、牡蛎等，能起到软坚散结消瘿的功效，可消除甲状腺的肿大，缓解和稳定甲亢症状。在甲亢初期或恢复期，以甲状腺肿大为主，无明显阳亢火热之象时，可短期配伍含碘量较多的中药，但不能长久服用。若阳亢征象显著，应相对少用或不用含碘较多的中药。

另外，黄药子有小毒，长期服用对肝脏损害较大，必须慎用。因本病治疗时间往往较长，在需要较长时间服药时，黄药子的日用量一般不超过 12 g，以免对肝脏不利。

## 314. 谈谈瘿肿的三种情况：瘿囊、瘿瘤、瘿气。

瘿囊：颈前肿块较大，两侧比较对称，肿块光滑、柔软。主要病机为气郁痰阻，若日久兼瘀血内停者，局部可出现结节。结囊如瘿，皮色不变，不痛不痒。《医学入门·外科脑颈门·瘿瘤》曰：“原因忧恚所致，故又曰瘿气，今之所谓影囊者是也。”《本草纲目》明确指出黄药子有“凉血降火，消瘿解毒”的功效，并记载了用黄药子酒治疗瘿囊。瘿囊丸治疗瘿囊病，出自《杂病源流犀烛》卷二十六，组成为雄黄、青木香、槟榔、昆布、海蛤、白蔹、半夏曲、肉桂、白芥子等。其治宜理气化痰、消瘿散结，昆布丸或四海舒郁丸可用。

瘿瘤：颈前肿块偏于一侧，或一侧较大，或两侧均大，瘿肿大小如桃核，质较硬。病情严重者，肿块迅速增大，质地坚硬，表面高低不平。主要病机为气滞、痰结、血瘀。《外科正宗·瘿瘤论》提出瘿瘤的主要病理是气、痰、瘀壅结的观点，采用的主要治法是“行散气血”“行痰顺气”“活血消坚”。其治宜理气化痰、活血化瘀、消瘿散结，海藻玉壶汤可用。

瘿气：颈前轻度或中度肿大，肿块对称，光滑、柔软，除局部瘿肿外，后期可见阴虚火旺表现。严重者可出现高热大汗，呕吐腹泻，烦躁谵妄，或面色苍白，四肢逆冷，神志淡漠，脉微细欲绝，甚至昏迷等气阴耗竭之候。其治宜养阴清火、化痰散结，二冬汤合消瘰丸可用。

## 315. 谈谈中成药甲亢灵片、消瘿丸、小金丸。

甲亢灵片：由墨旱莲、山药、丹参、龙骨、夏枯草、牡蛎组成。具有平肝潜阳，软坚散结的功效。用于有心悸、汗多、烦躁易怒、咽干、脉数等症状的甲状腺功能亢进者，或单纯性甲状腺肿大，还可用于肝阳上亢、气血两虚的患者。

消瘿丸：由昆布、海藻、蛤壳、浙贝母、桔梗、夏枯草、陈皮、槟榔组成。具有散结消瘿的功效，用于瘿瘤初起，单纯型地方性甲状腺肿。

小金丸：由马钱子、制草乌、枫香脂、制乳香、制没药、五灵脂、当归、地龙、全蝎组成。具有散结消肿，化瘀止痛的功效。用于痰气凝滞所致的瘰疬、瘿瘤，乳癖、附睾结核，症见肌肤或肌肤下肿块一处或数处，推之能动，或骨及骨关节肿大，皮色不变，肿硬作痛。

## 316. 瘿病治疗如何结合病症特点用药？

瘿病的治疗一般以理气化痰、消瘿散结、活血软坚、益气滋阴、清热泻火为主要治法，同时又针对不同的证候以及自身用药特点选方用药。①疏肝理气类：陈皮、青皮、香附、木香、柴胡、槟榔、枳壳。②化痰散结类：海藻、昆布、海带、夏枯草、浙贝母、杏仁、半夏、天南星。③健脾除湿类：半夏、茯苓、瓜蒌、枳壳、薤白。④活血软坚类：当归、川芎、丹参、红花、白芍。瘀血重者还可加黄药子、三棱、莪术、穿山甲，还可以用酒大黄、琥珀、丹参。⑤清热泻火类：肝经之火用龙胆草、栀子、黄芩、夏枯草、青黛；心经之火用黄连、竹叶、犀角；肺经之火用石膏、知母、黄芩、黄连；利小便用通草、车前子、淡竹叶、木通。⑥益气滋阴类：玄参、麦冬、生地黄、熟地黄、地骨皮、沙参、知母、石斛、玉竹。

瘿肿较大者，可将药物改为丸散使用。若肿块坚硬，移动性差，增长迅速，则须排除恶变。瘿病早期眼突者，属肝火痰气凝结，治宜化痰散结、清肝明目，药用夏枯草、生牡蛎、菊花、青葙子、蒲公英、石决明；后期眼突者，为脉络涩滞、瘀血内阻，应治以活血散瘀、益气养阴之法，药用丹参、赤芍、泽兰、生牡蛎、山慈菇、黄芪、枸杞子、谷精草等。

## 317. 谈谈陈如泉治疗瘿病结节的常用药对、药组。

蜣螂虫、土鳖虫、蜈蚣：此三药均属于虫类药，能搜剔经络，剔除滞痰凝瘀，直入肝经，直达病所，寒热并用，用于痰瘀互结型结节。

橘叶配郁金：两药合用入肝胆经，表里相配，既疏调肝胆气机，又能活血消肿、化痰散结，气顺则痰消，气行则血行。此药对主要用于气滞型结节。

鬼箭羽配猫爪草：鬼箭羽能破血通瘀、解毒消肿，而猫爪草有化痰散结、解毒消肿之功。二者合用入肝经，既活血化瘀，又解毒消肿。此药对主要用于痰热瘀结型结节。

龙葵配白花蛇舌草：二者均为苦寒之品，有清热解毒之效。现代研究有抗癌作用，能有效地防止或延缓甲状腺癌复发和转移。此药对主要用于肿瘤性结节术后或伴有钙化者。

瞿麦配泽兰：二者都有活血通经、利水消肿的作用，适用于囊性结节或结节囊性变者。

王不留行配急性子：二者皆入肝经血分，配伍使用能增强活血化瘀之效，而且都性急善下行，使浊瘀之邪有去路，适用于瘀血甚者。

三棱配莪术：二者皆属于破血行气、消积止痛之品，三棱偏于破血，莪术偏于破气。二者配伍既入血分又入气分，主要用于气滞血瘀伴疼痛者。

天葵子配土贝母：二者都是苦寒之品，相须为用能增强解毒散结之功，且天葵子入膀胱经，使热邪从小便而去。此药对适用于热毒蕴结型结节。

山慈姑配白芥子：山慈姑清热解毒，化痰散结消痈，辛凉，为“正消痰之药”；白芥子温肺化痰，利水，散结消痈，辛温，善散“皮里膜外之痰”。此药对适用于痰浊较甚者。

浙贝母配连翘：《本草逢源》指出，“浙贝母同青黛治人面恶疮，同连翘治项上结核”。二者皆有开郁散结、化痰解毒之功，主要用于痰热型结节。

## 318. 如何理解《诸病源候论》之“瘿者由忧恚气结所生”？

忧恚为忧愁愤恨的意思。情志不遂，肝失条达而郁结，肝气易横逆乘脾，导致脾失健运；脾主运化水谷精微，脾虚则水湿内停；脾又为生痰之源，因此气滞痰湿凝结于咽喉成为瘿病。气机郁滞为瘿病的基本病机，在气机郁滞的基础上可出现气滞血瘀、气滞痰凝，或气滞、痰凝、血瘀交结为患。因此，疏肝理气、化痰活血、消瘿散结为瘿病的治疗大法。

## 319. 如何理解痰湿与瘿病的关系？

瘿病者，多为长期忧思恼怒，肝气不舒，肝脾不和，气机升降运行不利，水谷津液运化失职，聚而成饮；饮随肝气上逆于项，再受肝火凝炼成痰；痰凝气滞日久，帅血失职而成瘀。至此，气、痰、瘀交结于颈。正如《外科正宗·瘿瘤论》所云：“夫人生瘿瘤之症，非阴阳正气结肿，乃五脏瘀血、浊气、痰滞而成。”可见瘿病病变过程中，气滞则痰瘀难去，痰瘀不去则气机难畅，痰聚为其病变过程中的基础病机，痰气搏结是病机发展的中心环节。

## 320. 谈谈甲状腺眼病的治疗。

该病症早期宜清肝泻火，化痰祛瘀，散结明目；中期宜健脾利湿，养血明目；后期宜滋补肝肾，泄热化痰，散瘀明目。常见证型有：①肝热湿阻型，治宜平肝清热、消肿散结，用龙胆泻肝汤；②肝郁气滞型，治宜疏肝理气、祛痰通络，用丹栀逍遥散；③脾虚痰湿型，治宜健脾利湿、养血明目，用归芍六君子汤；④痰瘀阻络型，治宜化痰活血、散结明目，用桃仁红花煎；⑤肝肾阴虚型，治宜滋补肾阴、养肝明目，用杞菊地黄丸、知柏地黄丸、二至丸等。有学者从气论治甲亢，认为在甲亢早期有突眼者，以痰气凝聚为主，气虚尚轻；在甲亢后期突眼者，已是诸络涩滞，存在气虚血瘀之病变，应适时使用人参、黄芪、白术等补气健脾之品。

## 321. 谈谈夏度衡治疗甲亢的经验。

夏老所用经验方名为甲亢方。药物组成：柴胡 10 g，黄芩 10 g，法半夏 10 g，土贝母 15 ~ 20 g，滑石 15 ~ 20 g，生牡蛎 15 ~ 20 g，玄参 10 g，桔梗 10 g，甘草 6 g。上方每日 1 剂，分两次服，1 个月为 1 疗程。

临床加减应用：①气滞明显者，见精神抑郁、善太息、腹胀肠鸣、两胁胀痛甚，加香附 6 g、枳实 10 g、郁金 10 g，以理气疏肝。②痰多者，患者自觉胸闷、咽喉部有痰梗阻、舌苔滑腻、脉弦滑，加制南星 10 g、紫苏梗 10 g，以化痰顺气。③肝火盛者，见烦热面赤、手颤身抖、口苦口渴、舌红苔黄、脉弦数有力，加龙胆草 10 g、夏枯草 15 g、钩藤 15 g，以清肝泻火息风。④大热口渴者，去法半夏加生石膏 30 g、知母 10 g、天花粉 15 g，以清热生津止渴。⑤火盛伤阴者，症见日渐消瘦、五心烦热、失眠多梦、舌质干红少苔、脉弦细数，加生地黄 20 g、沙参 15 g、麦冬 10 g、鳖甲 30 g，以滋阴清热。⑥血瘀者，见甲状腺肿大明显、舌质紫黯，加赤芍、丹参各 15 g，桃仁 10 g，以活血祛瘀。⑦气虚汗出乏力者，加黄芪 15 g，补气固表以止汗。

## 322. 瘿病医案举隅。

### 陈如泉医案

患者，女，26 岁。2015 年 9 月 1 日初诊。患者 1 周前自觉颈部增粗，咽部不适，如有物阻，难以咯出，无声嘶、吞咽梗阻感，偶有头昏，心慌，心情烦躁易怒，畏寒，纳差，时有恶心呕吐，嗜睡，大便两日 1 次，干结难解，月经正常。查体：一般情况可，突眼（ - ），手抖（ - ），甲状腺Ⅱ ~ Ⅲ度肿大，质中，无压痛，可触及小结节，随吞咽上下移动，心率 76 次/分钟，心律齐。舌质淡红，舌根苔白腻，脉细。辅助检查：游离三碘甲状腺原氨酸（$FT_3$）：1.95 pg/mL，游离甲状腺素（$FT_4$）：0.48 pg/mL，促甲状腺素（TSH）：141.518 μU/mL。甲状腺 B 超：甲状腺弥漫性肿大伴局灶低回声区。追问病史，患者产后半年。西医诊断：产后甲状腺炎伴结节。中医诊断：瘿病，属脾肾阳虚兼痰凝气滞证。治宜温阳健脾，行气化痰。处方（散装中药配方颗粒）：淫羊藿10 g，巴戟天10 g，仙茅10 g，补骨脂10 g，法半夏6 g，橘叶10 g，郁金10 g，川芎6 g，红花6 g，枳壳6 g，茯苓10 g，炒白芥子10 g。每日1剂，分两次水冲服。另予温阳消瘿膏外敷。左甲状腺钠片，每次50 μg，每日1次。经上方化裁治疗，以及根据甲状腺功能调整补充甲状腺素的剂量，患者1年后复查甲状腺功能，$FT_3$：2.90 pg/mL，$FT_4$：1.07 pg/mL，TSH：1.836 μU/mL。嘱患者停药观察，6~12个月内或有不适随时复查。

按：陈教授在辨证论治该病时强调其病之本为阳气亏虚，喜用淫羊藿、巴戟天、补骨脂、肉苁蓉等辛温、归肾经之药。辛能散能行，取其发散、行气、行血之功；温取温和、温润之意，温补肾阳，而不采用肉桂、附子等辛热燥烈伤阴之品，这正与傅青主“火衰虽小剂而可助，热药多用必有太燥之虞，不如甘温之品也”的观点契合。方中橘叶、郁金相配，一入肝经，一入胆经，表里相配，既能疏肝利胆，又能活血消肿、化痰散结。法半夏、茯苓、枳壳均入脾、胃经，能健脾化痰、散结消肿，脾气健运则截生痰之源。白芥子辛温，通经络以利气机，擅长祛除“皮里膜外”之痰。《医学正传》载：“津液稠黏，为痰为饮，积久渗入脉中，血为之浊。”故配伍川芎、郁金活血祛瘀，红花“少用则养血”，瘀去痰消。诸药合用，阳复脾健则痰化而气机调畅。

## 简小兵医案

张某，女，25岁。2013年12月23日初诊。主诉：突眼、颈部肿大伴声嘶、体重下降1月。患者诉10天前出现突眼加重伴疼痛、流泪。在外院查甲功五项：$FT_3$、$FT_4$高，TSH低，TPO－Ab、TG－Ab高，诊断为甲亢。查体：右上眼睑红肿（＋＋），眼球运动可，轻度受限，结膜充血（＋），双眼辐轴试验欠灵活。舌红、苔薄白，脉细缓。予知柏地黄丸加减：菊花15 g，夏枯草15 g，桑叶15 g，玄参20 g，生地黄50 g，麦冬15 g，车前子15 g，决明子15 g，黄柏15 g，知母15 g，甘草6 g，牡丹皮15 g，猫爪草15 g，山慈菇10 g。7剂，日1剂。

二诊（2013年12月30日）：患者突眼仍明显，但球结膜充血明显减轻，舌暗红，苔薄白，脉细。处方：五苓散合柴胡剂加减。茯苓15 g，猪苓10 g，泽泻15 g，滑石20 g，赤芍15 g，柴胡10 g，黄芩10 g，决明子15 g，车前子15 g，知母15 g，黄柏15 g，菊花15 g，仙鹤草15 g，侧柏叶10 g。14剂，日1剂。

三诊（2014年1月13日）：患者突眼明显好转，眼结膜无充血。舌暗红，苔薄白，脉细。效不更方，原方稍调整：茯苓15 g，猪苓10 g，泽泻15 g，滑石20 g，赤芍15 g，柴胡10 g，黄芩10 g，决明子15 g，车前子15 g，知母15 g，黄柏15 g，菊花15 g，青葙子15 g，密蒙花15 g，牡丹皮15 g，钩藤15 g。14剂，日1剂。

四诊（2014年1月27号）：患者突眼基本消失。舌淡红，苔薄白，脉细。守原方去知母、黄柏。14剂，日1剂。

五诊（2014年2月22日）：患者无不适，月经来潮，量一般，睡眠好。舌淡红，苔薄白，脉细。处方：四君子汤合四逆散加减。柴胡10 g，枳实15 g，白芍15 g，炙甘草6 g，党参15 g，茯苓15 g，白术15 g，陈皮6 g，法半夏10 g，浙贝母15 g，桑寄生15 g。14剂，日1剂。经治疗，无不适，二便常，睡眠好。舌暗红，苔薄白，脉细。

按：本案患者以突眼为主症。突眼与痰瘀互结有关，但主因是脾虚。脾失健运，痰湿内生，痰气交阻，血行不畅。李东垣《兰室秘藏·眼耳鼻门》说：“夫五脏六脏之精气，皆禀受于脾，上贯于目。……脾虚则五脏之精气皆失所司，不能归明于目矣。”这说明眼赖脾之精气供养。五苓散能通阳化气、淡渗利水，是治疗水湿内停之证的常用方剂，佐以化痰祛瘀药物，常可收到意想不到的效果。五诊坚持疏肝健脾的原则，以四逆散合四君子汤加味，调理善后，终获良效。

# 第五章
# 肾系病证

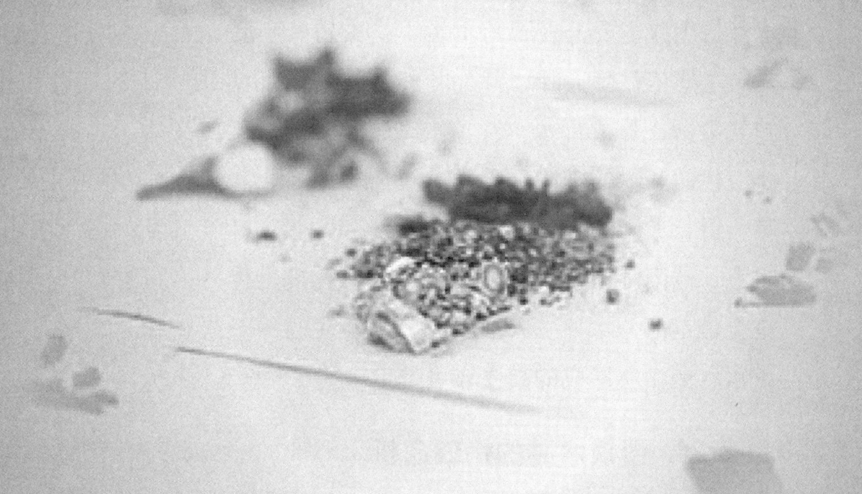

# 第一节　水肿

## 323. 谈谈人体的水液代谢过程。

水液在人体的代谢，是一个包括生成、输布和排泄等一系列生理活动的复杂过程，是多个脏腑相互协调配合的结果。《素问·经脉别论》说："饮入于胃，游溢精气，上输于脾，脾气散精，上归于肺，通调水道，下输膀胱，水精四布，五经并行。"水液来源于饮食水谷，在脾的运化作用下，胃主受纳，游溢精气而吸收水谷中部分津液；小肠主液，泌别清浊，吸收大量水液；大肠主津，在传导的过程中吸收食物残渣中的部分水液。因此水液的生成主要是在脾的主导下，由胃、小肠、大肠共同完成的。水液的输布主要依靠脾、肺、肾、肝和三焦等脏腑生理功能的综合作用而完成。脾气散精，肺主行水，肾主水，肝主疏泄，三焦决渎。体内多余的水分和津液代谢产物的排泄主要通过排出尿液和汗液来完成，排泄主要与肾、肺、脾、胃、大肠的生理功能有关。汗和呼吸：肺气宣发，将津液输布到体表皮毛，被阳气蒸腾而形成汗液，由汗孔排出体外；肺主呼吸，肺在呼吸时也会带走部分水分。尿：尿液为津液代谢的最终产物。粪便：大肠排出的由水谷糟粕所形成的粪便亦可带走一些水液。

## 324. 谈谈水肿的病因病机。

水肿是因肺失通调，脾失转输，肾失开阖，三焦气化不利，以致体内水液潴留，泛滥肌肤，引起以头面、眼睑、四肢、腹背甚至全身浮肿为特征的一类病症。其病因主要有外感和内伤两类，外感为风邪袭表、疮毒内侵、感受湿邪所致；内伤为饮食所伤、劳欲体虚所致。风邪夹寒夹热侵袭人体，肺卫失其宣降，通调失司，水道不利，风水相搏，泛滥肌肤，发为水肿。咽喉肿烂或肌肤患痈疡疮毒，湿热之毒不外散，内侵脾肺，致津液气化失常，水液内停，发为水肿。冒雨涉水，或久居潮湿处所，寒湿内侵，困阻于脾，脾虚不能运化水湿，水湿泛滥，发为水肿。过食肥甘厚味，或嗜食辛辣过度，久伤脾胃；或饮食失调，摄入不足，脾气虚弱，以致脾阳不振，运化失司，水湿内生，泛滥肌肤，发为水肿。先天禀赋不足，肾气亏虚；或劳倦过度，纵欲无节，生育过多，久病后，损伤脾胃，脾肾两虚，水湿输化失常，水泛肌肤，发为水肿。水肿的病位在肺、脾、肾三脏，与肾的关系最密切，因肾主一身之水，主司气化，故水肿以肾为本，以肺为标，以脾为制。

## 325. 谈谈水肿的治疗原则。

关于水肿的治疗，《素问·汤液醪醴论》篇提出“去菀陈莝”“开鬼门”“洁净府”三条基本原则。张仲景宗《内经》之意，在《金匮要略·水气病脉证并治》中提出：“诸有水者，腰以下肿，当利小便；腰以上肿，当发汗乃愈。”张氏运用发汗、利小便两大治法治疗水肿，对后世产生了深远的影响，一直沿用至今。根据上述所论，水肿的治疗原则应分阴阳而治，阳水主要治以发汗、利小便之法，宣肺健脾，水势壅盛则可酌情暂行攻逐，总以祛邪为主；阴水则主要治以温阳益气、健脾、益肾、补心之法，兼利小便，酌情化瘀，总以扶正助气化为治；虚实并见者，则攻补兼施。

## 326. 越婢汤的方名来源及功效？麻黄连翘赤小豆汤的临床应用？

越婢汤的方名来源故事：春秋末年，越王勾践突患头晕目眩，浑身乏力，全身浮肿，下腹胀满，小便不利之疾。召来太医会诊，切脉服药，数日后，病情不减反加重。越王大怒，大斥太医无能要将其斩首，并在全国张贴告示：谁能治好大王的病，重重有赏。这时，越王的一个婢女自告奋勇，愿给越王治病，并说如果治好了大王的病不求赏赐，只要大王赦免太医们就行。大臣和太医们都感到惊讶，没人相信，可大王的病日渐加重，只好抱着一线希望勉强同意婢女诊治。神奇的是，大王喝了一剂药就见效了，三剂后病痊愈。越王大喜，对此女子大大赞赏，并封为妃子。太医们向她讨教原因，她说：是因为你们畏惧大王，认为大王是龙体玉身，不敢用平时常用的峻猛廉价药物，岂能奏效？她的一席话令太医们豁然开朗。

越婢汤为利湿剂，具有疏风解表、宣肺利水之功效，主治风水证。其症见发热，恶风寒，一身悉肿，口微渴，骨节疼痛；或身体反重而酸，汗自出；或目窠上微拥，即眼睑水肿，如蚕新卧起伏，其颈脉动，按手足肿上陷而不起，脉浮或寸口脉沉滑。

麻黄连翘赤小豆汤出自《伤寒论》，原文为“伤寒瘀热在里，身必黄，麻黄连轺赤小豆汤主之”（连轺，据祝之友先生考证为今之地耳草，梓白皮不宜用桑白皮替代）。其主治湿热蕴郁于内，外阻经络肌肤之病候。该方的临床应用：以皮肤瘙痒、水疱、糜烂、渗出等为特征的皮肤科疾病；以发热、水肿为表现的泌尿系疾病；湿热黄疸、小便不利者，见于急性传染性黄疸型肝炎、重型病毒性肝炎、肝硬化腹水、术后黄疸、胰头癌、妊娠期黄疸等。

## 327. 五皮饮、五苓散的功效主治及治疗水肿的应用？

五皮饮功用为行气化湿、利水消肿，主治全身水肿，胸腹胀满，小便不利以及妊娠水肿等。该方也常用于各种原因引起的水肿，以急性肾炎水肿、妊娠水肿、经期水肿以及腹水等较为多用。临床运用于水湿浸渍型水肿，表现为全身水肿，下肢尤甚，应指，小便短小，肿势日盛，身体困重，胸闷腹胀，纳呆泛呕，苔白腻，脉濡缓。

五苓散能利水渗湿、温阳化气，主治蓄水证，症见小便不利，头痛微热，烦渴欲饮，甚则水入即吐，苔白，脉浮。该方还可治疗水湿内停之水肿、泄泻、霍乱。也可治疗痰饮，症见脐下悸动，吐涎沫而头眩，或气短而咳。该方临床运用于瘀血互结型水肿，表现为水肿日久不退，肿势轻重不一，四肢或全身浮肿，下肢为甚，小便短少，或腰部刺痛，或伴尿血，肌肤或有紫红斑块，妇女月经不调或闭经，舌质黯红或紫黯，或有瘀斑、瘀点，脉沉细涩。

## 328. 济生肾气丸、真武汤的方义及临床应用？

济生肾气丸，具有温肾化气、利水消肿之功效，主治肾阳不足、水湿内停所致的肾虚水肿，腰膝酸重，小便不利，痰饮咳喘。方中地黄滋补肾阴，少加肉桂、附子助命门之火以温阳化气，乃“阴中求阳”之意；山茱萸、山药补肝益脾，化生精血；牛膝滋阴益肾。泽泻、茯苓利水渗湿，并可防地黄之滋腻；牡丹皮清肝泄热，车前子清热利湿，四药补中寓泻。诸药共奏温肾化气、利水消肿之功。

真武汤，具有温阳利水之功效，主治阳虚水泛证。其症见畏寒肢厥，小便不利，心下悸动不宁，头目眩晕，身体筋肉瞤动，站立不稳，四肢沉重疼痛，浮肿，腰以下为甚，或腹痛，泄泻，或咳喘呕逆，舌质淡胖，边有齿痕，舌苔白滑，脉沉细。本方以附子为君药，辛甘性热，用之温肾助阳，以化气行水，兼暖脾土，以温运水湿。臣以茯苓利水渗湿，使水邪从小便去，白术健脾燥湿。佐以生姜之温散，既助附子温阳散寒，又合苓、术宣散水湿。白芍亦为佐药，其义有四：一者利小便以行水气，《神农本草经》言其能“利小便”，《名医别录》亦谓之“去水气，利膀胱”；二者柔肝缓急以止腹痛；三者敛阴舒筋以解筋肉瞤动；四者可防止附子燥热伤阴，以利于久服缓治。

## 329. 谈谈活血化瘀利水法的应用。

中医认为血和水（津液）之间存在着极其密切的关系。如《内经》云：“营气者，泌其津液，注之于脉，化以为血”“中焦受气取汁变化而赤是谓血。”这说明血和水（津液）的生成都来源于水谷之精气，生理上二者相互资生，相互转化，相互为用；同时，津液又是血液的重要组成部分，津血同源。在病理情况下，血和水之间也多相互影响。临床所见，阴液亏少可使百脉失养；脉络空虚又可致津液不足。同理，水津停聚可使气机失畅，血行不利；血脉瘀阻又能导致水气不行，发生水肿。所以有“夺血者无汗，夺汗者无血”之说，《伤寒论》有“衄家不可发汗”“亡血家不可发汗”之戒。

根据生理状态下津血同源，病理条件下血水互患的病机理论，《内经》中有“去菀陈莝”“开鬼门”“洁净府”的治疗方法。临床上，在治疗血瘀、水肿并存的多种疾病和疑难杂症中，活血法和利水法配合应用，往往效如桴鼓。《金匮要略》中的桂枝茯苓丸用茯苓，鳖甲煎丸中用瞿麦、石韦，就是运用活血利水法的典型范例。对于久病之顽固水肿，注意加用活血化瘀药物，疗效颇佳。

## 330. 谈谈《实用中医内科学》（第二版）所论的五脏水分类。

肺水：风邪遏肺，症见先起颜面浮肿，然后延及全身，兼见恶风、发热，咳嗽或咽部红肿疼痛，小便不利，苔薄白，脉浮，用越婢加术汤化裁。痰热壅肺，症见头面四肢或全身水肿，咳嗽，痰色黄稠，胸闷气促，身热口渴，小便黄，舌苔黄，脉滑数，用清金化痰汤合苇茎汤化裁。肺气虚寒，症见头面或四肢浮肿，气短乏力，面色苍白，形寒畏冷，咳声无力，痰质清稀，舌淡苔白，脉虚细，用苓甘五味加姜辛半夏杏仁汤化裁。

脾水：脾胃气虚，症见头面或四肢水肿，时肿时消，食欲欠佳，倦怠乏力，少气懒言，面白不华，或大便稀溏，舌淡苔少，脉缓弱，用参苓白术散化裁。脾阳不足，症见眼睑或全身浮肿，脘腹胀闷，腰以下肿甚，食少便溏，小便短少，面色萎黄，身倦肢冷，舌淡，苔白滑，脉沉缓，用实脾饮化裁。

心水：心气虚弱，下肢或全身水肿，心悸怔忡，心掣气短，胸中懑闷，舌质淡，苔薄白，脉细弱或结代，用归脾汤化裁。心阳不振，可表现为心气虚弱证候，还可见形寒肢冷、咳喘上逆、全身肿满等症，用真武汤化裁。心血瘀阻，症见下肢或全身水肿，气短而咳逆，脘腹胀闷疼痛，胁下有痞块，舌质瘀黯，口唇发绀，脉结代，用桃红四物汤合四苓散化裁。

肾水：膀胱停水，症见全身或头面水肿，烦渴饮水，水入即吐，脐下悸动，小便不利，或外有表证，头痛发热，苔白脉数，用五苓散化裁。下焦湿热，症见头面与双足浮肿，甚至全身浮肿，纳呆，五心烦热，身热不扬，小便赤涩，尿色黄浊，舌苔白黄，脉数，用通苓散化裁。肾阳不足，症见周身浮肿，腰痛膝软，畏寒肢冷，小便不利或夜尿特多，舌质淡白，两尺脉弱；若阳复肿消，则可呈现面目微肿，头昏耳鸣，少寐健忘，遗精盗汗等阴虚之候，用济生肾气丸化裁。浊邪上逆，症见肿满不减，或肿消之后，出现神情淡漠，嗜睡不食，甚则神志昏迷，恶心欲吐，或呕吐清涎，头晕头痛，胸闷肢冷，神疲面白，少尿或无尿，舌淡苔腻，脉细弱，用温脾汤化裁。

肝水：气滞水停，症见胁肋满痛，脘腹痞满，肢体或全身水肿，纳食减少，嗳气不舒，面色、爪甲淡白无华，小便短少，舌淡，脉弦，用柴胡疏肝散合胃苓汤化裁。

## 331. 谈谈慎用肾毒性中药。

临证治疗时，要严格掌握适应证和用法、用量，坚持合理用药，严格控制药物用量，切忌滥用药物，慎用或忌用有肾损害的中草药，切忌追求速效而擅自加大药物用量，对原已有肾功能不全的病人更应多加注意；注重辨证论治，提倡“三因制宜”，应根据个人体质、气候因素、地域环境因素的不同，适当调整用药剂量。

近年研究发现，含有马兜铃酸的中药，如马兜铃、关木通、木防己、青木香、细辛等有一定的肾毒性，对水肿病人应避免大剂量、长时间使用。

## 332. 谈谈水肿从风论治。

部分水肿起于外感风邪之后，或因外感风邪而致病情反复或加重，又有病人初期多以面目浮肿为特征，亦属风胜之象。其风来源有三：一为病程长，肝肾素虚，虚（阴虚）极生风；二为患者血虚，血虚生风；三为患者感受外风，内外风相合。风邪鼓荡，三焦气化不利，肺、脾、肾三脏功能失调则水湿痰浊易生；湿浊内阻，血行不畅则瘀血内停；风邪盘踞不散，日久入络，血脉失和，再加痰湿瘀浊留内，气血瘀滞更甚。肝藏血，“为风木之脏，因有相火相寄，体阴用阳，其性刚，主动主升，全赖肾水以涵之，血液以濡之”。血脉瘀滞，肝无所藏，阴血不足，肝失濡养则肝风易动。内风与外风同气相求，肝风上扰，故又常见眩晕、耳鸣、血压偏高等表现。进一步发展到肾衰关格晚期阶段，除浮肿、血压持续偏高等表现外，也常见有肌肤瘙痒、四肢抽搐、痉厥等风彻表里及肝风内动之象。因此要重视风邪的致病作用，风邪可外袭肌表，客于肾经。其治疗强调从风论治，初期宜祛风解表，驱邪外出，后期要养血祛风，平息肝风。

## 333. 谈谈肾病治疗的“塞流固精”法。

“塞流固精”法，即固精止涩以减少或消除蛋白质的流失。现代医学认为，肾性蛋白尿的发生机制是免疫反应过程中肾组织的破坏，致使肾小球基底膜的筛孔相对增大，对蛋白质的通透性增高，造成蛋白质的漏出过多。蛋白尿是加重慢性肾炎病情变化的危险因素之一。鉴于现代医学对蛋白尿的认识，在辨病与辨证相结合的基础上，常酌情应用益气固摄的黄芪、党参、仙鹤草等药物，或补肾益精的金樱子、芡实、山茱萸等药物，时能见效。

## 334. 谈谈张琪从脾肾论治肾病蛋白尿的经验。

多种肾病蛋白尿的生成，西医病理机制各异，但中医辨证均与脾肾两脏虚损密切相关。脾虚不能升清，饮食不能正常化生精微，反而酿为水湿痰浊，水湿之邪久延至脏腑功能损害，脾失统摄，精微不固而下注；湿毒内蕴日久，湿郁而生热，热为阳邪，其性开泄，可使肾精不固而外泄，肾脏日久受湿热熏灼，统摄功能失职，精关不固，开多合少，精微下泄，蛋白随尿而下；病久肾气更虚，封藏更加失司，病情迁延，缠绵难愈。张教授认为脾肾两脏先后天之本互为因果，也是治疗蛋白尿的两大根本，若调治不当则形成恶性循环，病情日趋严重甚至发展为肾衰；若固护得当则脾肾精气充足，固摄得当则蛋白尿渐减。西医不同原发病导致的蛋白尿，虽诊断不同，但中医辨证与辨病相结合，本着同病异治和异病同治的原则，分清虚实主次，辨明阴阳，用中药灵活辨证论治，补益脾肾两大主脏之虚损，清泄湿浊与湿热之邪实，泻实不忘补脾肾之本，补虚不忘除湿热之标，兼顾气阴。其治以培脾固肾为治疗大法，选用升阳益胃汤、利湿解毒饮、清心莲子饮及参芪地黄汤辨证治疗各种肾病蛋白尿，疗效颇佳。

## 335. 糖皮质激素治疗中如何合理运用中医辨证施治？

激素具有“阳刚燥烈”之性，在大剂量激素治疗的初始阶段，易耗伤阴液，导致肝肾阴虚，虚火旺盛。患者出现五心烦热、失眠多梦、情绪激动、口干咽燥等表现，此期主要以滋阴降火为治疗原则，常用药物有生地黄、知母、女贞子、墨旱莲、牡丹皮、地骨皮、龟甲、玄参等，常用方剂有六味地黄丸、知柏地黄丸、二至丸等。激素减量阶段，由激素引起的“阴虚火旺”症状逐渐减轻，许多患者出现气虚、阳虚症状，治疗上应酌情加益气温阳之品，以培补脾肾之阳气。激素减量至维持阶段，多数患者正气亏虚的症状常进一步加重，以脾肾气虚或阳虚表现为主，用药当以健脾益气、益气温肾为法。益气温阳常用药有黄芪、太子参、党参、白术、杜仲、菟丝子、续断、仙茅、淫羊藿、巴戟天等。此期患者大多正气亏耗，机体抵抗力下降，病情易反复，中药的合理应用尤为重要。

## 336. 肾病治疗中如何结合应用现代中药药理学成果？

具有激素样作用的中药达40余种，如人参、黄芪、甘草、鹿茸、冬虫夏草、地黄、何首乌、附子、肉桂、柴胡、知母、秦艽、防己等。激素诱导期常表现为阴虚火旺，可配合清热养阴类药物，在减轻激素兴奋、高代谢副作用的同时，可增强其疗效；减量维持期常表现为阳气亏虚，可配合益气扶阳类药物，改善肾上腺皮质轴的功能，避免激素依赖，预防复发，且同时改善虚弱的证候。此外，雷公藤是目前中药免疫制剂中研究最为成熟、疗效最为肯定的中药之一，许多研究表明，当其他免疫抑制剂无效时，改用或合用雷公藤仍可能有效。虽然雷公藤疗效较好，但其具有多种毒副作用，如肝损害、胃肠道副作用、骨髓抑制、性腺抑制等，其中发生率最高、最受关注的是生殖毒性，可引起女性月经紊乱甚至闭经，还可影响男子生精功能，因此限制了雷公藤的临床使用。

## 337. 水肿医案举隅。

### 刘燕玲医案

患者，女，28岁。2017年3月12日初诊。患者于半年前无明显诱因出现双下肢水肿，下午及夜间加重，偶伴上眼睑水肿。就诊于北大某医院，查血尿便常规、肝肾功能、甲状腺功能及内分泌相关指标，均未见明显异常，考虑为“特发性水肿”。曾口服中药汤药治疗（具体不详），效果不佳，故来诊于此。刻诊：双下肢指凹性水肿，时伴眼睑水肿，晨轻夜重，面色㿠白，怕冷，手足冰冷，小腹赘肉且冰冷，乏力，倦怠，嗜睡，四肢伴少量荨麻疹，纳食可，二便正常。舌淡胖，苔薄白，脉沉弱。诊断：特发性水肿。辨证属阳虚寒盛，水湿不化。治宜温阳化气行水。处方：真武汤加减。生姜15 g，茯苓15 g，白芍15 g，炮附子（先煎）12 g，生白术10 g，肉桂6 g，荆芥穗10 g，防风10 g，车前子15 g。7剂，水煎取汁200 mL，每日 1 剂，分早晚两次服用。

二诊（2017 年 3 月 20 日）：药后患者双下肢水肿明显减轻，眼睑水肿已除，荨麻疹减轻，小腹冰冷明显减轻，时有怕冷、嗜睡，纳食可，二便正常，多梦易醒，舌质淡红，苔薄白，脉微细。“怕冷、倦怠、嗜睡”均反映了少阴病提纲证“少阴之为病，脉微细，但欲寐也”阳气不足的特点。患者水湿已除，仍宜温经散寒、重镇安神，佐以祛风固表。处方：麻黄附子细辛汤加减。麻黄 6 g，细辛 3 g，炮附子（先煎）9 g，生龙骨（先煎）20 g，煅牡蛎（先煎）20 g，防风 10 g，生黄芪 10 g，炒酸枣仁 30 g。7 剂，水煎取汁 200 mL。每日 1 剂，分早晚两次服用。

三诊（2017 年 3 月 27 日）：双下肢水肿消退，荨麻疹未再发，怕冷已明显减轻，精神转佳，时有头目眩晕发作，睡眠好转，梦减少。舌质淡红，苔薄白，脉沉细。“头目眩晕发作”是仍有水饮余邪，继予温阳化气行水。处方：真武汤加减。生姜 15 g，茯苓 15 g，白芍 15 g，炮附子（先煎）12 g，生白术 10 g，冬瓜皮 15 g。14 剂，水煎取汁 200 mL。每日 1 剂，分早晚两次服用。

四诊：水肿及头目眩晕未再发作，怕冷明显好转，睡眠安。舌质淡红，苔薄白，脉细。随访半年，上述症状均未再发作。

按：本例患者首诊时双下肢水肿，素来怕冷，属于素体阳虚，阳虚寒盛，水湿不化。水为阴邪，易袭阴位，下肢在下属阴位。而眼睑组织比较疏松，加上晚上人体又是平卧，所以很多患者早晨起床后会发现眼睑水肿。手足不温，亦为阳虚温煦失司。四肢荨麻疹，此属风邪，“正气存内，邪不可干，邪之所凑，其气必虚”，患者素体阳虚，卫气不能固护肌表，故而受风。风邪又为百病之长，与水饮相须为病，泛溢肌肤，故而可见荨麻疹。舌质淡红，苔薄白，脉弱，表明病在里，病性属虚证。本病属中医“水肿病”范畴，辨证属阳虚水泛之证，故以真武汤温阳化气行水，佐以祛风之法。

## 陈学忠医案

周某，女，41 岁。2013 年 6 月 7 日初诊。患者 1 年前无明显诱因出现双足踝及足背浮肿，下午及夜间尤甚，活动、抬高下肢或晨起后减轻。在社区医院口服中药（具体欠详）后浮肿消退，停药后再次反复出现。4 天前久坐后感双下肢浮肿加重，平卧后浮肿消退不明显。刻诊：神志清楚，面色少华，双足踝及足背浮肿，按之凹陷不起。偶感口干，夜间睡眠欠佳，梦多易醒，不伴心累气紧，无咳嗽咯痰，食纳一般，二便尚好，舌体稍显胖大，边有齿痕，舌质淡苔白，脉细无力。平素月经量多，经期偏长，色淡。查肝肾功、甲功、心脏彩超等均未发现异常。中医诊断为水肿之阴水，证属心脾两虚，水湿内停。治宜益气养血，利水消肿。处方：归脾汤加减。酸枣仁 30 g，党参 30 g，黄芪 30 g，白术 15 g，薏苡仁 30 g，当归 10 g，炙甘草 6 g，陈皮 15 g，柏子仁 20 g，木香 10 g，大枣 30 g，茯苓 30 g，生姜 3 片。4 剂，日 1 剂，水煎服，每天服 3 次。患者 5 天后二诊，双足背及足踝浮肿有所消退，夜眠仍差，余无特殊不适。继用上方加远志 15 g 以助安神之力，服 3 剂。患者 3 天后三诊，双足背及足踝浮肿较前明显消退，睡眠改善。原方再服 4 剂后精神转佳，面色红润，浮肿消退，食纳可，夜眠佳，二便调，追访 6 周病情未复发。

按：患者平素有月经过多、经期延长、经色淡等病史，提示有气血不足、冲任不调，与肝肾脾胃气血不足相关。夜间睡眠不佳、梦多易醒，提示神气不足、心气虚、心肾不交。双足踝及足背浮肿，为气血亏虚，不能温养脏腑，导致脏腑气化不利而引起水液代谢紊乱，出现水湿内停表现。治疗当健脾益气、补养心脾以治本，利水化湿以治标。用归脾汤以益气补血、健脾养心，由于偶有口干、多梦，考虑郁热内扰，故不用甘温之远志和龙眼肉以防加重燥热，而用性味甘平之柏子仁以加强养心安神作用。同时，改茯神为茯苓，并加用陈皮、薏苡仁，行气和中、化湿利水以消浮肿。诸药合用，共奏益气补血、利水化湿之效。二诊由于睡眠仍差，酌加远志以加强安神益智、祛痰消肿作用。全方重在调补气血，顾护心脾。脾胃为后天之本，脾胃健则气血得生，心为五脏六腑之大主，心有所养，则神有所主，“主明则下安”，五脏六腑才能得有所养，脏腑气化功能才能得以健全，而正常的水液代谢得以恢复，则水肿自会逐渐消退，不治水而水自消。

# 第二节　淋证

## 338. 六淋的主症、病机及主治方药？

热淋：起病多急，小便短赤，灼热刺痛，或伴恶寒发热等。多因湿热蕴结下焦，膀胱气化不利而致，方用八正散加减。

气淋：小腹胀满，小便艰涩疼痛，尿后余沥不尽。多因肝郁气滞，气火郁于膀胱而致；或因脾虚下陷而致。实证用沉香散加味，虚证用补中益气汤加减。

石淋：发作时腰腹绞痛难忍，或小便排出砂石，或排尿突然中断，尿道窘迫疼痛，或肉眼可见血尿。常因湿热久蕴，煎熬尿液，尿中杂质结为砂石，石阻尿道而致，方用石韦散加减。

血淋：小便热涩刺痛或不显著，尿色深红或夹有血块。多因湿热虚火损伤血络，迫血外溢而致；或因脾虚不能统摄血液而致。实证用小蓟饮子加减，虚证用知柏地黄丸加减。

膏淋：小便浑浊如米泔水，或滑腻如脂膏。多因湿热蕴结下焦，脂液不循常道，清浊相混而致；或因肾气虚衰，固涩无权，不能制约脂液而致。实证用程氏萆薢分清饮加减，虚证宜膏淋汤加味。

劳淋：小便淋沥不尽，涩痛不显著，腰酸痛，时作时止，遇劳倦或房劳即加重或诱发。常因淋证反复发作，脾肾两虚而致，方用无比山药丸加减。

## 339. 谈谈泌尿系结石的中医药治疗。

泌尿结石表现为尿中时夹砂石，尿道窘迫疼痛，排尿突然中断，多为湿热蕴结下焦，煎熬尿液，聚集成石，石随尿走，使排尿不畅，则要清热利湿，利尿通淋。其常用的药物有：金钱草、滑石、石韦、海金沙、瞿麦等，方用八正散、石韦散等加减。注意金钱草、海金沙、鸡内金的组合应用，注意降香、木香、沉香等行气药物，乌药、威灵仙、白芍、炙甘草等解痉药物，琥珀等通淋化石药物的应用。临床中常分阶段治疗：①初期，以湿热为主，用药以清利为主，加蒲公英、金钱草、海金沙、鸡内金等加强消石排坚的作用。②中期，以气滞血瘀为主，临床表现以绞痛、舌质紫黯为主，应适当加行气化瘀之物，如五灵脂、蒲黄、牛膝、王不留行、穿山甲、桃仁等。③后期（排石期），注意调补脾肾，养阴止血，同时常服或兼服清热化湿通淋之品，比如金钱草代茶饮，以防复发。

泌尿结石的总攻疗法是指应用中西医结合手段，增加尿流量，使肾、输尿管结石排出。可先用西医手段将沙石打碎，再运用中药疗法排出沙石。方案：大量饮水，服用利尿剂（氢氯噻嗪），服用排石汤（金钱草、车前子、石韦、滑石、海金沙、冬葵子、川牛膝、枳壳、厚朴、王不留行），肌注阿托品，电针刺激和加强活动等有机配合，使尿量增加与输尿管扩张及蠕动，以利排石。适用于结石横径 $<1$ cm、长径 $<2$ cm，泌尿系无明显的畸形、狭窄及梗阻，结石与管壁无粘连、嵌顿，患者体质佳，肾功能尚好。

## 340. 谈谈知柏地黄丸治疗淋证的应用。

淋证小便灼热疼痛，为有热，当辨虚实，虚热即为肾阴不足，虚火灼络，以尿色淡红、尿痛涩滞不显著伴虚热表现为审证要点。方用知柏地黄丸以滋阴清热，可加墨旱莲、小蓟、仙鹤草、阿胶等补虚止血。

## 341. 程氏萆薢分清饮的临床应用?

著名的萆薢分清饮有两个，一个记载于宋代杨倓的《杨氏家藏方》中，称为杨氏萆薢分清饮，是治疗下焦虚寒型淋证的代表方；另一个为清代医学大家程钟龄《医学心悟》中所制，称为程氏萆薢分清饮，由川萆薢二钱、黄柏（炒褐色）和石菖蒲各五分、茯苓和白术各一钱、莲子心七分、丹参和车前子各一钱五分组成，主治膏淋，也可用于其他多种淋浊之证。方中以川萆薢为主，利湿通淋，分清别浊，为治疗本证的特异性药物；配合黄柏清热燥湿，车前子利水通淋，清利膀胱湿热；石菖蒲化湿通窍、定心志以止小便频数；佐以茯苓、白术健脾祛湿，使脾旺能运化水湿；另配莲子心、丹参清心火，以阻心热下移于小肠，及小肠之热上扰于心。全方配伍理论清晰，思路严谨，选药精当，故而疗效极佳。

临床常用于治疗泌尿系感染（淋证）、阴道炎（带下病）、高尿酸血症

（或有痛风）者。

## 342. 为什么说淋证急发须通淋凉血，迁延日久重补肾化浊？

淋证急性期多属湿热蕴结膀胱，治疗上以清热通淋为主，但热结血分，动血伤络，多见尿血，应加入凉血之品，凉血有助于泄热，生地榆、生槐角、大青叶为常用药物。其中地榆生用凉血清热力专，直入下焦凉血泄热而除疾；生槐角能入肝经血分，泄热为其特长。两药配伍治淋，有明显的解毒、抗菌、消炎作用，能迅速改善尿频、尿急、尿痛等尿路刺激征。淋证迁延日久，可致肾气虚弱，腰酸，小便淋沥不尽，时作时止，补虚时须配合泄浊化瘀。病久阴阳俱虚，可用淫羊藿、肉苁蓉、菟丝子、生地黄、山药、山茱萸等益肾固本，加萆薢、薏苡仁、茯苓、丹参、败酱草、赤芍等泄浊化瘀。

## 343. 淋证的治疗原则？

实则清利，在淋证中，实证以膀胱湿热为主的，湿热蕴结膀胱，膀胱气化失司，湿热下注，小便淋沥涩痛，则要清利湿热；若湿热虚火损伤血络，迫血外溢，则需凉血止血；若湿热久蕴，煎熬尿液，尿中杂质结为砂石，阻滞尿道，则应排石通淋；若肝郁气滞，气火郁于膀胱，导致小便涩滞，淋沥不宣，则要疏肝平气、利气疏导。实证病位较浅，宜一次性驱邪外出，不耗伤更多正气。

虚则补益，若脾虚下陷导致的小腹胀满，小便艰涩疼痛，尿后余沥不尽，则需要健脾益气；若肾气不足，固涩无权，不能制约脂液，而至小便浑浊如米泔水，则需要补肾；若脾肾两虚，则需平补脾肾。虚证的病程长，需要注意其他并发症状，先补脏器，兼顾制约其他邪气。

## 344. 谈谈淋证的忌汗、忌补之说。

《金匮要略·消渴小便不利淋病脉证并治》说：“淋家不可发汗，发汗则便血。”淋证如果有发热恶寒，根据辨证，发现其为湿热熏蒸，邪正相搏所致，则不能发汗解表。若淋证确由外感诱发，或淋家新感外邪，有恶寒发热，鼻塞流涕、咳嗽，脉浮者，仍可适当配合运用辛凉解表或性质平和的辛温解表之剂。

淋证忌补之说，是指实热之证而言。诸如脾虚中气下陷、肾虚下元不固等，自当运用健脾益气、补肾固涩等法治疗，明代《医宗粹言·淋闭》中认为："淋证不可用补药……此言一出，人皆以为治淋病者，不过化湿、清热。若邪气蕴结膀胱者，固不可补，若气虚导致运化无力，气不至诸位，必须用人参、黄芪、党参补气；血虚则不得滋润疏通，必须当归补血。肾虚宜补肾，以知柏地黄丸，或煎下滋肾丸；若气虚于下而不通者，宜补而升之。"可见，补法并非不能用，而是要正确运用。

## 345. 谈谈中成药三金片、金钱草冲剂。

三金片，具有清热解毒、利湿通淋、益肾的功效。其中含 5 种中药：金樱根、金刚刺（菝葜）、金沙藤、积雪草、羊开口。方中菝葜祛风湿，利小便，消肿痛，辛开苦降清热利尿为君药；积雪草、金沙藤清热利湿，羊开口活血止痛利尿，共为臣药；金樱根固精涩肠为佐使。全方配伍，共奏利尿通淋、清热解毒之效。主治下焦湿热所致的热淋、小便短赤、淋沥涩痛、尿急频数；急慢性肾盂肾炎、膀胱炎、尿路感染见上述证候者；慢性非细菌性前列腺炎肾虚湿热下注证。

金钱草冲剂，由广金钱草、车前草、石韦等多种清热利尿通淋药物组成。方中广金钱草性味甘、淡、微寒，功能清热祛湿，利水通淋；车前草甘寒，功能清热利尿通淋；石韦苦、甘、微寒，功能利尿通淋，可清湿热。金钱草冲剂有清利湿热、通淋、消肿的作用，可以用于热淋、石淋，尿涩作痛，黄疸尿赤，痈肿疔疮等。

## 346. 谈谈"肺失宣肃，浊邪下流；心火亢盛，移热下焦为热淋的重要病变机制"。

淋证的病位虽在肾与膀胱，但其他脏腑亦可影响肾和膀胱而致发病。肺为水之上源，具宣发肃降通调水道的功能，肾主水功能亦有赖于肺的宣发肃降、通调水道之职，两者共同治理调节人体水液代谢。当肺脏受邪，宣肃失职，水之上源不清，浊邪下流，肾与膀胱气化不利而发淋证，临床常兼有恶寒发热、咳嗽、咽痛等肺卫之证。

因心与小肠相表里，心火亢盛，移热于小肠，影响小肠的泌别清浊之功能，煎灼津液，引起尿少、尿赤、尿痛等症状。因此，热淋的治疗当从心肺入手，清上达下，上源一清，水道自利，则湿热随之而去。

## 347. 谈谈谭新华辨证治疗慢性前列腺炎的经验。

谭老根据其 50 余年的临床经验，将该病辨证分型及相应方药归纳如下：①湿热下注证，选用八正散合三妙散；②湿热瘀阻证，选用前炎清方；③肝气郁结证，选用丹栀逍遥散；④气滞血瘀证，选用少腹逐瘀汤合前列腺汤；⑤肾气亏虚证，选用肾气丸；⑥肝肾阴虚证，选用知柏地黄丸合二至丸。

谭老验方前炎清方：萆薢、鱼腥草、虎杖、败酱草清热利湿、通淋泻浊、消肿散结，为方中君药；萆薢苦平，祛下焦湿浊，“治白浊茎中痛”；大血藤、乌药、露蜂房、炮山甲、益母草活血祛瘀、攻毒消肿、散结止痛助君药之力，皆为臣药；乌药入膀胱消胀止痛而利气化；炮山甲功善走窜，通经活络、化瘀止痛，领诸药直达病所；黄芪、女贞子、菟丝子扶正益气、滋补肝肾、固精缩尿为佐；甘草调和诸药且益气助脾为使。以上诸药配伍，相得益彰，全方既具泄浊通瘀之效，又有益气固肾之功，扶正以祛邪，祛邪以安正，共奏利湿导浊、化瘀止痛、益气养阴之功。

前列腺汤为现代名老中医刘猷枋之经验方，由丹参、泽兰、赤芍、桃仁、红花、乳香、没药、王不留行、青皮、川楝子、小茴香、白芷、败酱草、蒲公英组成。本方具有活血化瘀，行气导滞的功效，主治慢性前列腺炎，有瘀滞见症者。

## 348. 介绍一下叶传蕙治疗尿路感染的专病专方。

解毒通淋汤：鱼腥草 30 g，白花蛇舌草 30 g，车前草 30 g，土茯苓 15 g，猪苓 15 g，泽泻 15 g，黄柏 15 g，滑石 30 g，生甘草 6 g。水煎服，日两次。适用于治疗急性尿路感染和慢性尿路感染急性发作。

尿感茶：金银花 30 g，鱼腥草 30 g，土茯苓 15 g，车前草 15 g。开水浸泡 30 分钟，频频服之。适用于急性尿路感染和反复发作的尿路感染。

尿感外浴方：苦参 30 g，金银花 30 g，蒲公英 30 g，鱼腥草 30 g，败酱草 30 g，黄柏 30 g。水煎取汁，外浴阴部。适用于急性尿道炎和尿路感染的预防治疗。

### 349. 淋证医案举隅。

## 王秀琴医案

景某，女，58岁。2015年9月29日就诊。患者20年前因憋尿后出现尿频、尿急、尿痛，诊断为尿路感染，未规范治疗，尿频、尿急、尿痛反复发作。4年前尿频、尿急、尿痛发作次数增多，多于劳累及生气时发作，且起病急，多次于当地医院住院治疗，排除泌尿系统结石等梗阻性及结构性疾病和糖尿病。近1年发作更加频繁，每月需于当地急诊入院予抗生素静脉输液治疗，症状缓解后改为口服抗生素及相关中成药治疗，但不久又复发。患者因使用常规治疗药物效果不佳且反复出现胃部疼痛等不良反应而求助中医治疗。刻诊：尿频、尿急、尿痛、尿血，手足心热，双眼干涩、发胀，眼分泌物增多，性格急躁，无腰痛，无会阴放射痛，无恶寒发热，无胃疼，纳可，大便调，舌质暗，苔薄黄，脉细滑。月经史：54.5岁绝经。查尿常规：白细胞（+），红细胞22/μL。结合病史，四诊合参，中医辨病属劳淋，证属肝肾阴虚，下焦湿热，兼气滞。治宜补肝肾、清热利湿，兼以理气。予知柏地黄汤加减：知母10 g，黄柏15 g，生地黄15 g，熟地黄15 g，山药15 g，山茱萸15 g，牡丹皮15 g，茯苓15 g，泽泻15 g，女贞子15 g，墨旱莲15 g，枸杞子15 g，通草6 g，地榆15 g，鱼腥草30 g，赶黄草15 g，车前草15 g，柴胡10 g，龙胆草6 g，紫灵芝6 g。30剂，每日1剂，水煎，分早晚两次餐后温服（服法以下同）。嘱其保持心情愉快，避免劳累。

二诊（2015年11月10日）：诉尿频、尿急、尿痛明显减轻，双眼干涩、发胀好转，但下腹有坠胀感，无腰痛，无恶寒发热，无尿血，纳眠可，大便调，舌质暗，苔薄白，脉细滑。在原方基础上加橘核15 g、荔枝核15 g、小茴香10 g，30剂。

三诊（2015年12月18日）：诉自9月初诊服用中药后未再去急诊输液，目前已无尿频、尿急、尿痛，下腹坠胀感明显减轻，手足心热好转，仍有双眼干涩、发胀感，眼分泌物多，纳眠可，舌质暗，苔薄白，脉细滑。复查小便常规未见异常。前方加栀子 10 g、密蒙花 15 g、菊花 15 g，30 剂。

四诊（2016 年 1 月 19 日）：双眼干涩、发胀感好转，未发作尿频、尿急、尿痛，守前方，30 剂。两个月后随访，患者未再发作尿频、尿急、尿痛。

按：本案方用知柏地黄汤加减，滋阴降火；女贞子、墨旱莲、枸杞子有加强地黄汤补肝肾之阴的作用；鱼腥草、赶黄草、车前草、龙胆草、通草清利下焦肝胆湿热；地榆不仅清热解毒，又兼有凉血止血之功，可止血尿；柴胡舒畅气机；紫灵芝疗虚劳，调节免疫。全方共奏滋补肝肾、清热利湿兼以疏肝理气之效，攻补兼施，补阴而不留湿，去湿而不伤阴，补虚而不留邪，驱邪而不伤正。全方符合肝肾阴虚、湿热气滞之基本病机。二诊时患者尿频尿急症状明显减轻，但有下腹坠胀感，辅以橘核、荔枝核、小茴香以加强行气、散结、疏肝之用。三诊时尿频尿急、下腹坠胀等症状已消失，但仍存在双眼干涩、发胀、分泌物多等阴虚湿热之症，原方加栀子、密蒙花、菊花清肝明目。再诊时诸症好转。

## 第三节　癃闭

### 350. 癃闭的病机?

癃闭是指以小便量少点滴而出，排尿困难，甚至小便闭塞不通为主症的一种病症。其中小便点滴而短少，病势较缓者称为“癃”；小便闭塞不通，点滴不出，病势较急者称为“闭”。据《素问·灵兰秘典论》“三焦者，决渎之官，水道出焉。膀胱者，州都之官，津液藏焉，气化则能出矣”的理论，癃闭主要取决于三焦膀胱气化不利，而气化不利又与肺脾肾三脏的生理特性和生理功能息息相关。

癃闭的基本病机为肾与膀胱气化功能失常，其中又有膀胱湿热、肺热壅盛、肝郁气滞、浊瘀阻塞、脾气下陷、肾阳虚衰等不同具体病机。癃闭的病理性质有虚实之别，实由膀胱湿热、肺热壅盛、肝郁气滞、瘀浊阻塞等导致膀胱气化不利；虚则多由脾虚气陷、肾阳虚衰导致肾与膀胱的气化无权。

## 351. 癃闭肺热壅盛证的病机及证治？

本证主要病机为肺热壅盛，宣发肃降功能失常，通调失司，膀胱气化不利。证候有小便点滴不通，或点滴不爽，咽干，烦渴欲饮，呼吸急促，或有咳嗽。舌质红，苔薄黄，脉数。治法为清泻肺热，通利水道，常用清肺饮加减来治疗。方中黄芩、桑白皮、麦冬可清泻肺热，滋养肺阴；车前子、木通、茯苓、栀子可清热通利，使上清下利，小便即可通畅。方中还可加鱼腥草，加强清肺热的功效，达到通利小便的作用。若大便不通，可加大黄、杏仁以宣肺通便；若有鼻塞头痛、脉浮等肺系表证可加薄荷、桔梗，达到宣肺解表的目的；若肺阴不足者，可加北沙参、天花粉、石斛以养阴生津。该证应注意预防与调护，加强锻炼，增强身体素质抵抗力，起居生活规律有序，避免久坐少动；保持心情舒畅，消除紧张情绪；消除外邪入侵和湿热内生，忌过食辛辣及肥甘厚味。

## 352. 前列腺增生表现为癃闭浊瘀阻塞的证治？

尿潴留是前列腺增生的严重表现，表现为癃闭浊瘀阻塞者，其证候表现有小便点滴而下，或尿细如线，或时时中断，甚至阻塞不通，小腹胀满疼痛。舌质紫暗，有瘀点，脉涩。其治法为行瘀散结，通利水道，可服用代抵当丸加减治疗。当归尾、山甲片、桃仁、大黄、芒硝化瘀散结；辅以生地黄养血滋阴，使活血而不伤血；肉桂温通经脉，鼓舞气血以助生化，亦能温暖肾元，化气行水通利水道，唯肉桂用量应小，以免助热伤阴。若尿中夹血，加少许三七粉、琥珀粉冲服；若为结石阻塞，加金钱草、冬葵子、海金沙以排石利小便；若病久气血亏虚者，可加黄芪、党参之类益气养血。

## 353. 猪苓汤治疗癃闭时的应用？

猪苓汤主治水热互结伤阴之证，以小便不利，发热口渴欲饮，或心烦不寐，小便涩痛，点滴难出，小腹痛，舌红苔白，脉微数为主症。方中以猪苓为君，取其归肾、膀胱经，专擅淡渗利水；臣以泽泻、茯苓之甘淡，益猪苓利水渗湿之力，且泽泻性寒兼可泄热，茯苓尚可健脾以助运湿；佐入滑石之甘寒，利水、清热两彰其功；阿胶滋阴润燥，既益已伤之阴，又防诸药渗利重伤阴血。

患癃闭，若肾阴亏耗，症见小便滴沥不畅，或时欲小便而不得，咽干心烦，手足心热，舌质干红，脉细数，用六味地黄丸合猪苓汤加减。

## 354. 癃闭急症的处理？

急则治其标，癃闭急症：对膀胱无尿危证者，可用生大黄（后下）30 g，生牡蛎（先煎）30 g，六月雪 30 g。浓煎，大约 2 小时后，用 300 ~ 500 mL 温药汁清洁灌肠，每日 1 次，此法可从大便排出水毒，为治标的重要方法之一；针刺中极，中极为膀胱之募，可以充分地调节膀胱的生理功能；针刺三阴交，可以疏通调节三焦的气机，中极和三阴交为癃闭急症的主穴。如若肺有郁热，可加大杼来清除肺中之郁热，使肺气得以宣发肃降；如若膀胱有湿热之症，可针刺膀胱的背腧穴膀胱俞，以清利湿热，清利小便。

## 355. 谈谈癃闭治疗的“提壶揭盖”“下病上治，欲降先升”。

提壶揭盖之法为朱丹溪创制，是以宣肺或升提的方法来通利小便或大便的一种形象比喻。肺主通调水道，肺为水之上源，当肺气闭阻，遭遇外邪时，宣发肃降功能失职，从而影响其他各个相关脏腑，随即出现小便不利、胸腹满闷、浮肿等症状。此时应当立即宣发肺气，使肺复宣肃，从而小便通畅，呼吸顺畅，故将此法比喻为提壶揭盖。

对于癃闭，大多数的医者都会选用针对下焦的药物来进行治疗，但还可“下病上治，欲降先升”。小便不通畅是下焦膀胱的证候，但肺主宣发肃降，通调水道，若肺功能失职，小便及津液等就会擅自“离岗”，所以可以选用宣肺气、升中气的方法来治疗上焦或中焦，可获得良好的利小便功效。

## 356. 谈谈癃闭治疗的中成药翁沥通胶囊、癃闭舒胶囊、泽桂癃爽胶囊。

翁沥通胶囊：主要成分有薏苡仁、浙贝母、川木通、炒栀子、金银花、旋覆花、泽兰、大黄、铜绿、甘草、蜜炙黄芪。具有清热利湿，散结祛瘀的功效。用于证属湿热蕴结、痰瘀交阻之前列腺增生症，症见尿频、尿急，或尿细、排尿困难等。

癃闭舒胶囊：由补骨脂、益母草、金钱草、海金沙、琥珀、山慈菇组成。具有温肾化气、清热通淋、活血化瘀、散结止痛的功效。用于肾气不足、湿热瘀阻所致的癃闭，症见腰膝酸软、尿频、尿急、尿赤、尿痛、尿细如线，伴小腹拘急疼痛，前列腺增生有以上证候者也可应用。

泽桂癃爽胶囊：主要是由泽兰、皂角刺、肉桂制成。具有行瘀散结、化气利水的作用。用于膀胱瘀阻型前列腺增生症，症见夜尿频多，排尿困难，小腹胀满，或小便频急，排尿不尽，少腹、会阴或腰骶疼痛不适，或睾丸坠落不适，尿后滴白等。

## 357. 谈谈倒换散治疗癃闭的应用？

倒换散出自金元四大家刘完素所著《黄帝素问宣明论方》，因其配伍独特，用药简便，取效确实，为后世医家所喜用。倒换散现代用于治疗多种疾患，如手术后和产后尿潴留、前列腺疾患导致排尿困难、接触性皮炎二阴肿痛、肾病综合征蛋白尿及癃闭等等。方用荆芥之轻清者以升其阳，用大黄之重浊者以降其阴。清阳既出上窍，则浊阴自归下窍，而小便随泄。方名倒换者，小便不通倍用荆芥，大便不通倍用大黄，颠倒而用，故曰倒换。“倒换”之名契合其主治机要，二便不通，由浊阴不降，清阳不升，天地痞塞，开合失常所致。荆芥用阳，大黄用阴，两药一阴一阳，一升一降，一开一合，相互制约，相互促进，升中有降，清中有散，清升浊降，表里双解，交通天地，倒换阴阳，转否为泰。

## 358. 谨防个别中药的肾毒性。

癃闭的临床治疗中需谨防个别中药的肾毒性，如关木通、木防己、马兜铃等。这些中药大剂量或长时期使用均可产生明显的肾毒性，甚至导致急慢性肾功能衰竭、肾小管酸中毒等。因此，须谨慎使用或避免大剂量、长时间使用。有些药物可用替代品，如用通草、川木通代替关木通。对癃闭伴有血钾高的患者，应慎用含钾高的中药，如牛膝、杏仁、桃仁等。

## 359. 谈谈颜德馨治疗癃闭的经验。

颜德馨教授治疗癃闭时常常运用宣肃肺气法，以五苓散为主方，另加麻黄、杏仁泡服，使小便通利。若运化无力，转输失职，清不升而浊不降，三焦气化不利，发为癃闭，可应用补脾益气的方法如补中益气汤加枳壳、桔梗、大黄少许。但颜德馨教授认为补脾不如运脾，故常选苍术运脾以振奋生化之权，并配合升麻升发清阳、牛膝利水降浊，从而恢复中焦运化转输功能，以利气机之通畅。若中焦失运，湿浊内生，久而化热，湿热互结，下注膀胱，或膀胱气化失权，溺不得出，水湿内停，日久生热。湿热之邪困阻膀胱，则小便更为不利。颜德馨教授于此常选三妙丸清利湿热，或加茯苓、泽泻以渗利，知母、蒲公英以清热。前列腺增生导致癃闭者每有瘀血困阻下窍，所以小便滴沥不尽，或尿时涩痛，或小腹胀痛，化瘀软坚法也甚为常用。颜德馨教授欣赏穿山甲一味。穿山甲穴山而居，寓水而食，出阴入阳，其性走窜，无微不至，凡血凝血聚为病，皆能开之。其味咸，咸能软坚散结，用于前列腺肥大，能使增生改善。

## 360. 谈谈治疗慢性肾功能衰竭的中成药金水宝胶囊、尿毒清颗粒以及中药保留灌肠。

金水宝胶囊，是2000年首次被列入中国《药典》的发酵虫草制剂。金水宝胶囊成分为发酵虫草菌粉Cs－4，其主要有效成分为虫草素、虫草酸、虫草多糖等，具有保护脏器、抗肿瘤、增强免疫力、镇静、抗惊厥、止血、降压、改善心肌缺血、抗血小板凝集功能以及抗老防衰等作用。金水宝胶囊上市后临床研究结果表明，其对于肾科、呼吸系统、内分泌系统的各类慢性疾病的治疗以及双向调节免疫力效果显著。

尿毒清颗粒以黄芪、党参健脾益气，制何首乌补肾益精；用制大黄通腑泄浊，使湿浊之邪从大便而出，白术健脾除湿，茯苓、车前草利尿除湿，姜半夏燥湿和中、降逆止呕，共奏通腑降浊之功；更用川芎、丹参等活血化瘀。综观全方，具有健脾利湿、通腑降浊、活血化瘀等功能。其组方合理，配伍精当，切中慢性肾功能衰竭肾气虚为本、湿浊瘀血壅塞为标的病机。尿毒清颗粒主要的作用有通腑降浊、健脾利湿、活血化瘀。在临床上尿毒清颗粒主要用于慢性肾功能衰竭，氮质血症期和尿毒症早期、中医辨证属脾虚湿浊和脾虚血瘀者。尿毒清颗粒可降低肌酐、尿素氮，稳定肾功能，延缓透析时间，对改善肾性贫血，提高血钙、降低血磷也有一定作用。

中药灌肠主要用于慢性肾功能不全的早、中期治疗，其原理是利用结肠壁具有半透膜作用的特性，使结肠内的含氮物质及水向灌肠液内弥散。因此，当灌肠液与大便排出时，可带走大量的水分和有害物质，从而降低患者的血尿素氮和血肌酐水平，减轻慢性肾功能衰竭患者的临床症状。中药保留灌肠的灌肠液多以生大黄为主药，各家根据自己的经验，配合使用的药物也各异。大黄具有清热解毒、泻下的作用，有助于清除肠内的毒素。

## 361. 谈谈前列腺增生的中医药治疗。

前列腺增生导致的癃闭宜综合治疗，可采用热敷、膀胱按摩、导尿、雌激素应用和使用抗生素等，严重者应考虑手术。内科中药治疗主要有以下 3 种方法：①以治本为主，辅以治标。因老年肾气衰弱，气化不能，而致小便排出困难，临床以肾阳虚多见，选方用药多以补肾益气、温阳利水、活血化瘀、软坚散结为大法。如前列舒（在金匮肾气丸的基础上加淫羊藿、韭菜子、苍术、冬瓜子、薏苡仁、桃仁等）。②辨证论治，结合辨病。多数前列腺体不同程度增大是由湿热毒邪、痰瘀互阻所致，治宜清热解毒、活血化瘀、软坚散结。常选用以下方药酌情加入方中，如山甲片、皂角刺、夏枯草、金银花、连翘、蒲公英、黄柏、半枝莲、半边莲、丹参、赤芍、桃仁等。③下病上治，欲降先升。小便的排泄，除了肾的气化外，尚需依赖肺的通调、脾的传输，因而本病还与肺、脾有关。当急性尿潴留，小便涓滴不下时，常可在原方基础上稍加开宣、提升肺气之桔梗、杏仁、荆芥、升麻、柴胡等，此为下病上治、提壶揭盖、升清降浊之法，应用取嚏法、探吐法均是取其旨意。

## 362. 谈谈彭培初治疗癃闭的经验。

彭教授认为前列腺增生症总属本虚标实、虚实夹杂之证，肾阴不足为本，血瘀痰凝为标，亦常兼有湿热下注；常因受寒、劳累、过食辛辣刺激等诱发和加重病情。根据病机分析，治疗当以滋肾活血、化痰软坚、清热利湿立论。用药如下：生地黄、熟地黄、知母、黄柏、浙贝母、牡蛎、玄参、半枝莲、白花蛇舌草、蜀羊泉、萹蓄、瞿麦。方中生地黄、熟地黄滋补肾阴，浙贝母、牡蛎、玄参以化痰软坚散结，知母、黄柏、半枝莲、白花蛇舌草、蜀羊泉以清热利湿、解毒消肿，萹蓄、瞿麦利尿通淋。临床应用此方时亦可随症加减。如见尿点滴而出、排尿不畅，可加龙葵、鬼针草、金钱草、凤尾草以加强利湿通淋之效；若见排尿灼热，加龙胆草、栀子、柴胡加强清泄湿热之力；若兼见会阴小腹胀痛，加麻黄、白芥子、小茴香以温通肝脉；若出现突然尿闭、小便不通者，加用生甘遂、黑丑、白丑、泽漆以攻下逐水，另予以皂角刺粉、麝香等外敷关元穴，以内外合治。

彭教授研制出的专治前列腺增生症的中药制剂复方琥角片，方中鹿角片温通督脉、益肾开闭、强精活血，琥珀利水通淋，合穿山甲加强活血破瘀之功，药少而力强，其中穿山甲剂量最大，以增强补肾助阳、活血破瘀的功效。

## 363. 癃闭医案举隅。

### 段富津医案

钱某某，男，73 岁。2010 年 3 月 4 日初诊。患者素体肥胖，有冠心病，常感气短，四肢无力，心悸，失眠等。昨日突发小便不利，点滴不出，小腹急满，痛不可忍，现已 18 小时未能排尿，西医诊断为尿潴留。刻诊：短气不足以息，语言轻微无力，时而痛极则微似汗，口渴而不敢饮水，舌质淡苔白，脉沉而无力。中医诊断为气虚癃闭，治以益气健脾、利水渗湿之法。处方：用保元汤与五苓散合方。人参 15 g，黄芪 40 g，肉桂 6 g，泽泻 25 g，茯苓 20 g，猪苓 15 g，焦白术 15 g，炙甘草 15 g，通草 10 g。投两剂。当即取药煎服，服后一时许，小便得通，一剂尽，排尿如常。

按：此证乃因年老气衰，气化失常所致。《素问·灵兰秘典论》曰：“膀胱者，州都之官，津液藏焉，气化则能出矣。”该患者元气素虚，中气不能运水，膀胱气化不行，故下窍不通，小便不利。方用保元汤（人参、黄芪、炙甘草）大补元气，方中黄芪、人参、炙甘草配伍，《医宗金鉴》称之“黄芪固表气，人参补里气，炙草补中气”，有“芪外参内草中央”之妙用，能大补一身之气。泽泻、茯苓、猪苓、通草淡渗利水，焦术健脾燥湿。又用一味肉桂，导引阳气，与参、芪配伍，则温补阳气，取“形不足者，温之以气”之法；与苓、泽配伍，则入膀胱温阳化气，使之“气化则能出矣”。

## 张柄秀医案

李某，女，35 岁，农民。患者小便淋沥不出 10 余天，在当地卫生院就诊予以西药治疗无效，西医建议导尿，患者拒绝，遂来就诊。刻诊：小便淋沥不出，尿道刺痛，大便未解，足部浮肿，神疲倦怠，气短乏力，纳差，舌淡红，苔薄白，脉细数。B 超示膀胱残余尿 1012 mL。中医诊断为癃闭，治宜益气升阳、利尿通淋。处方：黄芪 30 g，桔梗 10 g，当归 10 g，党参 10 g，炙甘草 10 g，升麻 10 g，柴胡 10 g，陈皮 10 g，生熟大黄各 10 g，炒枳实 10 g，炒白术 20 g，桂枝 10 g，车前草 10 g。每日 1 剂，水煎服，药予 5 剂。药尽后二诊，诉自觉排尿明显好转，大便已解，B 超示膀胱残余尿 500 mL，脉舌同前，效不更方，药予 7 剂，服法同前。药尽后三诊，诉排尿已正常，足部浮肿已退，仍觉排不尽，大便正常，日 1 次，B 超示膀胱残余尿 132 mL。改生熟大黄各 6 g，药予 5 剂，服法同前。药尽后四诊，诉大小便均正常，B 超示膀胱残余尿 0 mL，继服 3 剂，予以巩固。

按：肺主气，司呼吸，肺气虚则气短乏力，脾胃为营卫气血生化之源，脾胃气虚，纳运乏力故见纳差、神疲倦怠。本例患者系肺脾气虚，下及肾气不足则无力行水，故患癃闭。补中益气汤出自李东垣《脾胃论》，为培补中气之经典方剂，具补中益气、升清降浊之效。方中用黄芪为主以补中益气、升阳，辅以党参、炙甘草、白术益气健脾，佐以陈皮、当归养血理气，并用升麻、柴胡助主药以升提中气。本例在补中益气汤基础上加用桔梗、生熟大黄、枳实、桂枝、车前草。桔梗苦辛而平，性升，为升散肺气之要药，《珍珠囊》载桔梗为“舟楫之药”；肺气开宣，肺气下行，水道通调，下窍亦通而病愈，此“提壶揭盖”之理也。车前草利尿通淋，桂枝温阳化气利水，生熟大黄、枳实理气通便。诸药合用则肺气开宣、水道通调、益气升阳，佐以通便，使清气上升、浊阴得降，因而大小便通利。另外《金匮要略·妇人杂病》有转胞一证，其主症为小便不通，脐下急迫。张教授根据临床经验认为妇人产后气虚致小便不利，宜升阳益气、化气利水，用补中益气汤治之收效甚佳。

## 王三虎医案

蕲某，男性，73 岁。2019 年 9 月 27 日诊。患者四肢瘫痪 42 年，长期住院疗养。9 月 22 日下午其护理员诉患者从 13 时至 17 时未排尿，无畏寒、发热、恶心、呕吐症状。查体：T 36.5℃，R 20/分钟，P 75 次/分钟，BP 132/75mmHg，神清，形体消瘦，失语，四肢瘫痪。全身皮肤黏膜无黄染，双下肢可见剥脱性皮疹。舌质红，舌苔厚黄。心肺（－），上腹部稍膨隆。肝脾肋下未及，双肾区及肝区无叩击痛，腹水征（－）。中下腹隆起明显，未见蠕动波，腹肌无紧张，膀胱区按压时患者有皱眉反应，耻骨上可扣及圆形浊音区。肠鸣音 3～4 次/分钟。肛门指诊未查。既往史：既往有脑缺氧后遗症、四肢瘫痪、自身免疫性皮炎、冠心病、肾结石、脂肪肝、陈旧性肺结核病史，有外伤史，无肝炎病史，无药物过敏史。辅助检查：血液分析、尿液分析、CRP、肝功能结果基本正常。肾功能：尿酸 539 μmol/L。泌尿系 B 超（导尿术后）示左肾囊肿，右肾、膀胱、前列腺声像图未见异常。双侧输尿管未见扩张。诊断：急性完全性尿潴留。予患者热敷下腹部及针灸对症治疗后仍未自行排尿。遂留置导尿，引流出尿液 600 mL，定时夹闭尿管促进膀胱排尿功能恢复，留置尿管 48 小时后拔出尿管，拔出尿管 5 小时后患者仍未自行排尿，继续给予患者留置尿管。9 月 27 日请教王三虎老师指导用药，上传患者舌苔图。处方：黄柏 12 g，肉桂 10 g，知母 15 g，生地黄 30 g，麦冬 30 g，百合 30 g。3 剂，水煎服，日 1 剂。3 剂药服后于次日拔出尿管，拔出尿管两小时后患者自行排尿，量约 400 mL，目前患者大小便正常。

按：此病例属中医癃闭，其病机为阴液大亏，湿热下注，膀胱气化失司，宜用养阴燥湿、化气行水为法。以滋肾通关丸合百合地黄汤为主方取效迅速，既是情理之中，也出意料之外。滋肾通关丸通水道于下，百合地黄汤开水之上源，加麦冬增强养阴增液之力。其实王三虎教授原方开的是百合 60 g、生地黄 60 g，因为“七年之病，三年之艾”，患者卧床数十载，积重难返又添急症，不大量不足以“济羸劣以获安”，但中医科转方的医生认为量太大不敢开，故各减为 30 g。另，《千金方》用麦冬一味治“洪水”，《神农本草经》载百合“利大小便，补中益气”。

## 第四节　阳痿

### 364. 谈谈《神农本草经》所记载的 15 味治疗阳痿的药物。

在《灵枢·邪气藏府病形》中阳痿称为“阴痿”，故阳痿即阴痿，阴痿即阳痿。《神农本草经》中 15 味治疗阳痿的药物如下：

白石英：属玉石部上品。在《神农本草经》中记载：“甘微温，生山谷。治消渴，阴痿不足，咳逆，胸膈间久寒，益气，除风湿痹。久服轻身长年。”因白石英味甘，甘味入脾，甘补脾之气血，脾又为气血生化之源、后天之本，后天之本得充则滋养肾精，故能治“阴痿不足”。

阳起石：属玉石部中品。在《神农本草经》中记载：“一名白石。味咸微温，生山谷。主崩中漏下，破子脏中血，癥瘕结气，寒热腹痛，无子，阴痿不起，补不足。”因阳起石味咸而微温，能入右肾命门，补助真火，真火得助则肾阳充足，故能治“阴痿不起”。

石斛：属草部上品。在《神农本草经》中记载：“一名林兰。味甘平，生山谷。主伤中，除痹下气，补五脏虚劳羸瘦，强阴。久服厚肠胃，轻身，延年。”因石斛味甘，甘味在脾，甘助脾益气生血，脾又为气血生化之源、后天之本，后天之精充盈则滋养肾精，故能“强阴”。

肉苁蓉：属草部上品。在《神农本草经》中记载：“味甘微温，生山谷。主五劳七伤，补中，除茎中寒热痛，养五脏，强阴，益精气，多子，妇人癥瘕。久服轻身。”因肉苁蓉味甘，甘味入脾，甘助脾运，脾为后天之本，后天之本得充，其精藏于肾，肾精充足，故能“强阴”。

五味子：属草部上品。在《神农本草经》中记载：“一名会及，一名元及。味酸温，生山谷。主益气，咳逆上气，劳伤羸瘦，补不足，强阴，益男子精。”因五味子味酸，酸能收敛固涩，可使真气归元而暖丹田，丹田得暖可助水谷化精微，后天之精充足则肾精得充，且水谷精微为阴，精足则阴足，故能“强阴”。

蛇床子：属草部上品。在《神农本草经》中记载：“一名蛇栗，一名蛇米。味苦平，生川谷及田野。主妇人阴中肿痛，男子阴痿湿痒，除痹气，利关节，癫痫恶疮。久服轻身。”因蛇床子味苦，苦能泄能燥，故能治“男子阴痿湿痒”。

巴戟天：属草部上品。在《神农本草经》中记载：“味辛微温，生山谷。主大风邪气，阴痿不足，强筋骨，安五脏，补中，增志，益气。”因巴戟天药性微温，温能补火助阳，则元阳得补而肾阳充足，故能治“阴痿不足”。

淫羊藿：属草部中品。在《神农本草经》中记载：“一名刚前。味辛寒，生山谷。主阴痿，绝伤，茎中痛，利小便，益气力，强志。”因淫羊藿味辛，辛能散能行，可使津液通行四布，壬水癸水皆归于常道，肾得润之，且辛味入肺，气寒入肾，金水相生亦可补水脏，故能治“阴痿”。

陆英：属草部下品。在《神农本草经》中记载：“味苦寒，生川谷。治骨间诸痹，四肢拘挛疼酸，膝寒痛，阴痿，短气不足，脚肿。”因陆英味苦，性寒入肾，苦能泄下坚阴，故能治“阴痿”。

白马茎：属兽部中品。在《神农本草经》中记载：“味咸平，生平泽。主伤中脉绝，阴不起，强志益气，长肌肉，肥健生子。”因白马茎味咸，咸味入肾，咸助肾阳则阴自起，且马为火畜，其阴茎又为纯阳之物，故能治“阴不起”。

牡狗阴茎：属兽部中品。在《神农本草经》中记载：“一名狗精。味咸平，生平泽。主伤中，阴痿不起，令强热大，生子，除女子带下十二疾。胆主明目。”因牡狗阴茎味咸，咸味在肾，咸助肾阳则阳道丰隆，故能治“阴痿不起”。

羚羊角：属兽部中品。在《神农本草经》中记载：“味咸寒，生川谷。

主明目益气起阴，去恶血注下，辟虫毒、恶鬼不祥，安心气，常不魇寐。”因羚羊角味咸寒，咸味在肾，寒性属水，咸寒可补水，且阴器为宗筋而属肝，肝为木，木得水而生，故能“起阴”。

桑螵蛸：属虫鱼部上品。在《神农本草经》中记载：“一名蚀疣。味咸平，生桑枝上。主伤中，疝瘕，阴痿，益精生子，女子血闭腰痛，通五淋，利小便水道。采蒸之。”因桑螵蛸味咸，咸味属水入肾，肾得咸助则阴气生长，故能治“阴痿”。

樗鸡（红娘子）：属虫鱼部中品。在《神农本草经》中记载：“味苦平，生川谷。治心腹邪气，阴痿，益精强志，生子好色，补中轻身。”因樗鸡味苦，苦能泄下坚阴，故能治“阴痿”。

腐婢：属米谷部下品。在《神农本草经》中记载：“味辛平。治痎疟寒热，邪气泄利，阴不起，病酒头痛。”因腐婢味辛，辛味入肺，金水相生，故能治“阴不起”。

白石英、阳起石、蛇床子、巴戟天、淫羊藿、陆英、白马茎、牡狗阴茎、桑螵蛸、樗鸡、腐婢在《神农本草经》中提及“阴痿”“阴不起”“阴痿不足”“阴痿不起”等均是指阳痿，而石斛、肉苁蓉、五味子、羚羊角在《神农本草经》原文中提及“起阴”“强阴”则是指阳痿的治法。综上所述，以上 15 种药物均可用于治疗阳痿。

## 365. 阳痿的病机？

阳痿的病因可分为情志内伤、饮食失调、外邪侵袭、劳伤虚损、外伤瘀阻 5 个方面。

情志内伤：情志不遂，郁怒伤肝，肝失疏泄，或忧思气结，肝郁失达，两者皆导致肝失其职，气血逆乱，宗筋失养，故发为阳痿；忧思多虑，伤及心脾，心伤则心失所养，难行君主之令，脾伤则水谷精微化生失常，宗筋失养，故发为阳痿；惊恐伤肾，惊则气乱，恐则气下，肾气亏损，作强不能，故发为阳痿。

饮食失调：过食肥甘厚腻，或损伤脾胃导致运化失常，精微不足，宗筋失养；或食积不化，郁而化热，湿热下注，气血不通，宗筋受阻；或伤及脾胃，脾失健运，痰湿下注，宗筋不通，故发为阳痿。

外邪侵袭：久居湿地或酷暑湿盛，湿热外袭，蕴结肝经或肾经，下注宗筋，故发为阳痿。

劳伤虚损：恣情纵欲，或少年手淫，或早婚早育，或房劳过度，以致伤精耗血；或病后体虚，久病积损，年老体弱，以致命门火衰，故发为阳痿。

外伤瘀阻：或跌打损伤，或金刃所伤，或强力行房，或肝脾气虚，或久病体虚，以致瘀血阻络，宗筋不通，故发为阳痿。

因此，阳痿的基本病机为肝、肾、心、脾受损，气血失调，宗筋失养；或痰湿或湿热或瘀血，阻滞宗筋，宗筋不用。阳痿的病位在宗筋，但与肝、肾、心、脾（胃）密切相关。阳痿的病理性质有实证、虚证、虚实夹杂证，但临床以虚实夹杂证多见。

## 366. 阳痿的治疗原则？

由于阳痿在古时虚证居多，故历代医家对阳痿的治疗以补虚为主要原则；而在当下的临床实际中，阳痿单纯由虚证或实证引起的并不多见，多为虚实夹杂证，故在治疗上应注意区分该证是实是虚，或虚实夹杂。若为虚证，则根据具体的脏腑亏虚补之；若为实证，则根据具体的痰湿热瘀泻之；若为虚实夹杂证，则根据其挟痰湿、湿热、瘀血等病因的不同，佐以化痰祛湿、清热除湿、活血散瘀等治法，或配合补益药，注意以祛邪为要，勿使闭门留寇。用药以润为主，可兼以温燥。

另外，从西医方面来讲，需治疗基础疾病、控制影响阳痿的诱发因素、夫妻同治。具体地讲，阳痿常由一些基础疾病引起，如糖尿病、高血压等，这些病是引起阳痿的“本”，故要治疗基础疾病以治阳痿；一些危险的诱发因素，如吸烟、熬夜、过度手淫、生活不规律等也会导致阳痿，故应让患者改掉不良习惯，配合治疗；患者伴侣也会影响患者的病情，患者伴侣应多与患者沟通交流，鼓励其积极配合治疗，医生也应多与患者沟通交流，让其建立战胜疾病的自信心。

## 367. 赞育丹的组成、功效、主治及治疗阳痿的应用？

赞育丹出自《景岳全书》卷五十一。其组成为：熟地黄（蒸，捣）、白术（用冬术）各250 g，当归、枸杞子各180 g，仙茅（酒蒸一日）、杜仲（酒炒）、山茱萸、淫羊藿（羊脂拌炒）、巴戟天（甘草汤炒）、肉苁蓉（酒洗，去甲）、韭菜子（炒黄）各 120 g，蛇床子（微炒）、制附子、肉桂各 60 g，亦可加人参、鹿茸。上药研末，炼为蜜丸，温开水送服，具体服用剂量按药物剂量进行适当加减，也可改作汤剂水煎服，各药用量须酌减至汤剂常规用量。方中杜仲、巴戟天、肉苁蓉、淫羊藿、蛇床子、肉桂、仙茅、韭菜子、附子等药物均属辛热之品，或温里散寒，或补火助阳；熟地黄、当归、枸杞子、山茱萸等药物则为滋补之品，或滋阴补血，或填精益髓，或肝肾同补，取“阳得阴助而生化无穷”之意；白术则健脾益气，助化精微，以充肾精。诸药合用，可达温肾壮阳、益精补血之功。

赞育丹功效为温肾壮阳、填精补血，主治阳痿精衰，虚寒不育，主要表现为阳事不举或举而不坚，或坚而不久，并常伴有腰膝酸软、性欲减退、畏寒肢冷、面色㿠白、神疲乏力、夜尿频多且清长、舌淡嫩苔薄白、脉沉细无力。实验研究表明赞育丹有调节性激素、促进精子数量与活力、促进骨髓造血等作用。

## 368. 启阳娱心丹的组成、功效、主治及治疗阳痿的应用？

启阳娱心丹出自《辨证录》卷九。其药物组成为：人参 2 两，远志 4 两，茯神 5 两，石菖蒲 1 两，甘草 1 两，橘红 1 两，砂仁 1 两，柴胡 1 两，菟丝子 8 两，白术 8 两，生酸枣仁 4 两，当归 4 两，白芍 6 两，山药 6 两，神曲 3 两。上药研末，炼为蜜丸，每日服 5 钱，温开水送服，也可改作汤剂水煎服，方中各药用量须酌减至汤剂的常规用量。方中人参、远志、茯神等用以宁心安神，交通心肾；石菖蒲、橘红、砂仁、当归、白芍、山药、神曲、白术等用以健脾补血，理气化痰；柴胡疏肝理气；菟丝子补益肝肾，固精缩尿；生酸枣仁养肝安神；甘草调和诸药。诸药合用，可达益肾、健脾、补肝、宁心、安神之功。其主治阳痿不振，举而不坚，抑郁忧闷，心包闭塞。临床主要表现为：阳事不振，或举而不坚，或坚而不久，并常伴有心悸多疑、失眠多梦、心情抑郁、胆怯易惊，常有受惊吓史，舌淡、苔薄白，脉弦细。

## 369. 谈谈阳痿治疗之注重心神调理。

阳痿非独肾虚和肝郁，五脏皆可致痿，尤其是情志因素。性者，心生也（左“心”右“生”即为“性”），故无“心”则无“性”。心藏神，为五脏六腑之大主。在心神的统帅之下，脏腑功能协调，气血畅顺，性功能才能正常发挥。不良情绪可诱发和加重性功能障碍，性功能障碍亦可诱发和加重不良情绪。所以，治疗阳痿等性功能障碍应注重心神调理，根据不同情况采用养心安神、解郁安神或交通心肾、温通心阳等法治疗。

## 370. 如何理解“男子之阳，以通为用”？

“男子之阳，以通为用”，即男子阳器阳气，通则为用。当下男子嗜食酒饮，以车代步，多坐少动，然阳本性主动，主外，主升浮；若使阳气不得通，则背其本性，导致血脉不畅，进而宗筋不利，阳器废用，失其所职。男子子胞精室为奇恒之腑，可藏可泻，泻多藏少，阳主泻之；若阳道不通，精室只藏不泻，则可导致肾精败坏，聚而化湿化热，甚至化为瘀血，阻滞宗筋，发为阳痿不育等，则失其作用。男子宗筋阳器为作强之器，可合阴阳，亦可溺，阳器起则可合阴阳，阳器痿则可出溺，阳道得通，方为其用。若阳器不通不溺，则聚津液化湿热，阻滞经络，导致阳痿不育，亦失其用。可见男子之阳得通才得以用。

至于通阳之法，调气当先。气机不利，阳道不通，血脉不畅，发为阳痿。气机复常，阳道得通，血脉得畅，阳器得起，亦对证施治。当下男子多瘀血，多湿热，多肝郁气滞，则随证加以活血、化湿、除热、疏肝、理气等，不可一味地认为阳痿是虚证引起。若是实证，加以补之，阳气不通，病情则更为严重。结合当下男子的生活方式，应多考虑补虚泻实的治法。

## 371. 谈谈五子衍宗丸、六味地黄丸、逍遥丸、男宝胶囊、玄驹胶囊在治疗阳痿中的应用。

五子衍宗丸出自《摄生众妙方》卷十一，其组成为：枸杞子、菟丝子、五味子、覆盆子、车前子。功用：补肾益气，固精止遗。其适用于由肾精亏损引起的阳痿，表现为：腰膝酸软，阳痿不育，遗精早泄，神疲乏力，健忘痴呆，头晕耳鸣，舌淡少苔，脉沉细。

六味地黄丸出自《小儿药证直诀》卷下，其组成为：熟地黄、山茱萸、山药、泽泻、牡丹皮、茯苓。功用：滋阴补肾，清虚热。其适用于由肾阴亏虚、虚热内扰引起的阳痿，表现为：腰膝酸软，阳痿早泄，口干舌燥，头晕目眩，潮热盗汗，遗精频作，五心烦热，舌红少苔，脉细数。

逍遥散（作丸剂名逍遥丸）出自《太平惠民和剂局方》卷九，其组成为：当归、茯苓、白芍、白术、柴胡、甘草、生姜、薄荷。功用：疏肝解郁，健脾养血。其适用于由肝郁气滞、宗筋失疏引起的阳痿，表现为：情绪易怒，胸胁胀满，精神郁闷，阳事不举，食欲不振，舌淡、苔薄白，脉沉弦。

男宝胶囊药物组成为：鹿茸、海马、阿胶、牡丹皮、黄芪、驴肾、狗肾、人参、当归、杜仲、肉桂、枸杞子、菟丝子、附子、巴戟天、肉苁蓉、熟地黄、茯苓、白术、山茱萸、淫羊藿、补骨脂、覆盆子、胡芦巴、麦冬、锁阳、仙茅、川续断、牛膝、玄参、甘草。功用：补肾壮阳。其适用于由肾阳不足引起的阳痿，表现为：腰膝酸软，阳痿早泄，性欲减退，夜尿频多，畏寒肢冷，舌淡胖苔白，脉沉弱而迟。

玄驹胶囊药物组成为：黑蚂蚁、淫羊藿、枸杞子、蛇床子。功用：温肾壮阳，祛风散寒。其适用于由肾阳不足、风寒痹阻引起的阳痿，表现为：腰膝酸软，阳痿早泄，遗精尿频，少腹阴冷，肢冷精寒，性欲减退，舌淡嫩苔白，脉沉紧。

## 372. 九香虫、蜈蚣、水蛭、露蜂房在阳痿治疗中的应用？

九香虫：味咸，性温。归肝、脾、肾经。功用：温中壮阳，理气止痛。《本草纲目》记载九香虫“治膈脘滞气，脾肾亏损，壮元阳”，可运用九香虫的健脾壮阳之功来治由脾胃气滞、肾阳亏虚所引起的阳痿。

蜈蚣：味辛，性温，有毒。归肝、脾、肺经。功用：息风镇痉，通络止痛，攻毒散结。《医学衷中参西录》记载“蜈蚣，走窜之力最速，内而脏腑，外而经络，凡气血凝聚之处皆能开之”，可运用蜈蚣的走窜之力来通肝，以治由肝郁气滞、瘀血凝结、宗筋不通引起的阳痿。

水蛭：味咸、苦，性平，无毒。归肝经。功用：破血通经。《本草经疏》记载水蛭治“恶血，瘀血……因而无子者”，水蛭本身即喜食人血，故可用其本性治由瘀血引起的阳痿。

露蜂房：味甘，性平。归肝、胃、肾经。功用：祛风镇痛，杀虫止痒。《本草纲目》记载露蜂房“入阳明经”，可运用露蜂房“以形补形”，用其飞行走窜之力且入阳明经以补益脾胃，脾胃得充，后天之精无穷则肾精充足，可用于由脾胃虚弱引起的阳痿。

以上四种药物均属虫类药。在当下临床实际中阳痿由肝郁引起较多，单纯由肾虚引起的阳痿并不多见，因此调肝在阳痿的治疗中起到很大的作用，而大多数虫类药多归肝经、味多咸甘、性多温，且多为血肉有情之品，即可补肝、调肝、疏肝，又可补肾壮阳，对于肾阳不足兼肝郁气滞、血瘀引起的阳痿尤为适用。

## 373. 谈谈王琦治疗阳痿的经验。

王琦根据现代阳痿发病的实际情况，提出阳痿发病因于肝者居多，临床应以从肝论治为主的学术观点，突破了以补肾为主治疗阳痿的定式。在王琦看来，阳痿应首当从“肝”方面论治，原因如下：一是肝主筋，在《灵枢》中记载，“肝者，筋之合也，筋者，聚于阴器”“足厥阴之筋……上循阴股，结于阴器。其病……阴器不用，伤于内则不起，伤于寒则阴缩入……”肝病则失其主筋之功，继而影响宗筋弛纵；二是肝藏血，王冰说“肝藏血，心行之，人动则血运于诸经，人静则血运于肝”，人体各个脏腑皆需血的濡养，宗筋亦是，若肝血不足或肝失其职，不能藏血，血运失常，宗筋失养则发为阳痿；三是肝之经络循行于前阴，《灵枢》中记载“肝足厥阴之脉，起于大指从毛之际……上腘内廉，循股阴，入毛中，过阴器，抵小腹……”肝脉通畅则气血运行正常，肝失其职则气血失其常道，难达阳器，继而发为阳痿。王琦特别强调，对于从肝方面论治阳痿，应抓住肝的气血不调、肝的经脉受阻、宗筋失充失养等这些病机，在治疗的同时也要注意情志方面对阳痿的影响。

常用方：肝气郁滞，多用逍遥丸或柴胡疏肝散加蜈蚣；阳气遏抑，用四逆散加蜈蚣或王不留行、路路通、露蜂房等，以行气起痹，通达经络；湿热下注，用龙胆泻肝汤加蜈蚣或九香虫，九香虫有疏肝解郁、通络振痿的作用，可治疗性神经衰弱；阴虚火旺，合用三才封髓丹，切忌用金匮肾气丸及龟龄集补肾壮阳，以致真阴愈耗，阳事愈弱。

## 374. 谈谈徐福松治疗阳痿的经验。

徐福松以“腺、性、精、育”为男科四大纲目，在性功能障碍的认识上，提出了阳痿“阴虚者十有八九”的学术观点。其认为阳痿应首当从“阴虚”方面论治：一是因阳痿本质是由于肾中阴精的亏损，肾阴衰微，阴损及阳，肾阳受损，继而发为阳痿，且阴精衰微，阳无所依，失其所职，亦可发为阳痿；二是因受当代环境影响，气候变暖，环境恶化，使真阴受灼，且加上生活方式的改变，熬夜、手淫过度、性生活频繁，肾精过泄，使真阴暗耗；三是承古人之说，清代医家韩善徵在其《阳痿论》中指出，阳痿“因于阳虚者少，因于阴虚者多”“真阳伤者固有，而真阴伤者实多。何得谓阳痿尽是真火衰乎”；四是其长期的临床实践经验总结。

徐福松特别强调，一旦发生阳痿，首先要分清肾精与肾阳的关系，抓住阳痿的本质，不可一味地壮阳；否则，若是肾阴虚引起的阳痿，则会使阴虚火更旺，火旺阴更虚，不但不起效，可能会使病情更加重。徐福松在临床上对于阴虚火旺证，喜用二地鳖甲煎，此方也符合其论治阳痿的特点。

徐福松在临床上亦善用药对治疗男科疾病，如：萆薢合菟丝子（前列腺疾病），蒲公英合陈葫芦（前列腺疾病湿热证），石菖蒲合生牡蛎（湿浊、败精留滞精室、尿道），怀山药合怀牛膝（男科诸证），木香合公丁香（不育症），续断合桑椹（肝肾不足之精液异常、性功能障碍），生黄芪合天花粉（阴虚导致的性功能障碍），白蔹合白及（早泄），乌梅合甘草（精子不液化症）。

## 375. 谈谈张蜀武治疗阳痿的经验。

张蜀武在治疗阳痿方面重视疏肝活血，并认为无论是辨证施治或是因脏施治，皆可将疏肝活血法寓意其中。因肝藏血，主疏泄，气血同治是治疗阳痿的基础，肝气得通，则气帅血行，肝血得疏，则血运正常。

张蜀武在用药时，亦喜欢在疏肝活血的基础上加上虫类药，常用的有蜈蚣、水蛭、九香虫、地龙、䗪虫、僵蚕等，认为虫类药搜风通络，温行血脉，力达宗筋。其中尤喜用蜈蚣、水蛭。对于蜈蚣，其认为用于阳痿时用量宜足，最大可用至15 g；对于水蛭，则认为生水蛭疗效最佳，且不宜入煎剂，常用4 ~6 g。但同时也强调，虫类药物多系辛温之品，易耗气伤津，故临床气虚者宜用补中益气丸同服或人参汤送服。

## 376. 谈谈段亚亭治疗阳痿早泄的特色方药。

段亚亭辨证论治阳痿早泄，首重肝肾之滋补，若患者舌苔白厚腻则为湿浊壅盛，舌苔黄厚腻则为湿热壅盛。如阳痿湿热下注之治所用方“佩兰汤”，由藿香、佩兰、黄芩、黄连、木通、泽泻、车前子等组成。湿浊壅盛者，用自拟方除湿汤，由藿香、佩兰、苍术、白术、茯苓、厚朴、陈皮、泽泻、车前子等组成。对于湿重者，主张先祛邪后扶正，以免闭门留寇。肾虚而湿邪不甚时，可以清化与补益并施。祛除湿浊或湿热之邪，采用三焦分消之法，上以芳化，中以培土，下以淡渗。

气血亏虚者，常用自拟的补血汤：生晒参、当归、熟地黄、黄芪。兼滋补肝肾者，用女贞子、黄精、山茱萸、枸杞子、制何首乌等；腰腿酸软者，加独活、续断、枸杞子、杜仲等；早泄者，加桑螵蛸、芡实、覆盆子、巴戟天等；体虚免疫力差者，用菌灵芝、绞股蓝。

治疗阳痿早泄，所用补肾方药最多，使用过程中最大特色在于应用阴阳互补理论，阴中求阳、阳中求阴，并且注重应用血肉有情之品填补真精。其用滋补肾阴，如熟地黄、龟甲、阿胶、女贞子、墨旱莲、玄参、天冬、枸杞子、黄精、紫河车、山茱萸、怀牛膝、制何首乌、桑寄生、西洋参、鳖甲等。温补肾阳，如鹿茸、附子、肉桂、仙茅、淫羊藿、补骨脂、巴戟天、肉苁蓉、海狗肾、续断、菟丝子、沙苑子、阳起石、葫芦巴等。固肾精，如金樱子、桑螵蛸、菟丝子、芡实、莲须、龙骨、五味子、牡蛎、益智仁等。填补肾精，如鹿茸、鹿角胶、紫河车、阿胶、龟甲胶等。泄相火，如知母、黄柏、泽泻、牡丹皮、玄参等。滋补肝肾常用一味特色药物为响铃草，该药补气，养肝肾，常配鸡血藤、制何首乌。

段亚亭治疗阳痿早泄在补益肝肾的同时，习惯配用虫类药，如露蜂房、九香虫、牡蛎组合，水蛭、蜈蚣、九香虫组合。虫类药搜剔，活血通络并起阳振痿，牡蛎聚集药性，潜阳入宗。前列腺炎小便灼热者，常配用瞿麦、萹蓄、石韦、小蓟、海金沙等药物；湿热甚者，配用红藤、败酱草、地丁草。亦常用千里光、鬼针草、葎草等特色药物，其中千里光清热解毒利湿，鬼针草清热解毒散瘀，葎草清热解毒、利尿消瘀，且现代研究显示三药均有较强的抗菌消炎作用。

## 377. 阳痿医案举隅。

### 段亚亭医案

李某，男，24 岁，已婚。2018 年 10 月 28 日诊。患者 8 个月前嗜食辛辣刺激后出现小便频急灼热，随后出现临房时举而不坚或不举，且有早泄，自服三金片等未见明显缓解，后于他医处服药，多为补肾壮阳之品，亦疗效不显。刻诊：阳痿，早泄，尿频急、灼热，小便色黄。口干苦，不欲饮，身重乏力，白天嗜睡，然夜寐不安，纳呆，头昏，腰酸痛甚，大便黏滞，肛门灼热。舌红，苔黄腻，脉细滑数。辨证为湿热下注，治疗以清热化湿为主，予佩兰汤化裁。处方：藿香 10 g，佩兰 15 g，黄芩 10 g，黄连 6 g，白术 15 g，苍术 10 g，泽泻 15 g，车前子（包）20 g，千里光 30 g，独活 15 g，狗脊 30 g，杜仲 20 g，续断 15 g，鸡血藤 30 g，木瓜 15 g，威灵仙 30 g。6 剂，水煎服，日 1 剂，分 3 次。

二诊（2018 年 11 月 4 日）：患者诉服药后，腰酸痛、口干苦、纳呆、困重、小便频急灼热等症状明显好转。尚未同房，自觉从晨勃判断性功能有所好转，认为前列腺炎为其阳痿、早泄的关键原因。舌苔已退，稍见白腻，脉细滑数。辨证为肾虚兼夹湿浊，治宜清化与补益并施，予除湿汤化裁。处方：藿香 10 g，佩兰 15 g，苍术 15 g，白术 15 g，陈皮 10 g，茯苓 15 g，瞿麦 20 g，萹蓄 15 g，海金沙（包）15 g，木通 10 g，泽泻 15 g，淫羊藿 30 g，巴戟天 30 g，菟丝子 30 g，桑螵蛸 15 g，芡实 15 g，蜈蚣两条，牡蛎（先煎）30 g，九香虫 10 g。6 剂，水煎服，日 1 剂，分 3 次。

三诊（2018 年 11 月 11 日）：患者诸症好转，腰酸不痛，稍微畏寒肢冷，食纳可，已无困重，小便频急灼热消失，晨勃明显。舌淡胖，苔薄白，脉细滑。辨证为肾阳亏虚，治宜补肾壮阳，填精补髓。处方：熟地黄 15 g，山茱萸15 g，菟丝子20 g，枸杞子15 g，淫羊藿20 g，仙茅20 g，肉桂(后下)5 g，巴戟天25 g，蛇床子15 g，鹿角片10 g，木香6 g。6剂，水煎服，日1剂，分3次。

四诊（2018年11月18日）：患者服药期间同房两次，阳痿、早泄明显好转，腰酸好转，已不畏寒肢冷。舌脉如前。嘱其控制性生活次数，调节好情绪，减轻心理压力，继服上方6剂。

按：患者首诊湿热下注为主，以自拟的佩兰汤清化为主方化裁，针对小便频急灼热予以清利，针对腰酸痛的主症用强筋骨、壮腰膝、通经络、止痹痛的药物，并非针对阳痿早泄的补肾填精为主，而是清化湿热为先。二诊时湿热大退，正虚为主，邪实为次，故攻补兼施，以除湿汤配位补肾、活血通络之品。三诊时湿浊基本退完，邪去而肾阳虚冷为显，故以补肾阳方为主治疗。扶正祛邪，先后主次分明，故得良效。

## 李曰庆医案

徐某某，男，35岁，教师。患者阳痿5年，头晕目眩，记忆力差，失眠多梦，神疲乏力，形体消瘦，面色萎黄，食少纳呆，腹胀便溏，舌淡苔白，脉弦细。辨证属气血亏虚。处方：黄芪20 g，白术20 g，茯神15 g，当归10 g，龙眼肉15 g，远志10 g，酸枣仁10 g，淫羊藿10 g，补骨脂10 g，阳起石15 g，人参10 g，木香10 g。方中人参补五脏、安精神、定魂魄，可补气生血，养心安神；龙眼肉补益心脾，养血安神，共为君药。黄芪、白术助人参益气补脾，当归助龙眼肉养血补心，同为臣药。茯神、远志、酸枣仁宁心安神，木香理气醒脾，与补气养血药配伍，使之补不碍胃，补而不滞，俱为佐药。再加以淫羊藿、补骨脂、阳起石，味咸性温，补肾壮阳，充实元阳，元阳足则脾阳得温，运化水谷有力，气血生化不断。再配以中成药乌灵胶囊，西药他达拉非片。服药14剂后阳事能行3分钟，再行7剂而痊愈。心理方面，嘱患者工作之余多进行体育运动，于紧张繁忙的工作之后有适当的有氧运动，如骑自行车、游泳等。生活应该劳逸结合，长时间脑力劳动会伤脾，动则气行血通。并告知患者，服药期间过性生活，妻子表现得配合、有耐心等辅助作用很重要。

按：脾为后天之本，主运化；胃为仓廪之官，主受纳腐熟水谷；气血生化有赖脾升胃降。前阴为宗筋会聚之处，需要阴阳气血温煦濡养，而后才能强劲有力，得行正常。故阴器虽以筋为本，但以气血为用。阳事之用，以气血为本，而气血之盛衰则受阳明脾胃功能强弱之影响。脾胃功能强健，水谷化源充足，气血旺盛，如是则阴茎得以濡养而能行房事；如脾胃功能障碍，则宗筋弛纵，痿软不举。本例即为从心脾而治愈。

## 第五节　耳鸣、耳聋

### 378.《黄帝内经》和《诸病源候论》对耳鸣、耳聋的认识?

《黄帝内经》特别强调“肝”与耳鸣耳聋的关系。“木郁发之……甚则耳鸣旋转”“肝病者，气逆则头痛，耳聋不聪”，指出肝木之气郁结，失于条达，久而化火，上扰耳窍，导致耳鸣、耳聋。

“精脱者，耳聋”，又提出“髓海不足，则脑转耳鸣”，指出肾虚精亏，耳失濡养可导致耳鸣、耳聋。“五脏不和，则九窍不通。其耳鸣、耳痒、耳聋者，皆属肾虚，水不上流，清气不升所致也”，指出心肾不交可导致耳聋、耳鸣。《易》曰：“坎为耳，盖坎之阳居中，耳之聪在内，此其所以相应也。”耳司职听，犹如水中之火，与肾阳相应，人到四十肾阳不足可导致耳聋、耳鸣。

《黄帝内经》提出脾肺气虚能导致耳鸣。“肺病者……虚则少气不能报息，上气不足……耳为之苦鸣”“十二经脉，三百六十五络，其血气皆上于面而走空窍……其别气走于耳为听”，强调血气与耳听的关系。

《诸病源候论》对风邪致耳聋、耳鸣的病因病机做了论述：“足少阴肾之经，宗脉之所聚，其气通于耳，其经脉虚，风邪乘之，风入于耳之脉，使经气痞塞不宣，故为风聋。风随气脉行于头脑，则聋而时头痛，故谓之风聋。”“劳动经血，而为血气不足，宗脉则虚，风邪乘虚，随脉入耳，与气相击，故为耳鸣。”《诸病源候论》将气虚所致的耳聋称为“劳聋”。

## 379. 耳鸣、耳聋的病因病机?

耳鸣、耳聋有虚实之分，实者多为外邪、肝火、痰饮、瘀血等实邪蒙蔽清窍；虚证多为脾、肾等脏腑虚损，清窍失养。

①外邪侵袭：由于寒热失调，外感风寒或风热，肺失宣降，以致外邪蒙蔽清窍而导致耳鸣、耳聋。②肝火：由于外邪由表入里，侵犯少阳，或情志不遂，致肝失调达，气郁化火，均可导致肝胆火热循经上扰耳窍，引起耳鸣、耳聋。③痰饮：由于饮食不节，过食肥甘厚腻，使脾胃损伤，或思虑过度，伤及脾胃，致水湿不运，聚而生湿，湿久化郁为火，痰火郁结于耳中，壅闭清窍，从而导致耳聋。④瘀血：由于情志不遂，致肝气郁结，气机不畅，气滞则血瘀；或因跌仆损伤或巨响爆震，致瘀血内停；或久病入络，均可造成耳窍经脉不畅，清窍闭塞，导致耳聋。

虚证，由于先天肾精不足，或后天病后失养，恣情纵欲，熬夜失眠，伤及肾精，或年老肾精渐亏等，均可导致肾精亏损而耳鸣、耳聋。肾阴不足，则虚火内生，上扰耳窍；肾阳不足，则耳窍失于温煦，二者均可引起耳聋。饮食不节，饥饱失调，或劳倦、思虑过度，致脾胃虚弱，清阳不升，气血生化之源不足，而致气血亏虚，不能上于耳，耳窍经脉空虚，导致耳聋；或大病之后，耗伤心血，心血亏虚，则耳窍失养而致耳鸣、耳聋。

## 380. 如何审查耳鸣、耳聋的病变虚实?

耳为清窍，须保持清空的状态，若为实邪壅遏，或脏腑气血阴阳亏虚，则易致耳鸣、耳聋。因此对于耳鸣耳聋的辨证，首先应该抓住虚实辨证，可以根据患者的年龄、体质、起病的缓急、耳鸣的声音大小，以及伴随症状进行初步辨别。一般来说，老年人耳鸣、耳聋多虚证，年轻人耳鸣、耳聋多实证。平素体质强壮者多实证；体质虚弱者多虚证。起病急者多实证，起病缓者多虚证。耳鸣声音大者多实证，耳鸣声音小者多虚证。实证多见于风邪侵袭、肝火上扰、痰火郁结及气滞血瘀，虚证多见于气血亏虚或肾精亏损。

## 381. 谈谈风邪、肝火、痰火、瘀阻耳鸣、耳聋的证治?

风邪外袭，治宜祛风解表，用清神散加减；肝胆火盛，治宜清肝泄热，用龙胆泻肝丸或当归龙荟丸加减；痰火郁结，治宜化痰清火，和胃降浊，用礞石滚痰丸，或二陈汤加黄芩、黄连、枳壳、石菖蒲、竹沥、姜汁等；瘀阻耳窍，治宜通窍活血，用通窍活血汤加减。

## 382. 谈谈中气不足、肾精亏损耳鸣、耳聋的证治?

中气不足，治宜益气健脾，升提中气，用益气聪明汤或补中益气汤加减；气血亏损，治宜补益气血，用八珍汤或人参养荣汤加减；肾精亏虚，治宜补益肾精，用耳聋左慈丸或补肾丸加减。

## 383. 谈谈耳鸣、耳聋的针灸疗法。

风邪外袭，可针刺风池、翳风、太阳、迎香、曲池、外关、听宫、听会、耳门等；肝胆火盛，可针刺风池、耳门、听宫、翳风、中渚、听会、侠溪、太冲、丘墟等；痰火郁结，可针刺风池、耳门、听宫、翳风、中渚、听会、颊车、合谷、外关、曲池、足三里、丰隆等；瘀阻耳窍，可针刺耳门、听宫、翳风、中渚、听会、合谷、三阴交、太冲等。根据不同疾病加用治疗该病的穴位，或加用灸法，并可单灸悬钟。因药物中毒以及急性传染病引起的耳聋、老年性耳聋、职业性耳聋，可取耳区的穴位，以及配合膏肓、足三里、曲池、悬钟、神门、三阴交、中渚、外关、风市等穴。

## 384. 谈谈石菖蒲、葛根在耳鸣、耳聋治疗中的应用。

耳鸣之为病，实则风火痰瘀毒，虚则精气血不足，但终究耳窍被蒙。石菖蒲辛温芳香，《神农本草经》谓“通九窍，明耳目，出声音”，可用于治疗各种性质的耳鸣、耳聋兼有神昏头沉者。《素问·阴阳应象大论》：“清阳出上窍。”李东垣提出：“饮食入胃，先行阳道，而阳气升浮也。浮者，阳气散满皮毛；升者，充塞头顶，则九窍通利。”《本草正义》：“葛根，气味皆薄，最能升发脾胃清阳之气。”故葛根升阳作用可用于治疗耳鸣、耳聋。现代中药药理研究显示，葛根有较好的扩脑血管促进血液循环作用。

## 385. 清神散、益气聪明汤、补肾丸、耳聋左慈丸的组成、功效、主治及在耳鸣、耳聋治疗中的应用？

清神散，组成：菊花、僵蚕、荆芥穗、羌活、木通、川芎、防风、木香、甘草、石菖蒲。菊花、僵蚕、荆芥穗、防风平肝息风；木通、川芎、木香行气活血；石菖蒲辛开耳窍；甘草调诸药，和脾胃。功效：祛风化痰，清开耳窍。主治：风痰阻遏清阳，头目不清，耳常重听。

益气聪明汤，组成：黄芪、白芍、黄柏、人参、升麻、葛根、蔓荆子、甘草。人参、黄芪补脾胃；葛根、升麻、蔓荆子能升阳气，上行头，通利耳目；白芍敛阴和血，黄柏补肾生水，目为肝窍，耳为肾窍，二者平肝滋水；甘草甘缓入脾胃。功效：令目广大，久服无内外障、耳鸣耳聋。又令精神过倍，元气自益，身轻体健，耳目聪明。主治：饮食不节，劳役形体，脾胃不足，得内障，耳鸣或多年目暗，视物不清。

补肾丸，组成：熟地黄、菟丝子、当归身、肉苁蓉、黄柏、知母、补骨脂、山茱萸、山药。熟地黄填精益髓，滋补阴精；山茱萸补养肝肾并能涩精；山药双补脾肾，既补肾固精，又补脾助后天生化之源；肉苁蓉、补骨脂温壮肾阳，配入补阴方中，有“阳中求阴”之妙；黄柏、知母既泻相火，又滋肾水。功效：滋阴补肾，通利耳窍。主治：阴虚火动，眩晕耳鸣。

耳聋左慈丸，组成：熟地黄、山药、山茱萸、茯苓、牡丹皮、泽泻、磁石、五味子、石菖蒲。熟地黄填精益髓，滋补阴精；山茱萸补养肝肾并能涩精；山药双补脾肾，既补肾固精，又补脾助后天生化之源；牡丹皮清泄相火，并制山茱萸之温涩；茯苓健脾渗湿；泽泻利湿泄浊，并防熟地黄之滋腻；五味子收敛涩精；磁石聪耳明目，石菖蒲宣通耳窍。功效：补肾填精，通利耳窍。主治：肾精亏损型耳聋、耳鸣。

## 386. 干祖望治疗耳鸣、耳聋的经验？

干祖望教授认为耳聋、耳鸣的根本病因责于肾，是由肾精不足，髓海空虚所致。然干老又强调整体观念，主张从整体辨证出发，根据病变脏腑与其他脏腑之间的关系，通过治疗其他脏腑从而间接起到治疗病变脏腑的疗效。可用宣肃理气，健脾祛湿、升清宣窍，清心泻火、泻离填坎，清肝泻火、化痰开窍等法。干祖望所用治疗耳鸣、耳聋药物，列前 6 位的依次为补虚药、解表药、活血化瘀药、利水渗湿药、开窍药、清热药。

## 387. 张炳厚中医药辨治耳鸣的经验?

张炳厚教授认为耳鸣、耳聋常见于肝火旺盛、风阳上扰，肾精亏虚、耳窍失养，脾胃虚弱、清阳不升 3 种病因。临床辨证时，强调以脏腑辨证为基础，从肝、肾、脾三脏入手，根据新病久病、耳鸣声音强弱和其他伴随症状分清阴阳虚实。张教授将耳鸣分为肝火、肾虚、脾虚三证，治疗各有专方。常用方剂有滋阴潜阳、平肝息风的滋生青阳汤，补气养血、培元固本的大补元煎，健脾益气、升阳通窍的益气聪明汤，在此基础上灵活加减，阳亢火旺者加潜镇降逆药，耳窍郁闭者加芳香开窍药。

## 388. 耳鸣、耳聋医案举隅。

### 干祖望医案

陈某，女，63 岁。1993 年 1 月 8 日初诊。患者 1 年前右耳于子夜突然鸣响，伴头昏，鸣响难息。鸣声多样化，虫鸣、风哨等俱有。对外来噪声难以接受，听力日渐下降，接近失聪。舌苔薄，脉平。检查：右鼓膜下陷。处方：麻黄 3 g，杏仁 10 g，天竺黄 6 g，石菖蒲 3 g，防己 6 g，葛根 6 g，路路通 10 g，甘草 3 g，苍耳子 10 g。

二诊（1993 年 2 月 26 日）：服药 6 剂，患者诉鸣声稍有减轻，后因事由而辍药，至今未予处理。因之鸣声也又恢复如初。舌苔薄白腻，边有隐约齿痕，脉平。处方：太子参 10 g，白术 6 g，茯苓 10 g，山药 10 g，补骨脂 10 g，当归 10 g，百合 10 g，葛根 6 g，甘草 3 g。

三诊（1993 年 3 月 13 日）：服上方后，患者诉头脑清爽许多，鸣音由乱嘈狼藉渐趋于单纯，音调已不太高。近因操劳似乎又有波动。舌苔薄，脉平偏小。处方：党参10 g，白术10 g，茯苓10 g，补骨脂10 g，山药10 g，百合10 g，当归10 g，益母草10 g，葛根6 g，黄芪10 g。

按："肺之结穴在耳中，名曰笼葱，专主乎听"，耳与肺亦经络相通，且肺开窍于鼻，故鼻与耳相通，肺气不宣，鼻窍不通，则耳失聪敏。自古多有从肺治耳者，如《证治汇补》中言："肾窍于耳能听声音，肺也。因肺主一身之气，贯于耳故也。凡治耳聋者，必先调气开郁。"初诊患者子夜突然鸣响，耳聋，干祖望先生方予三拗汤加防己、苍耳子以宣肺祛邪，《太平圣惠方》曾载苍耳子粥以治耳鸣。加天竺黄以化痰通窍，石菖蒲、路路通以行气通窍，葛根以升阳通窍，且葛根有扩血管作用。干祖望先生曾说："听力丧失，如井无波，今也投石兴澜。""冲击疗法"是干祖望先生独特的经验疗法，其喜用升提药以升举清阳，冲击空窍，后借机取治，以益气健脾殿后。二诊遵从常法，以四君子汤为基础方加山药、补骨脂以益气健脾、培本固元，加当归益气活血，百合清心安神。三诊，患者症状明显改善，守上方加黄芪以增强益气健脾之功。治疗由祛邪改扶正，最终收效。《左传·昭公二十年》中记载："宽以济猛，猛以济宽，政是以和。"干祖望先生将其应用于中医上，遣方用药随证加减，弛张有度，不拘一格。

## 段富津医案

谷某某，男，63岁。2013年8月31日初诊。患者自诉双耳鸣如蝉两年余，劳则尤甚，伴听力减退，右耳尤甚。头晕、气短乏力、纳差、嗳气、畏寒，右腰酸痛。有神经性耳聋、前列腺肥大、轻度腔梗病史。舌淡苔白，脉弦，左脉缓略无力。辨证为脾气不足，精微不能上注耳窍，治宜益气健脾，升清舒郁。处方：益气聪明汤加减。白参15 g，黄芪25 g，蔓荆子15 g，葛根15 g，川芎15 g，炙甘草15 g，赤芍15 g，陈皮15 g，柴胡15 g，香附15 g，石菖蒲15 g。7剂，水煎服。1周后复诊诉仍耳鸣，原方加菊花15 g、川牛膝15 g，7剂。1周后再次复诊，诉近1周来耳鸣次数减少，持续时间也大大减短。在原方基础上加熟地黄20 g，继续服用并嘱其调情志，适度锻炼。

按：上气不足当健脾，饮食不节，或思虑过度，伤及脾胃，气血不能上达于耳而鸣。上气即清阳之气，头为诸阳之首，清阳出上窍，而清阳之气有赖于中焦阳气的升发滋养。脾胃为后天之本，气血生化之源，脾虚中气不足，则清阳不升，上气虚衰，则脑转耳鸣，治当健脾益气。方中人参、黄芪甘温以补脾胃，甘草甘缓以和脾胃，葛根、蔓荆子轻扬升发，能入阳明，鼓舞胃气，上行头目。中气既足，清阳上升，则九窍通利，耳聪而目明矣。用柴胡、葛根之目的亦在于升举清阳。石菖蒲辛苦而温，芳香而散，具有补肝益心、开心孔、利九窍、明耳目、发音声、祛湿逐风、除痰消积、开胃宽中之功。

# 第六章

# 气血津液病证

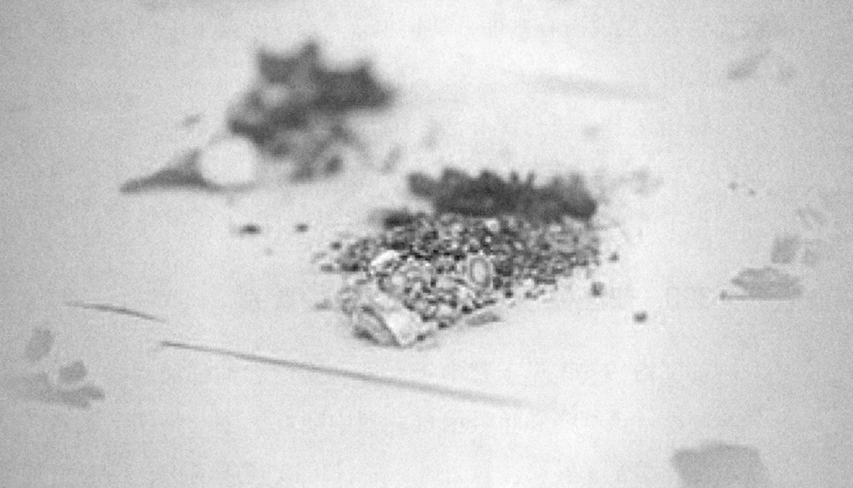

# 第一节　郁证

## 389. 谈谈朱丹溪“六郁”的定义、主症。

朱丹溪有一名言：“气血冲和，万病不生，一有怫郁，诸病生焉。故人身诸病，多生于郁。”此郁，为情志不畅，突出情志变化在疾病发生发展中具有极其重要的作用。朱丹溪《丹溪心法》中说：“气郁者，胸胁痛，脉沉涩；湿郁者，周身走痛，或关节痛，遇寒则发，脉沉细；痰郁者，动则喘，寸口脉沉滑；热郁者，瞀闷，小便赤，脉沉数；血郁者，四肢无力，能食便红，脉沉；食郁者，嗳酸，腹饱不能食，人迎脉平和，气口脉繁盛者是也。”虽说病有六郁，却偏偏以气郁为先，因为人以气和为主，气和则百病无由生。

越鞠丸出自《丹溪心法》卷三，具有解诸郁之功效，主治六郁。吴鹤泉曰：“越鞠者，发越鞠郁之谓也。香附开气郁，苍术燥湿郁，抚芎调血郁，栀子解火郁，神曲消食郁。”陈来章曰：“皆理气也，气畅则郁舒矣。”

## 390. 郁证梅核气与虚火喉痹的鉴别。

郁证梅核气多见于青中年女性，因情志抑郁而起病，虽自觉咽中如有异物哽塞，无咽痛和呼吸困难。咽中哽塞感觉与情绪波动有关，在心情愉快、工作繁忙、转移注意力时，症状可减轻或消失；当心情抑郁或注意力集中于咽部时，则哽塞感觉加重。梅核气在证型上虽说是痰气郁结，其实并无器质性的改变，只需行气开郁、化痰散结，运用半夏厚朴汤加减可治。除此之外，还有肝郁气滞证型，需疏肝解郁、行气散结，方用柴胡疏肝散。

虚火喉痹多见于青中年男性，多因感冒、长期嗜烟酒、嗜食辛辣物而引起，咽部除有异物感外，尚觉咽干、灼热、咽痒；咽部症状与情绪无关，但过食辛辣食物或感受外邪时易加剧。此病分肺阴亏虚证与肾阴亏虚证。肺阴亏虚需养阴清肺，用养阴清肺汤或玄麦甘桔汤加减；肾阴亏虚需滋阴降火、清利咽喉，用知柏地黄丸加减。

## 391. 脏躁、百合病的中医证治?

脏躁首见于张仲景《金匮要略·妇人杂病》篇:“妇人脏躁,喜悲伤欲哭,象如神灵所作,数欠伸,甘麦大枣汤主之。”脏躁由心神失养所致,故而表现为精神恍惚,心神不宁,坐卧不安,多疑易惊,悲忧欲哭,喜怒无常,或时时欠伸,舌质淡、苔薄白,脉弦细或细弱。治法当甘润缓急,养心安神,方用张仲景的经方甘麦大枣汤。

《金匮要略·百合狐惑阴阳毒病脉证并治》描述百合病:“合病者,百脉一宗,悉致其病也。意欲食,复不能食,常默然,欲卧不能卧,欲行不能行;饮食或有美时,或有不用闻食臭时;如寒无寒,如热无热;口苦,小便赤;诸药不能治,得药则剧吐利。如有神灵者,而身形如和,其脉微微。”百合病证型颇多。①阴虚内热证表现为精神、饮食、行动异于常人,如沉默少言,欲眠不能眠,欲行不能行,饮食不能进,寒热似有似无,精神恍惚心烦,或自言自语,口苦,尿赤,舌红,脉微数。治法应当清心润肺,方用张仲景经方百合地黄汤加减。②痰热内扰证有精神、行动、饮食皆失常态,头痛而胀,心中懊憹,卧寝不安,面红,舌尖红,苔薄黄微腻,脉滑数等表现。治法为清化痰热,方用孙思邈黄连温胆汤。③心肺气虚证表现有精神、行动、饮食皆若不能自主,自汗,头昏,短气,乏力,少寐或多寐而睡不解乏,舌淡边有齿印,脉细弱。治法为益气安神,方用甘麦大枣汤合生脉散。

## 392. 如何理解郁证用药不宜峻猛,宜轻灵,苦辛凉润宣通,勿投敛涩呆补,重浊滋腻?

郁证一般病程较长,用药不宜峻猛,宜轻灵,苦辛凉润宣通,勿投敛涩呆补,重浊滋腻。在实证的治疗中,应注意理气而不耗气,活血而不破血,清热而不败胃,祛痰而不伤正;在虚证的治疗中,应注意补益心脾而不过燥,滋养肝肾而不过腻。正如《临证指南医案·郁》华岫云按语所云:“不重在攻补,而在乎用苦泄热而不损胃,用辛理气而不破气,用滑润濡燥涩而不滋腻气机,用宣通而不揠苗助长。”

## 393. 为何郁证宜精神治疗与药物治疗结合？

郁证主要与情志内伤和脏器素弱有关，在治疗上一般采取理气开郁、调畅气机、怡情易性的基本原则，药物治疗以理气开郁、调畅气机为主，比如甘麦大枣汤、柴胡疏肝散等方药，另外一些西药在一定程度上也可以缓解患者生理上的痛苦以及患者的病情。俗话说“心病还须心药医”，故而除药物治疗外，精神治疗对治疗郁证有着极为重要的作用。精神治疗不但可以解除致病原因，还可使患者正确认识和对待自己的疾病，增强治愈疾病的信心，怡情自遣，宽怀调养，可促进郁证好转，甚至痊愈。

心理疗法主要有移情疗法与情境疗法。移情疗法：通过释疑、顺意、怡悦、暗示等法，消除患者焦虑紧张、忧郁等不良情绪。释疑法多采用假释的办法消除患者的多疑情绪；顺意法用满足患者积虑日久的意愿来达到消除病因而祛病；怡悦法是通过谈笑、欣赏音乐、书法、种花等方式来改善患者郁闷的心境；暗示法是通过语言、药物，或非语言的手势、表情来改善患者不良情绪。情境疗法：通过改变外界环境来达到改善、消除异常情绪变化的目的。抑郁情绪多采用清洁、热烈、欢快的环境治疗。

## 394. 现代医学对抑郁症的认识？

抑郁症，主要表现为显著而持久的心境低落，临床表现复杂，多为心境低落与其处境不相称，情绪的消沉可以从闷闷不乐到悲痛欲绝，自卑抑郁，甚至悲观厌世，可能会有自杀企图或行为。抑郁症患者也可能有明显的焦虑和运动性激越，严重者可出现幻觉、妄想等精神性症状。每次发作的时间很长，至少在两周以上，甚至数年，且大多存在反复发作的倾向。虽然抑郁症发病的表现比较明确，然现代医学对其发病的原因并不清楚，只是初步肯定有生物、心理以及社会环境等诸多方面的因素。在治疗上，主要有三方面的目标：一是要提高临床治愈率，最大限度减少病残率和自杀率，而这关键在于彻底消除临床症状；二是要提高患者生存质量，恢复其社会功能；三是要预防复发。而目前要消除临床症状主要是靠药物治疗及心理治疗，对于症状较轻的患者也可采用物理治疗。这些治疗都有一定程度的效果，但是抑郁症的患者复发率较高。抑郁症中有75% ~80%的患者多次复发，故抑郁症患者需要进行预防性治疗，比如长期服药、定期复查，同时社会及家庭应为其营造和谐美好的氛围。

## 395. 现代医学对围绝经期抑郁症状的认识？

围绝经期为从 45 岁左右开始至停经后 12 个月内的时期，是正常的生理变化时期。但是由于这个时期的女性性激素水平下降，绝大多数女性都会有月经不调、月经延迟、淋沥不尽，伴潮热、心慌、记忆力减退、失眠等“更年期”症状，调护不当可能出现焦虑、恐惧、烦躁、低落、失望等情绪，甚至出现自责自罪、盲目猜疑等症状的围绝经期综合征。而围绝经期抑郁症状就是围绝经期综合征表现之一，是以焦虑不安和情绪低落为主要症状的“更年期”特有的情感性精神障碍。其主要表现除了常见的“更年期”表现外，还有烦躁，焦虑，内心不安，甚至惊慌恐惧，记忆力减退，缺乏自信，行动迟缓；严重者对外界冷淡，丧失情绪反应。

## 396. 现代医学对产后抑郁症的认识？

产后抑郁症又叫产褥期抑郁症，是指产妇在分娩后出现抑郁、悲伤、沮丧、哭泣、易激怒、烦躁、恐慌、注意力不集中、健忘和缺乏信心，甚至有自杀或杀婴倾向等一系列症状为特征的心理障碍，是产褥期精神综合征中最常见的一种类型。产后抑郁症的原因有很多，大体可以分为生物因素和社会心理因素两个方面。生物因素又包括内分泌因素、遗传因素、产科因素、躯体疾病因素，其中体内激素水平的急剧变化是产后抑郁症发生的生物学基础。研究发现，临产前胎盘类固醇的释放达到最高值，表现为情绪愉快，而分娩后胎盘类固醇分泌突然减少，使得患者出现抑郁。关于产后抑郁症的治疗，一般为心理治疗与药物治疗相结合。目前推崇加强围生期保健，即利用多种渠道普及有关妊娠、分娩常识，减轻孕妇对妊娠、分娩的紧张、恐惧心情，完善自我保健。

## 397. 如何认识某些学者的抑郁症阳虚、阳郁论？

人的神志活动是阳气充盛最直接、最集中的体现。阳气主司人的精神、意识、思维等神志活动，机体阳气充足，运行通畅，则精力充沛，精神慧爽。若机体阳气不足，或郁而不达，神失温养鼓舞，则见精神不振、意志消沉、思维迟钝、兴趣减退等症状，可见抑郁症的发病与机体阳气关系密切。机体阳气充足、运行通畅是保证人体正常精神活动的基础，阳气的温煦、推动功能失常是抑郁症发病的根本原因。

肝主疏泄，主调畅情志，肝的疏泄功能与人的情感、情绪、心理活动等密切相关。肝的疏泄功能正常与否，直接影响人的情志活动，肝失疏泄为抑郁症发病的关键因素。肝为刚脏，体阴而用阳，其疏泄功能主要体现在用阳。肾为肝之母，肾阳资助肝阳，肝阳充足，疏泄功能正常，气机通畅，气血和调，情志舒畅；若肝肾阳虚，无力鼓动肝气升发，疏泄失司，气机郁结，则导致抑郁症的发生。

肝肾阳气充足为肝主疏泄功能的基础。一方面通过温补肾阳对抑郁症进行治疗是有效且可行的，在对抑郁症辨证论治中，应首当重视恢复肾阳的温煦、推动功能；另一方面调畅气机对抑郁症的治疗尤为重要，人体气机贵在通畅，调气当先疏肝。因此，使肝的疏泄功能恢复正常是治疗抑郁症的重要手段，对于抑郁症的临床治疗当从温补阳气、调畅气机着手。

## 398. 如何理解“木郁达之，火郁发之，土郁夺之，金郁泄之，水郁折之”？

“木郁达之，火郁发之，土郁夺之，金郁泄之，水郁折之”，出自《素问·六元正纪大论》，论述风、寒、湿、燥、火五气郁发所致病症的治疗方法。

木郁达之：指肝气郁滞的病证，治疗应当理气疏肝。同时，金克木，金性沉降、肃杀、收敛、洁净，木郁往往因金沉降收敛太过，“达之”不仅可以解决木郁本身，还可逆金收之性而泻，为治本之法。

火郁发之：指火热郁闭，甚或火热扰神、迫血妄行的病证，治疗应该当发越、发散火邪。同时，水克火，水性寒凉而收敛闭藏，火郁致病往往与水收敛闭藏太过有关，正所谓“寒包火”，“发之”正好逆寒敛而发散，标本兼治。

土郁夺之：指湿郁脾土、脾气壅滞的病证，治疗应当祛除湿邪、消导滞气。就五行关系而言，“亢则害，承乃制”，木制土，土则运而不滞，木疏泄无力，土则郁而为病。故“夺之”不仅可以解决土郁本身，亦是顺木疏泄之性而补的治本之法。

金郁泄之：指燥气盛行、肺气郁闭不利的病证，治疗应当宣泄或降泄肺气。另外，火克金，火性炎上主发散，火散不足可致金郁，所以金郁的治疗不仅可疏泄还可辛散。

水郁折之：指水寒之气盛行，郁滞于内的病证，治疗应当调理相关脏腑功能，以温阳蠲寒、除湿利水。具体如张仲景用苓桂甘枣汤治水饮奔豚证，用真武汤治阳虚水泛证，或用乌头汤、白术附子汤治疗寒痹骨痛等，均属“水郁折之”之法。

## 399. 如何理解“柴胡助火劫阴”？

“柴胡劫肝阴”最早见于张司逵《伤暑全书》，其言曰：“柴胡劫肝阴，葛根竭胃汁”。柴胡助火劫阴是因为柴胡能升阳舒肝、疏散退热，柴胡入肝经，行气过度或疏散过度可伤及肝阴，伤阴为劫阴。但柴胡小量并与养阴生津药物配合，不但于阴液无损，还可增养阴之力，更好地发挥其解郁散邪的功效，实有相辅相成之功。

## 400. 谈谈郝万山治疗抑郁症的经验。

郝万山认为，人体气血的流畅，代谢的畅达，心情的愉悦，依赖于足少阳胆和手少阳三焦木气展发疏泄之力的激发、推动和促进。人体的“合页轴承”“除锈、抛光、添加润滑油”的方法是和解，即和枢机、解郁结。少阳气机畅达则百病皆消，故和枢机、解郁结、益少阳、化痰浊、宁心神应当是针对精神抑郁症的根本治法。

病机单一的用单一的方剂，病机复杂的，用复合的方剂。精神抑郁症者肝胆气郁，少阳不足，痰浊内阻，心神不宁，所以用小柴胡汤、桂枝甘草汤、温胆汤、定志小丸合方，名柴桂温胆定志汤（也有四逆散在内）。寒温并用，攻补同施，共成和枢机、解郁结、温少阳、化痰浊、宁神志、定魂魄之剂。

柴桂温胆定志汤基础方：北柴胡、黄芩、桂枝、陈皮、法半夏、茯苓、枳实、竹茹、石菖蒲、远志、人参、炙甘草。随症加减：心烦焦虑，坐卧不安，加炒栀子、淡豆豉，或莲子心等，清心除烦。失眠多梦，加炒酸枣仁、珍珠母或合欢皮、生龙牡等，安神定志。舌红、舌苔厚腻而黄，加天竺黄、制胆南星等，清化痰热。舌淡、舌苔厚腻而白，加炒白芥子、草果等，温化寒痰。身痛，加炒白芍、生姜、延胡索，养血定痛。青春期抑郁，加山茱萸、枸杞子、巴戟天、鹿茸粉等，补肾填精，促进发育。更年期抑郁，加山茱萸、丹参、枸杞子、黄柏、知母、巴戟天、淫羊藿、浮小麦等，益肾气、调阴阳。经前抑郁，加当归、桃仁、红花等，养血活血。经后抑郁，加黄芪、熟地黄等，益气养血。产后抑郁，加熟地黄、丹参、山茱萸、黄芪等，调补产后气血之虚。减肥后抑郁，加山茱萸、麦冬、五味子、黄芪等，气阴双补，兼闭经要阴阳双补，还要注意调养肝、脾、胃。老年抑郁属心脑血管病变，或手术后、外伤骨折后，抑郁焦虑者，加葛根、鸡血藤、丹参、赤芍等，养血、活血、通络。

辅助治疗：在阳光下运动是最好的辅助治疗方法。检测发现，抑郁症患者的血清素水平比正常人群普遍偏低。当人得到阳光充足照射的时候，大脑会增加血清素的分泌，让人活力充沛、心情开朗。

## 401. 郁证医案举隅。

### 吴荣祖医案

毛某某，女，27岁。2015年7月6日初诊。患者有精神病史15年，家属诉15年前因家庭因素（父母争吵离异），后渐出现性格孤僻，不愿与人交谈，眠差、多梦，情绪低落，后诊断为抑郁症，未进行系统治疗。10年前病情逐渐加重出现幻听（怀疑别人说其坏话、摄像头监视）、幻视，西医诊断为精神分裂，予口服抗抑郁及抗精神分裂药物后上述症状改善，其间停药后均再发，一直服用西药。症见：表情淡漠，反应迟钝，记忆力下降，神疲乏力，头痛、头昏沉感，嗜睡，每日睡眠约16个小时，多梦，闭经两年，大便干结，口干喜热饮，怕冷明显，颜面晦暗，口唇紫暗，纳呆。舌淡嫩，边有齿痕，双脉寸关弦细，尺弱。中医诊断：郁证。三阴不升，相火不秘，痰湿内蕴，拟吴茱萸四逆汤合苓桂术甘汤加减以升举三阴，秘阳安神，豁痰宁志。处方：制附片（先煎）120 g，吴茱萸 10 g，干姜 20 g，茯苓30 g，桂枝 20 g，炒白术 15 g，姜半夏 10 g，姜南星 10 g，莱菔子 10 g，白芥子 10 g，紫苏子 10 g，杏仁 10 g，炒乌梅 10 g，厚朴 10 g，炙远志 10 g，石菖蒲 15 g，炒艾叶 15 g，炒小茴香 10 g，黑胡椒 10 g，益母草 20 g，生龙牡各 20 g，肉桂 10 g，焦黄柏 9 g，砂仁 10 g，炙甘草 10 g。服药 28 剂，37 天后复诊，诉乏力明显好转，怕冷减轻，睡眠改善，每日睡眠约 12 小时，吃中药时大量排痰，矢气多味臭，但大便难解仍存，闭经，感胃脘部不适，纳差，平素有手足心怕热仍在。考虑排痰为药力使体内湿浊之邪外排，矢气增多乃后天之本动力加强，病势向好，故仍守原方，加乌药 10 g，并改黑胡椒为炒花椒，以加强温胃止痛之力，加川芎 10 g、佛手 15 g、以疏肝理气、促进气机升降。再服药半月后诸症改善明显，后续在原方基础上加减巩固治疗，并逐渐递减西药。

按：患者突出临床表现在于情绪低落，精神疲倦，全身乏力，对周围事物冷漠无视，病之标象为厥阴之“生机不振”，而实质之病本在于少阴原动力之不逮。肾阳为元气之根及脾胃运化之原动力，厥阴生发不及之病，若釜底无火，元阳不振，势必水寒而木病，木陷水中，无以升发；火衰而土病，土不载木，生机受遏；木郁无以疏土，造成水寒土湿木郁之局，予吴茱萸四逆汤合苓桂术甘汤化裁，以温水燥土达木。结合患者体质过于虚弱，方药温扶阳气，然不忘“阳密乃固”之旨，加焦黄柏、砂仁、炙甘草取郑钦安“封髓丹”伏火坚阴之义，酌加莱菔子、白芥子、紫苏子化痰降气，加法半夏、姜南星、骨碎补等豁痰燥湿、健脾补肾。治病必求于本，抓住“阳虚”之根本，以“温阳”为大法，恢复人体气机升降，使一气周流。

## 王仲奇医案

方右，渝潭，四月二日，忧愁郁结，精神上未能愉快，胸闷，背胀，气抑时太息，咽间如有物阻，咯不出，咽不下，脉濡而弦，治以宣郁、快膈、利咽可也。绿萼梅八分，法半夏钱半，全瓜蒌三钱，紫荆皮三钱，射干一钱，山豆根钱半，豆蔻一钱，旋覆花（布包）二钱，玉苏子二钱，杏仁(去皮尖杵)三钱，佩兰三钱，橘叶三钱。二诊，四月廿六日，忧愁郁结，志意不乐，胆怯善恐，胸中烦悲，懊憹不舒，咽塞作梗，如有物堵，脉弦涩。仍以宣郁、快膈、利咽可也。淡干姜一钱，川黄连三分(上二味同杵)，法半夏钱半，全瓜蒌三钱，佩兰三钱，藿香一钱，射干一钱，山豆根钱半，野茯神三钱，远志肉(炙)一钱，旋覆花(布包)二钱，绿萼梅八分，橘叶三钱。

按：案中所述符合中医梅核气证型，多因情志不遂、肝气瘀滞而致痰气互结，停聚于咽，以咽中似有梅核阻塞、咯之不出、咽之不下、时发时止为主要表现。患者忧愁郁结，气机结聚不散，肝失条达，气滞而蕴湿生痰，痰湿阻于胸中而觉胸闷背胀、咽部如有物阻。王氏以辛苦之品开枢机而宣郁，半夏辛温燥湿化痰，瓜蒌苦寒清热化痰，橘叶、绿萼梅疏肝理气。《内经》云"诸气愤郁，皆属于肺"，旋覆花、杏仁、玉苏子入肺经、能调畅肺气，使诸郁得解，豆蔻、佩兰芳化湿浊，射干、山豆根苦寒，归肺经，能清热解毒、消痰消肿利咽，全方以绿萼梅、半夏、旋覆花、佩兰、橘叶之辛疏肝宣郁，配以射干、山豆根、杏仁之苦共奏清化痰热、宣郁化痰之效。二诊处方中蕴张仲景《伤寒论》小陷胸汤方，用黄连苦寒泻热，半夏辛温和胃化痰，两药合用辛开苦降，善治痰热互结诸证，又加瓜蒌甘寒清热化痰、宽胸散结，三味可荡涤痰热，开结行痞。茯神、远志归心经有宁心安神、祛痰解郁的功效，对案中患者胆怯善恐症状有治疗作用。

## 第二节　血证

### 402. 谈谈唐容川《血证论》里的"治血四法"。

唐容川的治血四法包括止血、宁血、消瘀、补血。血证诸疾皆以出血为症，故止血为第一要法，唯有止住其出血才能治其血证。唐氏主张止血不仅要止其溢出之血，更重要的是止其"已动跃奔突于经脉之中，而尚未外溢之血"。在血液还未溢出之时便已止血，以达其治未病之效。唐氏将"治血必治气"这一原则贯彻始终。气之不安而必致血之不安，以致血之外溢，是故治血必治气，宁气则宁血。而出血之后，血液若已离脉而又未及时排出体外，则会蓄积体内，蓄结而为瘀血，不能回复故道，留着不去，必致危害。瘀血不去，新血不生，唯有新血得以化生，气血旺盛，运行通畅，才利于瘀血清除，血离体外，以致经隧通达，新血安行。当出血过多时，其血必衰，虚则补之，究其出血而致虚，故补血而达调和阴阳。

## 403. 谈谈大黄在上消化道出血中的应用。

大黄能泻下攻积，凉血止血，泻火解毒，活血祛瘀，清泄湿热。西医中上消化道出血在中医可参照“呕（吐）血”“便血”论治。上消化道出血概因热灼胃络，络伤血溢而离经之血留于胃中，积于肠道，致气机壅塞，胃络难愈，使新血不能安行无恙，更溢胃中。若进一步发展则气血亏耗、脾气不足、心肾阳虚，不能统血摄血，血失更甚。

上消化道出血急性出血期应以清热凉血、祛瘀止血为治疗大法。生大黄清热泻下祛瘀，可使胃肠内瘀血迅速排除，气机通调，新血自生，胃络自愈。且一日多次排便也便于对大便色泽进行观察，及时了解病情进展，对治疗监护颇有好处。现代药理研究也证实，生大黄的蒽醌类衍生物能促进血小板生成，显著增加纤维蛋白原，缩短凝血时间，其含有的鞣质又有局部收敛、止血作用。此外生大黄还能显著降低胃液量、胃液内游离酸及胃蛋白酶活性，故能保护胃黏膜，从而起到治疗作用。因此在治疗上消化道出血初期均可使用生大黄，且以粉剂为好，常用的如生大黄、白及，或加三七，打极细粉吞服。

## 404. 内科鼻衄与经行衄血的鉴别?

内科鼻衄：凡血自鼻道外溢，而非外伤、倒经所致者，皆为内科鼻衄。此多由火热迫血妄行所致，其中以肺热、胃热、肝火为常见。经行衄血：现代医学称为代偿性月经。本病主要由于肝郁化火或肺肾阴虚，使虚火内生，血热冲气上逆，迫血妄行而致。

代偿性月经是指与月经周期相似的周期性非子宫出血，发生在鼻黏膜最多，约占1/3，可见“鼻衄”，俗称“倒经”。其次可发生在眼睑、外耳道、皮肤、胃肠道、乳腺和膀胱等处。由于鼻黏膜等对卵巢分泌的雌激素较为敏感，雌激素可使其毛细血管扩张、脆性增加，因而易破裂出血。严重者可出现只有代偿性月经而没有正常的月经流血，或者代偿性月经出血量多，子宫出血量少。

### 405. 谈谈云南白药的功效。

云南白药具有化瘀止血、活血止痛、解毒消肿之功，其主要成分为三七。它由云南民间医生曲焕章于 1902 年研制成功，原名“曲焕章百宝丹”。问世百多年来，云南白药以其独特、神奇的功效被誉为“中华瑰宝，伤科圣药”，也由此成名于世，蜚声海内外。

### 406. 为什么说“治血证勿忘祛瘀”？

《血证论》谓：“经隧之中，既有瘀血踞住，则新血不能安行无恙，终必妄走而吐溢矣，故以祛瘀为治血要法。”《先醒斋医学广笔记》亦云：“宜行血不宜止血，血不行经络者，气逆上壅也，行血则血循经络，不止自止，止之则血凝，血凝则发热恶食，病日痼矣。”瘀血不去，新血不生。唯有新血得以化生，气血旺盛，运行通畅，才利于瘀血清除，则经隧达通，新血安行。再者就是“瘀血不去，血不归经”。对瘀血引起的出血，只有活血化瘀，使脉管通畅，血不离经，则血行正常，出血自止。但对于出血性疾病，在祛瘀与活血的问题上尚有较大争议，故在临床中须慎重应用活血化瘀药物，最好应用化瘀止血类药物。

### 407. 如何理解虚寒性出血用寒凉药？

《景岳全书》云：“血动之由，惟火惟气耳。”故由此认为血证之病机多为火热蒸灼，迫血妄行。此类火热所导致的急性出血，其病势多急，故用清热凉血止血之法。火热虽为血证急性期的主要病机，但亦不能排除虚寒类的慢性出血。如便血中的“脾胃虚寒证”，则为慢性血证中之虚寒血证。此种虚寒血证乃由脾胃虚寒，中气不足，统血无力，使血溢胃肠之内，随大便而下。此证因其为慢性出血，故久则阴损及阳也，成气血两虚，阴阳并损之证。治其证须寒温并济，即标本兼治，以温热药补之，以治其本；以寒凉药兼之，以治其标。治疗多用黄土汤加减，其方多为温中健脾、养血止血之药，而黄芩苦寒坚阴，则为凉血止血之药，以达其反佐之效。

## 408. 如何认识肝在血证发病中的关键作用？

导致血证诸疾的病因、病机、病位各异，而与肝脏有关的有以下三点：血虚肝失所藏；肝火旺盛，迫血妄行；肝脉瘀阻，络伤血溢。

肝火旺盛，迫血妄行，分实火、虚火。肝火旺盛横犯于胃，以致胃络受伤，则吐血；肝火上逆于肺，肺失清肃，肺络受损，则咳血。故肝火旺盛，则易生血热，血热则迫血妄行。若为虚火，以肝肾阴虚火旺者居多。肝肾阴虚火旺，入血迫血，可致齿衄、咳血、尿血等。

## 409. 丁甘仁治疗血证的经验？

丁氏在治疗血证方面强调“火热”与“气虚”的重要性，其治法灵活丰富。①发汗解表、清气止血：丁氏认为“蓄瘀留恋，复感新邪者，然不汗则邪无出路，病已入险，用药最难着手，暂拟轻剂解表，清营祛瘀，引血归经”。②祛风润燥止血：用桑杏汤治疗。③柔肝泻火止血：丁氏指出“水不涵木，肝火升腾，阳络损伤，则血上溢，血去阴伤，阴不抱阳，阳不摄阴”，宜益气养阴，清肺凉肝。治以生白芍为主药，柔肝养阴，配以牡丹皮、生石决明清肝凉血，怀牛膝引火归经，童便止血。治血不只止血，紧扣发病之本。④清心凉营止血：以犀角地黄汤为主方，盖由“气分大伤，邪热入营，逼血妄行”“拟大剂育阴清营，以制炎上之火”。⑤养阴止血：以《金匮要略》柏叶汤为代表。⑥阴损及阳：用《金匮要略》的薯蓣丸加减。方中重用山药，以健脾和胃益气，治病求本也。⑦温阳止血：丁氏认为“阳虚气滞，不能导血归经，血故停蓄，蓄久则络损血溢，上为吐血，下为便血”。用《伤寒论》理中汤加味。方中炮姜炭温而不燥，阳气复，血自可摄。⑧补气摄血：脾气虚则用归脾汤。⑨下病上治：溲血者病在下焦膀胱，实则“本在肝脾、标在膀胱”，治拟“清宣肺气，去瘀生新，下病上治”，药用川贝母、枇杷叶、生甘草，清宣肺气，配以凉血活血之品有奇效。

## 410. 姜春华治疗血证的经验？

其在治血证时强调：“出血之证，毋见血而止血，法当辨证论治，审证求因，治病求本，方可奏效。”

（1）擅用大黄黄连泻心汤治吐衄：盖气随血行，气火下降，血行亦趋宁静，所以前人有云，“泻心即泻火，泻火即止血”。大黄有“下瘀血”作用，同时又可促进肠蠕动，增加局部血流量，头面部血流量相对减少，从而减轻出血，此上病下取，间接起到止血作用。

（2）养阴止血，用百合汤治疗咳血：本方适用于支气管扩张咳血证。其药物组成为野百合、蛤粉（包）、百部、麦冬、天冬各9 g，白及15 g，黄芪15 g，党参、生地黄各9 g，生谷麦芽各9 g，墨旱莲12 g。姜氏认为确诊为支气管扩张即可服用百合汤，发作时有治疗作用，平时可预防进一步发展。

（3）滋肾摄纳治尿血：本法适用于尿血，先溲后血之证。姜氏治疗尿血的经验：“溲血有虚实之分，先血后溲而痛者属实，先溲后血而不痛者属虚。实证多半在尿道、膀胱；虚证则多在肾。”常用药物：生地黄、熟地黄、菟丝子、续断、金樱子、桑寄生、墨旱莲、女贞子等。

## 411. 血证医案举隅。

### 裘沛然医案

丁某，女，10岁。2003年3月27日初诊。患者经西医诊断为“再生障碍性贫血”3月余。刻诊：面色苍白，精神欠佳，胃口尚好，因接受激素治疗面部浮肿明显，呈满月脸，右下肢皮肤有红色斑点，便溏，时呕。血常规检查：白细胞 $3.3\times10^9$/L，红细胞 $9.4\times10^{12}$/L，血小板 $25\times10^9$/L。过去有乙肝病史。舌质偏红，苔薄，脉细。中医辨证为脾不统血，肾阳失于温煦，当从脾肾二脏论治，兼清热凉血止血。处方：党参15 g，黄芪30 g，当归15 g，生熟地黄各24 g，黄柏15 g，女贞子12 g，墨旱莲15 g，炒蒲黄15 g，侧柏炭15 g，枸杞子15 g，淫羊藿15 g，黄芩18 g，炒白术18 g，茯苓12 g，炙甘草10 g。14剂，日1剂。

二诊（2003年8月28日）：上方服两个月有余，患者精神转佳，血常规基本正常，血小板恢复明显，舌边红，苔黄腻，脉濡。处方：苍白术各18 g，黄芪30 g，党参18 g，黄连9 g，制半夏15 g，藿苏梗各15 g，当归15 g，炙龟甲20 g，黄柏15 g，厚朴10 g，枸杞子15 g，西红花1 g，焦楂曲各

12 g，女贞子 15 g，鸡血藤 15 g，功劳叶 12 g。患者坚持服药两年余，于 2005 年 2 月 26 日来诊时，骨髓象基本正常，后一直病情平稳。

按：该患者经裘老治疗，随访血常规各项指标正常，骨髓象指标亦正常，说明疗效较好。综观治疗经过，大致分为三个阶段，初诊时因患者服用激素，故浮肿、便溏、体倦乏力等症明显，以调补脾肾为主；第二阶段针对肌衄症状，以凉血止血为主；第三阶段患者诸症转佳，针对再障气血亏耗之总病机，抓住精血同源的关键，采用补肾填精法巩固疗效。

## 周仲瑛医案

严某，女，17 岁。2010 年 3 月 19 日初诊。患者去年 11 月两下肢出现出血性红点、瘀斑，伴头晕、鼻衄、经潮量多，住鼓楼医院治疗两次，先后 70 多天，骨穿 4 次，示骨髓增生减低，粒系、红系均明显减低，巨核细胞未见，诊断为再障重型。使用环孢菌素，先后输血数十次。刻诊：偶有头晕，时有鼻衄，下肢时见出血性紫斑，月经经常不净，最多达 60 天，大便尚调，手心有热感，面容增胖，下肢肿胀发硬，皮肤粗糙长毛。舌苔薄腻，脉细数。辨证：肝肾阴虚，络热血瘀。处方：炙鳖甲（先煎）15 g，生地黄 15 g，山茱萸 10 g，牡丹皮 10 g，炒阿胶珠 10 g，地锦草 15 g，墨旱莲 15 g，生地榆 15 g，炙女贞子 10 g，肿节风 20 g，红景天 12 g，仙鹤草 15 g，鸡血藤 15 g，羊蹄根 12 g，白薇 15 g，太子参 12 g。14 剂，水煎服，日 1 剂。

二诊（2010 年 4 月 2 日）：再障，输血小板两次，红细胞 1 次，输血间期可从 1 周延至 20 天，头晕稍轻，下肢未见出血点，瘀斑，月经迁延难尽，有血块，小腹痛，大便正常，食纳平平，口唇有疮疹。舌质黯隐紫、有齿印，舌苔淡黄、薄腻。血常规（江苏省中医院）：WBC $4.7\times10^9$/L，RBC $2.19\times10^{12}$/L，HB 66g/L，PLT $14\times10^9$/L。处方：前方加制黄精 10 g，水牛角片 15 g，红景天 20 g，三七 20 g，赤芍 12 g。21 剂，水煎服，日 1 剂。

三诊（2010 年 5 月 14 日）：再障，近来间隔 20 天未输血。血常规（江苏省中医院）：WBC $3.7\times10^9$/L，L 45.6%，N 44.5%，RBC $2.07\times10^{12}$/L，HB 66g/L，PLT $21\times10^9$/L。头晕，右足跗出血瘀斑，基本消散，

牙龈有时肿痛。舌质黯淡，舌苔淡黄薄腻，脉细滑。辨证：肝肾阴虚，络热血瘀。处方：水牛角片（先煎）20 g，牡丹皮 10 g，赤芍 10 g，生地黄 20 g，地锦草 15 g，墨旱莲 12 g，炙女贞子 10 g，景天三七 20 g，紫珠草 20 g，红景天 15 g，炙乌贼骨 20 g，茜根炭 10 g，大蓟 20 g，生地榆 15 g，肿节风 20 g，仙鹤草 15 g，羊蹄根 10 g，玄参 10 g，天麦冬各 10 g。30 剂，水煎服，日 1 剂。

此后患者每月复诊一次，周老根据患者不同的兼夹症加减用药，合并甲沟炎加紫花地丁、蒲公英、天葵子；两手心热加黄柏、知母、白薇、龟甲、连翘等。

复诊（2011 年 1 月 14 日）：患者已近半年未曾输血，月经血量正常，不需再用妇康片，双下肢紫斑未作，食纳良好，带下不多，经潮后期 10 天，5 天左右干净，皮肤不痒，手心灼热消退，大便正常。苔淡黄、薄腻，质黯紫、有齿印，脉细滑。2010 年 1 月 10 日查血（江苏省中医院）：RBC $2.39 \times 10^{12}$/L，HB 84g/L，PLT $68 \times 10^{9}$/L。2010 年 5 月 14 日方改炙女贞子、墨旱莲各 15 g，加穿山龙 25 g，黄柏、知母、炒阿胶珠各 10 g，炙龟甲（先煎）12 g，地骨皮 15 g，花生衣 20 g。

按："髓劳"病位在骨髓，而肾主骨生髓，故与肾的关系最密切。热毒深藏骨髓，内伏营血者，则病程短，病情重，往往伴有严重出血和高热；而精血亏虚者多以乏力、出血、心悸症状明显，多为慢性过程，病程长，发病隐袭。本例患者临床表现既有多部位的出血贫血，又有使用激素及细胞毒性药物所表现出阴虚血热的一面。故周老没有单纯从补益阴血入手，而着眼于"瘀热"，辨证为肝肾阴虚，络热血瘀。治疗以犀角地黄汤为主方加减化裁，复合二至丸、大补阴丸、四乌贼骨一藘茹丸等。水牛角、生地黄、牡丹皮、赤芍清热凉血散瘀，穿山龙活血通络。化瘀不忘止血，配伍仙鹤草、鸡血藤、炙女贞子、花生衣养血止血；茜根炭、炙乌贼骨收涩止血；地锦草、黑山栀、紫珠草、大蓟、生地榆、羊蹄根凉血止血。女贞子、墨旱莲、炒阿胶珠、炙龟甲、制黄精，补益精血治其本。其中连翘既可透热转气，使营分伏热从气分而解，又为十二经疮家圣药。炙乌贼骨，性咸而涩，既可收敛止血又可收湿敛疮。药证合拍，很好地控制了出血、贫血、感染三大临床病症。

# 第三节　痰饮

## 412. 痰饮（狭义）、悬饮、溢饮、支饮的含义及主症？

此四饮是按痰饮停积部位来分的。痰饮：心下满闷，呕吐清水痰涎，胃肠沥沥有声，形体昔肥今瘦，属饮停胃肠。悬饮：胸胁饱满，咳唾引痛，喘促不能平卧，或有肺痨病史，属饮流胁下。溢饮：身体疼痛而沉重，甚则肢体浮肿，当汗出而不汗出，或伴咳喘，属饮溢肢体。支饮：咳逆倚息，短气不得平卧，其形如肿，属饮邪支撑胸肺。

## 413. 痰饮的治疗原则？

由于痰饮为阴邪，遇寒则聚，得温则行，故治疗宜遵《金匮要略·痰饮咳嗽病脉证并治》“病痰饮者，当以温药和之”之旨，以温阳化饮为基本治疗原则。同时，还应根据标本缓急、表里虚实的不同，急则治标，缓则治本，采取相应的治疗原则。

## 414. 小半夏加茯苓汤、己椒苈黄丸、柴枳半夏汤、椒目瓜蒌汤、香附旋覆花汤的组成、功效、主治？

小半夏加茯苓汤：半夏、生姜、茯苓。化饮止呕，和胃降逆。主治停饮呕吐，心下痞闷，头眩心悸者。

己椒苈黄丸：大黄、葶苈子、防己、椒目。苦辛宣泄，前后分泻。主治水走肠间，腹满肠鸣，口舌干燥，小便不利，大便秘结，或见身体浮肿，脉弦滑而有力。

柴枳半夏汤：柴胡、半夏、黄芩、瓜蒌仁、枳壳、桔梗、杏仁、青皮、甘草。和解清热，宣肺利气，涤痰开结。主要用于悬饮初期出现寒热往来、胸胁闷痛等。

椒目瓜蒌汤：椒目、瓜蒌、桑白皮、葶苈子、橘红、半夏、茯苓、紫苏子、蒺藜、姜。泻肺逐饮。主治悬饮者，水流胁下，肝气拂逆，肺失清肃，咳而引痛。

香附旋覆花汤：旋覆花、紫苏子、半夏、薏苡仁、茯苓、香附、陈皮。燥湿化痰，理气和络。其所治之病证，不可拘泥于胁下支饮，凡病机属湿滞肝络，气机不畅，痰饮上逆的病证，均可加减应用。

## 415. 谈谈痰的形质问题。

痰分有形之痰和无形之痰。有形之痰指咳唾痰多或体表、体内的有形瘰疬、痰核、肿瘤等。无形之痰，亦由体内水液不归正化所致，并以无形的形式反映疾病过程中多种复杂症状、体征的内在本质。如痰滞在经者或痒或麻或痛痹，痰浊上犯清窍可致头昏、眩晕、耳鸣、口眼歪斜，痰闭胸阳可致胸痹胸痛等。古人所谓百病多有兼痰者，怪病多痰，多指无形之痰。

## 416. 如何看待“外饮治脾，内饮治肾”？

张仲景首言“病痰饮当以温药和之”的治法，尤当从温脾肾着眼。脾主运化，运化失常则生饮邪，故痰饮病初在脾，治当温运健脾。脾为土脏，助肾制水，脾阳虚则水泛无制，又因脾阳赖肾阳温煦，病久脾传及于肾，则肾阳虚，水泛更甚，治当温肾利水。“外饮治脾，内饮治肾”所论之内外，是指“饮之标在脾，饮之本在肾”。外感寒湿，饮食生冷，水谷不化精微而变生痰饮者，主要与脾失健运有关；肾阳虚衰，阳不化阴，饮从内生者，病属肾，故内饮、外饮之说是为脾肾分治立论。

“外饮治脾”，叶天士多选用经方苓桂术甘汤、外台茯苓饮、小青龙汤、大半夏汤、二陈汤等加减，其中又以苓桂术甘汤用之最多，“内饮治肾”多选用肾气丸、都气丸、真武汤等方。

## 417. 谈谈痰饮病治疗中如何应用攻逐法。

攻逐法治痰饮，取“留者攻之”之意，对痰饮病中的顽疾，每有立竿见影之效，但又大多使用峻猛之品，易损正气，故如何正确应用攻逐法仍是值得思考的问题。

攻逐法的种类及使用大致有几种：①攻逐水饮，代表方为十枣汤，在渗出性胸膜炎、肺炎中有较多应用。②祛痰逐饮，以攻下逐水配合化痰泄浊，代表方为控涎丹，除渗出性胸膜炎外，在肝硬化腹水、哮喘等病中应用亦多。③泄热逐痰（饮），主要作用为泄热逐水、破结通腑，代表方为小陷胸汤，在消化性溃疡及部分肺源性心脏病中可以应用。④温下寒痰（饮），主要作用为温下寒实、涤痰破结，如三物白散，可用于某些阴寒极盛、痰浊壅结之咳、喘、哮证。

使用要点：①注意严格掌握适应证。一般而言，攻逐法适用于正气不虚或正虚不甚，痰浊饮邪壅盛，或饮盛而停留于胸肺胁腹，祛痰化饮常法不效者。②不可攻伐太过，一般只是短期使用，中病即止，疗程为 2 ~ 3 天，若需再用，则应休息 3 ~ 5 天。③密切注意药后反应，如吐泻太过、精神萎顿，则应迅速停药，严重者可作相应处理。④适当配伍扶正之品，如大枣、甘草、白术等。

## 418. 为什么说“痰饮并非均属阳虚阴盛，因虚致实”？

痰饮的病理性质，一般认为其属阳虚阴盛，输化失调，因虚致实，水饮停积为患，但亦不尽然，由于基础疾病的不同和个体体质因素的差异，也有饮热相杂、阴虚饮停、饮热伤阴等不同病机表现。如饮停胃肠，若偏于阳盛之体，则可因此而出现饮邪化热，症见肠燥便秘、舌苦黄；或因正虚外感风热时邪，邪犯胸肺，肺失通调，枢机不利，饮停胸胁，也可化热，甚则因饮热伤阴而在较后期出现阴虚内热之证。溢饮之表寒里饮，在病程中也可出现表寒里热、里热饮停等病理变化。治疗时均应随证变法，不可拘泥于阳虚阴盛之说，弃用清法或清养之法，以致出现变证、坏病。

## 419. 颜德馨治疗痰饮病的经验？

饮之病因，阳虚为本。颜老论饮，宗长沙之说，尝谓“凡阳气不到之处，便为饮邪留之所。盖饮为阴邪，得寒则凝，得阳则化”。故将痰饮之成因归咎于脾阳之不足。因脾主运化，饮食于中，全赖脾土之运化转输，而阳又赖肾阳之温煦；若肾阳不足，则火衰不能蒸土，土虚不能化物，以致水谷难以化为精微，而化痰饮。故痰饮病常由脾及肾，或脾肾两伤，更有年届花甲，命火式微，阳不胜阴，则水谷所入可化痰成饮。因此，老年命门火衰，肾气式微，更易罹患饮病。

瘀水同源，痰瘀同病。颜老认为，痰饮与瘀血成为病理产物和致病因子，是阴津为病在不同方面的表现形式。因此，有分有合，系同源异物，有其同一性和特殊性。故在阳气不运、痰饮阻滞的情况下，则血行不畅，痰瘀交结不解。痰能转化为瘀，瘀能转化为痰。在临床中常见慢性咳喘患者，因心肺功能减退而致口唇四肢发绀、青筋暴露，故常在化痰药中加入赤芍、桃仁、丹参，或水蛭研粉吞服，瘀血去则痰水自消，可资明鉴。

未病先防，预防为重。颜老认为，饮为阴邪，能掩蔽阳气，在夏秋尚可，入冬则阳微阴长，阳气不能外卫，若触寒受风，最易引发，故对于痰病，治未病、预防复发十分重要。《内经》云："春夏养阳，秋冬养阴。"颜老常"冬病夏治"，嘱患者在三伏天服用苓桂术甘汤加附子，借天之阳气以助药力，铲除深伏体内之饮根，防患于未然；冬春季节，用肾气丸以培补脾肾阳气。肺、脾、肾三脏俱虚，当治中焦，颜老则常用香砂六君子汤以杜新生化饮之源，具有预防作用。

## 420. 痰饮医案举隅。

### 李勇华医案其一

患者，女，64岁。患者双眼上睑水肿，自觉痰多上涌两周，胸闷背冷，怕冷身重，下肢酸软，短气乏力，纳呆便溏。舌淡胖，有齿痕，苔厚腻，脉细滑。有高血压、冠心病、慢性胃炎病史。辨证为阳虚痰湿，予苓理汤、补中益气汤、二陈汤、三子养亲汤化裁。处方：茯苓皮100 g，白术、党参、海螵蛸各30 g，桂枝、鸡内金、建曲、麦芽、苍术各15 g，炙甘草、羌活、独活、陈皮、法半夏、紫苏子、云芝各10 g，升麻、柴胡、白芥子各6 g，干姜5 g。5剂，每剂水煎4次，兑合分4次温服，每天3次。患者12天后复诊，诉服药后诸症缓解，予原处方加牛膝3剂以巩固疗效。

按：病痰饮者，当以温化。饮证通用方苓桂术甘汤，桂枝、甘草辛甘化心阳；理中汤建中阳，化气行水；二陈汤、三子养亲汤化痰湿；茯苓、牛膝亦兼渗利。上、中、下分消，注意顾护脾胃，故得速效。

## 李勇华医案其二

患者，女，70 岁。患者诉胸骨上段至咽喉后有空坠感，其后迅速有气上冲头眼，眩晕欲仆，恶心欲呕，需迅速闭目，自觉异常难受，数分钟后缓解，症状持续数月余，每日至少发作两次。多处求诊，用多种中西药治疗皆无效。有颈椎病史。刻诊：胸闷，手足心热，口干不欲饮，大便干，头昏重，气短，乏力，神差。舌淡红，苔薄白而干，有裂纹，脉细弦。辨证为气阴亏虚夹痰饮，治用玄麦甘桔汤去桔梗，生脉散、苓桂术甘汤、泽泻汤等合方。处方：葛根 40 g，丹参、煅龙牡、茯苓、泽泻各 30 g，枇杷叶、白术、川牛膝各 20 g，太子参、玄参、麦冬、知母、黄柏、鸡内金各 15 g，香附 12 g，生甘草、竹茹各 10 g，五味子、红曲各 6 g。2 剂，每剂水煎 4 次，兑合分 4 次温服，每天 3 次。

患者 3 天后二诊，已服两剂药，诉近两天轻微发作两次，大便通。患者诉仍头昏重、眩晕，故加强祛湿通窍，上方加苍术 20 g、通草 5 g，3 剂。患者 4 天后三诊，诉诸症缓解，近日未再发。效不更方，原方 3 剂。患者 5 天后四诊，诉前 1 天轻微发作 1 次，空坠感为初始触动机关。上方去苍术，葛根加至 50 g，加黄芪 30 g、党参 20 g，4 剂。1 周后五诊，患者诉症状未再发作，诸症全消，纳欠佳。上方加炒麦芽 15 g，4 剂。随访患者痊愈后未再复发。

按：此患者有手足心热、口干不欲饮、短气、乏力等症状，证型当属气阴亏虚，眩晕欲仆、恶心欲呕皆为痰饮内阻之征象。患者自诉发病时胸骨上段至咽喉后有空坠感而后迅速有气上冲头眼，这类症状临床较为罕见，对应“百病皆由痰作祟”“怪病多痰”之说。本方以生脉散合玄麦甘桔汤益气养阴，苓桂术甘汤合泽泻汤温阳利水。综观此案，患者气逆于上，故去宣利上行之桔梗。

## 第四节　消渴

### 421. 消渴的定义及其与糖尿病的关系?

消渴是指因五脏禀赋脆弱，复加情志失调、饮食不节等诱因导致脏腑阴虚燥热，气阴两虚，津液布输失常的一种疾病。临床以烦渴、多饮、多食、多尿、疲乏消瘦为典型症状。现代医学认为，糖代谢紊乱性疾病以胰岛素分泌不足或作用缺陷为特征。由此可知，糖代谢紊乱在中医范畴内属于饮食的消化，精微布输失常，故糖尿病多与肝、脾、肾三脏有关。三脏各司其职，肝主疏泄、肾中元气温煦激发、脾胃主运化升清，而糖尿病主要病机是“脾不散精”，故其最主要的病变核心为脾。消渴则分为上消、中消、下消，分别与肺、脾胃、肾等脏腑相联系，而其在中医上的范畴多指阴津亏损，燥热偏盛，主要病变部位在肾。

消渴在西医范畴上可指糖尿病，亦可指尿崩症、神经性多尿症等有多尿、烦渴、消瘦表现的疾病，并不一定见肥胖。糖尿病与禀赋不足有关，且多发于中年以后及好食肥甘厚腻、醇酒炙煿者。起初患者很可能“三多”症状不明显，但一发病，即可见并发症。“三多”症状不明显者，不属“消渴”。

糖尿病可借鉴中医消渴治法，但并不能全搬，且病变部位在脾，故应补脾益气，加强脾运化水谷精微之力，辅之疏肝温肾，加强疏泄温煦。糖尿病见湿热、痰湿证型，则不可参照消渴治疗。消渴为阴津亏损、燥热偏盛，其总的治疗原则为清热润燥、养阴生津，而根据上、中、下三消，又有不同的治法。

### 422. 消渴的病机?

肺为“娇脏”，主行水，燥热在上焦，则易损伤肺脏，导致肺燥津亏，口渴多饮；脾主运化，燥热在中，则胃火炽盛，消谷善饥；肾为先天之本，主封藏，主一身之阴阳，若燥热在下，则下耗肾阴，肾失去封藏固摄的能力，故小便量多味甜。消渴日久，病机转化，初期以积热伤阴、阴虚燥热为主；转而中期可出现气阴两伤或兼痰瘀内阻之机；最后可见晚期，阴损及阳，阴阳俱损，肝、脾、肾俱损，或兼痰瘀浊毒壅滞，阴虚贯穿于消渴病的整个过程。因此，消渴的基本病机为阴津亏损，燥热偏盛，而以阴虚为本，燥热为标。标实以燥热、阳亢为主，并可见瘀血、痰浊等继发因素。病位在肺、脾胃、肾，尤以肾脏为关键。

### 423. 糖尿病、甲状腺功能亢进均有多食、消瘦的表现，现代医学认识其原理何在？

糖尿病与甲状腺功能亢进都属于内分泌系统疾病，这二者都会造成人体的内分泌失调，代谢紊乱。糖尿病可见消瘦，多因外周组织对葡萄糖的利用出现障碍，脂肪分解增多，蛋白质代谢负平衡，日久可见乏力、消瘦，儿童生长发育障碍；而多食则是为了补偿损失的糖，维持机体活动，故患者常易感饥饿、多食。甲状腺功能亢进是指甲状腺腺体本身产生的甲状腺激素过多而引起的甲状腺毒症，而出现高代谢综合征。因甲状腺激素分泌增多导致交感神经兴奋性增高和新陈代谢加速，间接促进消化，故患者会出现多食善饥，体重却显著下降。

### 424. 糖尿病中医药治疗的优势在哪些方面？

中医用药方面，多采用中草药进行配方，副作用小，避免了西医使用降糖药和其他并发症的治疗药物对肝肾等主要脏器的进一步损伤，能提高生存质量，其延长生存期见效显著。而且相较于西医治疗来说，中草药价格低廉，更加适合糖尿病患者这类需要长期用药的人群。

中医讲究“治本”观念，而阴虚为糖尿病的基本病机，脾虚为其不愈的根本，血瘀是其并发症产生的关键。中医可以巧妙地把养阴健脾、益气活血运用在一起，有效地使血糖、尿糖长期稳定在正常范围，其疗效显著，远期疗效好，结合实验研究成果用药，使疗效更有针对性。中医讲究祛邪扶正，在治疗糖尿病时疗效稳定，无不良反应，亦可调节机体内环境，改善体质，能减轻胰岛素抵抗状态，调节糖脂代谢，调节机体免疫等。同时，部分中草药在调节整体功能时，还能扶固正气，增强体质，提高患者免疫力。糖尿病发展后期，可见多种并发疾病，若西医用药，会对人体脏腑产生多种不良反应，面对并发症也需单独用药，过程繁杂，价格较贵，而中医注重整体观念，能够有效防治并发症，用药也不会过于昂贵。

## 425. 七味白术散的组成、功效、主治及其在消渴治疗中的应用?

七味白术散出自《小儿药证直诀》，其药物组成为人参、炒白术、茯苓、甘草、藿香叶、木香、葛根。功效为益气健脾，和胃生津，行气消胀，补气升陷。主治脾胃虚弱、津虚内热证，症见呕吐泄泻、肌热烦渴，儿科吐泻应用较多。

七味白术散多应用于中消气阴亏虚者，该证主要病机为气阴亏虚，脾失健运。方中以人参甘温健脾、益气生津为君；以苦温之白术、甘淡之茯苓健脾祛湿为臣；佐以木香、藿香醒脾行气，助运散精，葛根升发清阳并助运化止泻，并可以生津止渴；甘草甘温调中为使。全方合用，甘温益气健中并助运止泻，使清阳得升、精微得布，不寒不燥，无耗气伤阴的弊端。从组方来看，七味白术散养阴力不够，故在应用时，宜合用生脉散、玉女煎、增液汤等方。

## 426. 为什么说防治糖尿病的一个关键在于活血化瘀?

随着现代医学的不断发展以及借鉴古代医学的实践经验，对于糖尿病的治疗也有着日新月异的发展。近年来，活血化瘀已经成为治疗消渴的重要原则。糖尿病患者有不同程度的微循环障碍，如毛细血管畸形、血流缓慢、红细胞聚集、血管周围渗出及血液流变学指标异常、微小血栓形成、自由基增多等情况。而糖尿病患者血液呈凝聚、浓、黏稠状态，病理上存在着胰腺纤维化和肾动脉硬化等改变。所以无论是眼或者肾脏等微小血管病变，还是脑及心脏等大血管病变，归根到底都是血管的问题，可见瘀血是糖尿病患者普遍存在的问题。

瘀血贯穿了糖尿病整个过程。由《医林改错》“血受热，则煎熬成块”可知，血液属于体内津液，运行于体内，若感受燥热之邪，伤津耗气，久而久之，则会气阴两虚，而血液运行靠体内气的推动运行，气虚则推动无力，血液堆积凝聚，血脉涩滞，则瘀血生。所以，瘀血作为引发糖尿病并发症的关键因素，自然应得到重视。

## 427. 为什么说消渴的治疗常当滋补，慎用攻伐、寒凉之品？

中医治疗消渴，从脏腑病机论治，认为上焦宜润肺养阴；中焦宜清胃泻火或清胃润燥，以治消谷善饥；下焦宜滋补肝肾，育阴清热，使水火相济，阴平阳秘。从标本虚实论治，认为消渴病以阴虚为本，燥热为标；正虚之中，以肾虚为本，痰湿、瘀血、燥热为标；肾虚之中，阴虚为常，火衰为变。从“三消”轻重论治，认为标实病轻，本伤病重，消渴出现并发症，病情更重，本伤中气阴两虚为多，故当滋补以滋阴润燥。

在消渴病中，虽然可见实证、火证，但因其为本虚标实，故可知为虚火，实证也与积滞、胃家实证有异。治疗上苦寒大剂、承气峻攻当慎用。就如《仁斋直指方》所云：“此虚阳上之热也，叔和有言，虚热不可大攻，热去则寒起。”消渴日久，则正气亏虚，体质虚弱，如若使用攻伐寒凉之品，则会损伤人体，加重病情，更或给消渴患者带来生命危险。故在治疗消渴时原则上当常滋补，慎用攻伐寒凉药物。

## 428. 玉泉丸、降糖甲片、消渴丸的功效主治？

玉泉丸由葛根、天花粉、地黄、麦冬、五味子、甘草等药物组成，有养阴生津、除烦止渴、益气和中的功效。本方主要用于治疗由胰岛素功能减退引起的物质代谢、碳水化合物代谢紊乱，血糖升高之糖尿病，肺、胃、肾阴亏损，热病后期。

降糖甲片组成为黄芪、酒炙黄精、地黄、太子参、天花粉，其功效主要是补中益气、养阴生津，适用于气阴两虚型消渴病（非胰岛素依赖型糖尿病）。

消渴丸由葛根、地黄、黄芪、天花粉、玉米须、南五味子、山药、格列本脲组成，具有滋肾养阴、益气生津之效。本方主治气阴两虚所致的消渴病，症见多饮、多尿、多食、消瘦、体倦乏力、眠差、腰痛，以及 2 型糖尿病见上述症状者。消渴丸是中西复方制剂，尚无充分的临床研究数据证实可以减低或消除其化学药品的不良反应。

## 429. 祝谌予治疗糖尿病的经验？

祝谌予认为糖尿病血瘀证可以因阴虚火旺，煎灼津液，血黏成瘀；也可以由气虚不能帅血而行，血行不畅致瘀；还可因病久阴损及阳，阳虚生内寒，寒凝血脉，脉道不利促瘀。故在临床治疗上祝老认为要紧紧抓住瘀血痰浊这一病理机制，在辨证施治的基础上，应用活血化瘀、祛痰除湿的治法，就能做到标本兼治、气血并调、痰瘀并除，可有效预防和延缓糖尿病慢性并发症的发生和发展，亦可根据成瘀的不同病因施以养阴活血、益气活血及温阳活血等不同治法。

祝谌予还总结了施今墨先生“苍术配玄参、黄芪配山药”的用药特点，将其进一步发挥和发展为降糖对药方，即中药两两配伍，成对使用。他发现黄芪配生地黄的效果比黄芪配山药更好。其治疗长期使用胰岛素的糖尿病患者，采用活血化瘀法，可使胰岛素用量逐渐减少，以至停用。其糖尿病对药方：黄芪配生地黄降尿糖，苍术配玄参降血糖，葛根配丹参养阴化瘀标本兼治。组方：生黄芪 30 g，生地黄 30 g，苍术 6 g，玄参 30 g，葛根 15 g，丹参 30 g。每日 1 剂，水煎服，分早、晚两次服用。

## 430. 黄连素（小檗碱）的现代药理作用及其在糖尿病治疗中的应用？

研究表明，黄连素具有明显的降糖作用。其主要是通过增加胰岛素敏感性并促进胰岛素分泌，影响葡萄糖的吸收，来达到降血糖作用，还可能部分是通过促进葡萄糖转运蛋白转运葡萄糖的活力来实现。动物实验及临床研究表明，黄连素的降糖作用平稳，有不良反应少、与其他药物的协同作用好、成分单一易控制、价格低廉、易被接受长期服用等优势。若将黄连素用于糖尿病一级预防，对延缓由糖耐量减低向糖尿病转化有积极的意义。但黄连素作用机制并不单一，临床上剂量也不统一，临床观察时间较短，尚缺乏大量的临床循证医学研究，值得广大学者进一步研究。

## 431. 谈谈苦瓜、青钱柳、鬼箭羽对血糖的作用。

苦瓜含有苦瓜皂苷，具有明显的降血糖作用。其不仅有类似胰岛素样作用，而且还有刺激胰岛素释放的功能，可以控制血糖的升高。

青钱柳属于冰川纪幸存下来的珍稀树种，对糖尿病人群有很好的调理作用，其功用主要为营养修复激活胰岛，防止高血糖并发症，降血脂、血压，提高免疫力，抗氧化。

鬼箭羽即卫矛，有破血通经、解毒消肿、杀虫之功效。卫矛煎剂提取物草酰乙酸钠对正常或四氧嘧啶性糖尿病的家兔有降低血糖、尿糖及增加体重的作用。临床用鬼箭羽30 g，与菝葜、生葛根等同用，对轻症糖尿病，或服降糖药后血糖维持在轻、中度升高状态者，中西药并用，能增强疗效。

## 432. 消渴医案举隅。

### 段富津医案

患者，男，38 岁。2003 年 7 月 27 日就诊。患者自述糖尿病多年，空腹血糖 13 mmol/L，曾于 3 个月前就诊 3 次，有好转，近又见血糖升高，恶心，口渴，舌红，脉滑且大。处方：生石膏 40 g，知母 20 g，竹叶 10 g，芦根20 g，山药 25 g，黄连 10 g，半夏 15 g，麦冬 40 g，沙参 20 g，泽兰 20 g。7 剂，水煎服。2003 年 8 月 4 日二诊，尿糖（＋＋＋＋），血糖10.6 mmol/L，症状好转，脉略数。上方加莲子肉、葛根各 15 g，14 剂，水煎服。2003 年 9 月 1 日三诊，症状不著，血糖未查。上方 14 剂水煎服。

按：该患者属阴精亏乏，胃不得滋，化热生火之证，乃一派阳明热象，用竹叶石膏汤加减治之。方以大量辛甘大寒之石膏为君，知母同石膏走阳明而清热生津，同竹叶清热除烦；因阳明热势较盛，热扰气机，胃失和降，则气逆欲吐，入半夏、黄连，清胃火而降逆和胃，又有泻心汤“辛开苦降”之意，助中焦气机调和；芦根助石膏清热除烦、化热生津，助半夏止呕；山药益气养阴，沙参益胃生津，两者有固护胃阴之功；又因其阴虚火旺日久，有煎灼阴液成瘀之嫌，故加入泽兰活血祛瘀。二诊，血糖有所降低，症状亦有减轻，脉仍数，乃阳明胃热尚未尽除，加葛根解热生津，入莲子肉补脾固精，攻补兼施。三诊，因患者未定期监测血糖，血糖变化尚未可知，然症皆不著，仍以原方 14 剂予以巩固疗效，嘱咐其定期监测，养成良好的生活习惯。该患者虽一派阳明热盛之象，本应大清气分之热，然虑热盛必定伤阴，久病必致正气亏虚，此必本虚标实，若一味予辛凉峻剂，必犯虚虚实实之过，故入麦冬、山药、沙参、莲子肉等扶正之品，以复阴津、以养脾肺，仍毋忘入一味辛散之药以祛久病之瘀血。

## 何任医案

左某，女，43岁。1977年8月22日初诊。患者1周前发现血糖偏高，尿糖（++++），时作昏厥，手凉，轻度颤抖，纳欠佳，便次略多而烂，苔白。以养阴增液为治。处方：山茱萸、天冬、丹参各9 g，枸杞子、党参、干地黄、白术各12 g，山药15 g，陈皮4.5 g。5剂。二诊诉药后血糖下降，尿糖已趋正常，精神舒如，仍有头昏。处方：党参、枸杞子、白术各12 g，山茱萸、天冬、丹参各9 g，山药、干地黄各15 g，天花粉、陈皮各4.5 g。药进7剂后，血糖下降，尿糖转阴。唯感头昏，在原方基础上加天花粉生津润肺。

按：本案消渴当属肝肾阴虚，脾气虚弱。肝木需纳肾水以滋荣，肝体阴用阳，肝肾阴伤，无以制阳，虚阳上扰清空，故可见头晕，时有昏厥；阴液耗伤无以濡养筋脉，则虚风内动，见肢体轻度颤抖；阴津亏耗伤及元气，气虚无力鼓动血行，阳气不达四末，则见手凉；脾弱气虚，运化失司，故大便烂而次数多。《素问·至真要大论》曰："诸风掉眩，皆属于肝……诸厥固泄，皆属于下。"故治当从肝肾入手，投以干地黄、山茱萸、枸杞子、天冬补肝肾、滋阴液。又须顾及后天之本，何老遵"有是证，则用是药"的中医用药法则，投以党参、白术、山药补脾益气，陈皮和胃理气。脾胃复健，则先天阴水得以充养，虚阳可潜，内风可清。二诊时患者症状明显改善，可见方证相投，疗效肯定，增予天花粉生津止渴以善后。

# 第五节　内伤发热

### 433. 谈谈中气不足，阴火内生引起气虚发热的机理。

李东垣所谓"阴火"是指因饮食劳倦、情志失调等损伤元气所产生的内伤之火，有虚有实，可见于各个脏腑。结合东垣对阴火的病因、病机以及治疗等方面的论述，阴火当有广义和狭义之分。广义之阴火，并非东垣所创，狭义之阴火则为东垣所述专指因饮食劳倦、情志所伤而致的热证。阴火应包括两层含义：阴相对于阳，在此主要是指机体的功能失调，而与外界无关；火则是指病证的类型与表现以热性症状为主。因此，阴火的实质就是由于脾胃虚损，脾气不足，元气失却滋养，不能有效地制约火，形成病理之火后又进一步损伤元气，使脏腑的功能失调，代谢产物堆积，而形成病理产物，出现的一种内伤发热。同时也与脾气不足而导致的机体代偿性发热有关。前者可谓病理性发热，而后者可能是功能性发热，其核心和动因都是脾胃虚损，脾气不足。

脾胃气虚是引起气虚发热的主要原因，但是脾胃气虚不一定都会引起发热。气虚发热只是阴火证的一种表现类型，主要包括两个方面：一是机体的代偿性发热，可以称之为功能性发热；二是因气虚而导致的推动无力，代谢产物堆积，郁而化热、化火的发热。

结合东垣对阴火的论述，其脾胃内伤、阴火上冲的病机，也就是气虚发热的病机，实质是脾胃气虚，导致升降失常，气机阻滞于中焦，阳气郁而不得泄，转变为病理之火，继而出现火热病证。正因为气虚发热属内伤发热的一种，而内伤发热中有阴火为患的病机，才有补中益气之方以甘温除热，使阴火退，而元气复，内伤自然好转。

## 434. 谈谈阳虚发热的机理及证治。

《景岳全书·火证》言："阳虚者，亦能发热，此以元阳败竭，火不归原也。"张景岳认为阳虚发热的根本在元阳衰竭。肾为先天之本，藏精生髓，是人体生命活动的源泉，"五脏之阴非此不能滋，五脏之阳非此不能发"。若先天不足，后天失养，或久病耗伤，肾脏藏精不足，"水亏其源，则阴虚之病迭出；火衰其本，则阳虚之证叠生"。平素阳气不足，或寒证日久伤阳，或误用、过用寒凉，以致肾阳虚衰，阴寒内盛，或为戴阳，或为格阳，虚阳浮于外而见发热。脾为后天之本，脾与肾相互滋养、相互为用，脾虚化源衰少，则五脏精少而肾失所藏，脾肾气虚，发热日久亦可导致脾肾阳虚成为阳虚发热。

清代郑钦安在《医理真传·卷一》中言："若虚火上冲等证，明系水盛，水盛一分，龙亦盛一分（龙即火也），水高一尺，龙亦高一尺，是龙之因水盛而游，非龙之不潜，而反其常，故经云：阴盛者，阳必衰。即此可悟用药之必扶阳抑阴也……历代注家，俱未将一阳潜于水中底蕴搜出，以致后学懵然无据，滋阴降火，杀人无算……”正常情况下元阳真气即龙火，应潜在下焦，源源不断以温煦人体；然而阳虚则阴盛，阴盛逼阳，龙火不潜；阳愈虚，阴愈盛，龙则腾空，游于外则为虚火。其治应补火助阳，引火归原，用金匮肾气丸加减。

## 435. 清骨散的药物组成、功效、主治及治疗内伤发热的应用？

清骨散出自《证治准绳》，药物组成为银柴胡、胡黄连、秦艽、醋炙鳖甲、地骨皮、青蒿、知母、甘草。功效为清虚热、退骨蒸，主治阴虚内热，虚劳骨蒸。症见唇红颧赤，形瘦盗汗，手足心热，舌红少苔，脉象细数。临床常用于治疗结核病、慢性消耗性疾病的发热骨蒸潮热等阴虚内热者。

## 436. 痰郁发热与湿郁发热的证治？

痰湿发热多为低热，或时有高热，午后热势较重，或发热持久不退，胸闷脘痞，周身困重，不思饮食，渴不欲饮，呕恶，大便稀薄或黏滞不爽，舌苔白腻或黄腻，脉濡数或滑数。湿郁发热多因脏腑功能失调，湿浊内生，积郁化热。而湿多为阴邪，所以多为低热，且午后热甚；湿性黏滞，所以发热持久不退；湿性重浊，易阻滞气机，所以会出现胸闷脘痞、头身困重、四肢酸楚沉重等症状；湿滞中焦，脾胃升降失常，故见不思饮食、渴不欲饮、呕恶；湿滞肠道，则大便稀薄或黏滞不爽；舌苔白腻或黄腻，脉濡数或滑数，均为痰湿郁而化热之象。治宜燥湿化痰，清热和中。痰郁化热者，黄连温胆汤主之；湿郁化热者，中和汤或三仁汤主之。

## 437. 为什么说内伤发热慎用苦寒药？

内伤发热以属虚者为多，除气郁化火及湿热内蕴者可配合清热除湿的药物外，一般均应针对病情补益气血阴阳，以促进脏腑功能及阴阳平衡的恢复。切不可一见发热，便用发汗解表及苦寒泻火之剂，以致耗气伤阴或伤败脾胃。内伤发热日久，坐卧少动，气血亏虚，运行不畅。因此，在治疗时，可酌情配合养血活血通脉之品，即如吴师机所言“气血流通即是补”。

## 438. 瘀血发热的病因病机、特点及证治？

发热从病机上大体可分为三种情形：一是阴阳失衡之热，如阳盛则热、阴虚生内热及阳虚发热等，这些都是由生理的阴阳失衡而导致病理的水火失济所表现出的发热；二是因正邪交争而表现为发热，如伤寒太阳证、伤寒少阳证之发热；三是由郁致热，即由生理的气血、津液运行不畅或病理产物痰、瘀等阻滞，最终影响了气机的正常运行，久郁不通而致蓄积的能量终以发热的形式表现出来，这就是对郁而发热基本病机的理解。瘀血发热的病机属于此类，其中瘀血阻滞、气血壅遏、郁而发热为主要病机。其次，也有瘀血留滞则新血不生，血虚生热的成因在内。由此可见，临床上瘀血发热的病机是以郁热为主，而兼有血虚所生之热。

瘀血发热病史较久，热型特点为晚上发热或发热入暮益剧，状如阴虚，唇口干燥，但欲漱水不欲咽，并常伴见身体局部疼痛、舌黯或有瘀点、眼周青黑、脉涩。也就是有热象而无数脉，口唇干燥而不欲饮水，是辨证中关键所在。《金匮要略》里论述：“病者如热状，烦满；口干燥而渴，其脉反无热，此为阴伏，是瘀血也，当下之。”

瘀血发热的治疗当以活血化瘀、兼凉血清热为法。方选血府逐瘀汤加白薇、牡丹皮、丹参、栀子等。血府逐瘀汤为桃红四物汤与四逆散的合方，其中桃红四物汤补血活血；四逆散行气解郁，以助活血；加入白薇，凉血清热，益阴；牡丹皮、丹参、栀子，清热凉血，且具走而不守之性，无寒凉凝滞之嫌。月经闭止，瘀热内生，可加泽兰、益母草、川楝子；恶露不畅，瘀热遂起，可加川芎、炮姜；气滞胁下有块，可加郁金、牡蛎、穿山甲。

## 439. 蒲辅周治疗低热的经验？

蒲老重视调理肝脾。内伤发热病本着“肝为罢极之本”“阳气者，烦劳则张”这一理论指导临床实践，取得了较满意的疗效。多因过度疲劳，中气损伤，脾阳下陷，以至消化不良，营养不足，中气不固，脾失健运，脾气不敛，虚热内生；肝喜条达，而易寒易热，神经过度紧张，而致肝脾不和，亦可引起低热。

蒲老认为属阳虚者宜甘温除热。“烦劳则张”实为阳虚，阳是指中焦脾胃之阳，亦谓之中气、中阳；虚则不内敛而越，以致低热。这样的低热，用青蒿鳖甲汤多不见效，因其乃治疗阴虚发热的方。阴虚发热每至夜晚烦热、盗汗，热退无汗，有时微恶寒。久患内伤低热有气虚、血虚之别，而属气分者多，属血虚者少。“阳虚则寒，阴虚则热”，而此类低热患者也有不觉发热、发冷，只觉疲乏无力、自汗、头晕，脉无力，体温偏高，一般是午后甚，疲劳之后往往体温更高。此类患者，用药大体上依甘温除热法，轻则用补中益气汤，重则用当归补血汤合甘麦大枣汤加党参，若汗多加浮小麦。若脉弦细数，脾胃虚弱，疲乏嗜睡，关节疼痛，口苦，食不知味，大便不调，宜用升阳益胃汤。此夹湿热而为补中气之变局，未离甘温之法。

蒲老指出临床用药需灵活。热偏于血分者，体虚，脉细无力，月经量少色淡，男、妇、老、幼均可用圣愈汤加地骨皮；消化不良者加神曲、荷叶；脉弦细数，胁下痞，烦热甚，口苦，用丹栀逍遥散加香附、神曲、荷叶；胁痛加川芎、香附，因肝胆气郁，宗越鞠丸意；胁痛甚可再加郁金，有包块用姜黄。低热患者，苦寒药不宜多用，以防伤脾败胃，苦寒太过亦化燥伤阴。

另外，慢性病尤要重视顾护胃气。内伤低热，脾胃已弱，药量宜轻，宁可再剂，不可重剂，用之欲速不达，反伤中气。

## 440. 内伤发热医案举隅。

### 李士懋医案

患者，男，14 岁。2002 年 12 月 20 日初诊。患者额上跳痛甚，每于下午两点至夜晚 11 点加重，伴发热，体温 37.4 ℃，已两个月未愈。脉弦按之不足，舌淡红苔白。中医诊断：发热，证属肝阳虚，相火上炎。治法为温肝，清相火。方用乌梅丸加减：乌梅 8 g，干姜、川椒、细辛各 5 g，桂枝

10 g，炮附子（先煎）、当归、党参各12 g，黄连、栀子各9 g。4 剂，水煎服，日 1 剂，分两次温服。

二诊（2002 年 12 月 27 日）：服药后未热，头已不跳痛。脉尚弦，按之不足。上方加川芎7 g，炙川乌10 g，生黄芪12 g，蔓荆子10 g，防风9 g。14 剂，日 1 剂，分两次温服，其间患者自行停药两周。

三诊（2003 年 1 月 23 日）：上方共服14 剂，症除，脉尚显不足，再予上方 10 剂。

按：患者发病时间为阳尽阴生之时，当责之于肝。因肝为厥阴之脏，界于阴阳更替之间，结合脉象来看，弦主肝，按之不足，则可断定为肝阳虚。肝内寄相火，肝阳虚相火游行于外而发热，此为虚热，不可以苦寒清泻之，应以温药温肝阳。故处方以乌梅丸温煦肝阳，并佐以栀子清虚火。因黄柏入下焦，能清泻相火，此案仅为肝阳虚，不伴有相火妄动之象，故在原方基础上减去黄柏。二诊症虽减然脉未变，故加炙川乌、生黄芪益气温阳；风药入通于肝，故加防风鼓动清阳上升；川芎、蔓荆子清利头目。

## 徐经世医案

孟某，男，70 岁。2015 年 6 月 23 日初诊。患者无明显诱因出现反复低热，体温 37.2 ℃ ~38 ℃，今年 5 月初在上海肝胆医院查彩超及 CT 示肝脏占位（7.7cm ×6.6cm），诊断为“肝癌”，未行手术及放化疗，而来求诊。刻诊：午后低热，形体消瘦，纳食不香，厌油腻，恶心便溏，眠差口干，舌红，苔薄，脉弦。中医诊断：内伤发热，证属气阴两伤、肝郁瘀结。予以益气养阴、调和肝脾为先策。处方：北沙参 20 g，石斛 15 g，白芍 30 g，麦冬 12 g，嫩青蒿 15 g，醋鳖甲 30 g，绿梅花 20 g，白花蛇舌草 15 g，竹茹10 g，酸枣仁 25 g，水牛角 3 g，谷芽 25 g。10 剂，水煎服，日 1 剂。

二诊（2015 年 7 月 6 日）：患者诉午后低热，多在 37.4℃左右，入夜无汗热退，纳食不香，疲倦乏力，晨起刷牙恶心，睡眠改善，大便调和，舌暗红，苔薄腻，脉弦数。按其药后转归，拟改用大补阴丸合二至丸、青蒿鳖甲汤、小柴胡汤化裁以清内热。处方：炙龟甲 15 g，熟女贞 15 g，墨旱莲 15 g，醋鳖甲 30 g，嫩青蒿 15 g，北沙参 20 g，石斛 15 g，竹茹 10 g，绿梅花 20 g，柴胡 10 g，黄芩 10 g，甘草 5 g。10 剂，水煎服，日 1 剂。另服羚羊角颗粒 1 包，每日两次，开水冲下。

三诊（2015 年 7 月 18 日）：患者诉前药服后，热势已平，乏力明显，食欲差，大便溏，日行 1 次，舌暗红，苔薄腻，脉弦数。经诊数次，症情有减，今按其体征，拟方继以调节。处方：北沙参 20 g，熟女贞 15 g，墨旱莲 15 g，柴胡 10 g，炒黄芩 10 g，嫩青蒿 15 g，白薇 10 g，石斛 15 g，白花蛇舌草 15 g，姜竹茹 10 g，绿梅花 20 g，醋鳖甲 30 g，炒黄连 3 g，甘草 5 g。10 剂，水煎服，日 1 剂。

按：本案为肿瘤患者，瘤后阴伤，脾胃受损，治当以“不断扶正，适时攻邪”为要。首诊患者反复发热，伴见纳差口干、眠差等症，治从脾胃，益气养阴清热。二诊热势未退，伴口苦咽干，考之乃肝肾阴虚，虚火上炎，治当培本清源、清上补下，改用大补阴丸、二至丸、青蒿鳖甲汤合小柴胡汤化裁。又因患者食少便溏，故仅撷取龟甲一味，并酌加绿梅花、谷芽等醒脾和胃之品，以防滋腻碍胃。药后取效，三诊之时即弃用龟甲，而以顾护脾胃、滋养化源为治。纵观医案，转折在于二诊之时。一诊滋阴清热之法不效，故二诊在加强滋阴的同时，酌加小柴胡汤，而后果然取效。考之此证虽无明显寒热往来之少阳证，但小柴胡汤具有升降协调、宣通内外之功能，只要配伍巧用，亦可收效，不必拘于少阳证发热。

## 第六节　汗证

### 441. 汗液形成的生理过程？汗证的病机？

汗液形成的生理过程，《素问·宣明五气论》篇云：“五藏化液，心为汗。”《素问·阴阳别论》篇云：“阳加于阴，谓之汗。”这两处均明确指出汗为心液，为心所主，是由阳气蒸化阴液而形成的。

汗证是指由于阴阳失调，营卫不和，导致腠理开合不利，从而外泄失常的病证。其病机主要有以下 5 个方面：

（1）肺气不足：素体薄弱，病后体虚或久咳，耗伤肺气，肺与皮毛相表里，肺气不足，则表虚不固，腠理开泄而导致自汗。

（2）营卫不和：由于体内阴阳失调，或表虚之人微受风邪，导致营卫不和，卫外失司而致汗出。

（3）心血不足：思虑太过，损伤心脾，或者血证之后血虚失养，导致心血不足。因汗为心之液，如果心失所养，心液不藏而外泄，可引起自汗或盗汗。

（4）阴虚火旺：烦劳过度，亡血失精，或邪热耗阴，阴精亏虚，虚火内生，阴津被扰，不能藏而外泄，导致自汗或盗汗。

（5）邪热郁蒸：由于情志不舒，肝气郁结，肝火旺盛，导致躯体湿热偏盛，肝火或湿热内生，邪热郁蒸，津液外泄而致汗出。

综上所述，汗证的病位在卫表肌肤腠理，其发生与肺、心、肾密切相关，病机总属阴阳失调，腠理不固，营卫不和，汗液外泄失常。病理性质有虚、实两端，由热邪郁蒸，迫津外泄所致者属实；肺气亏虚，心血不足，阴虚火旺所致者属虚。气属阳，血属阴，故此类汗证总由阴阳失衡所致。

## 442. 战汗、绝（脱）汗、黄汗的主症及主要病机？

战汗：多在急性热病中出现，突然全身恶寒，战栗而后汗出，舌红，苔薄黄，脉细数。主要病机为热邪客于气分，是正邪交争，祛邪外出的一种防御表现。

绝汗：多在病情危重之时，出现大汗淋漓，汗出如油，伴语声低微、四肢厥冷、脉微欲绝或散大无力，舌萎少津、脉微欲绝或脉大无力。主要病机为急病或重病耗伤正气，阳气暴脱，阳不敛阴，阴阳离决。

黄汗：汗出色黄，染衣着色，舌红苔黄腻，脉弦滑或滑数。主要病机为湿热素盛，感受湿热之邪，湿热熏蒸胆汁，或湿热交阻中焦。

## 443. 介绍一些具有敛汗（止汗）作用的中药。

止汗主要用收敛固涩的药。①麻黄根，性平，味甘、微涩，专敛肺固表止汗。治疗气虚自汗，常配伍黄芪、牡蛎，如牡蛎散；治阴虚盗汗，配伍当归、地黄等，如当归六黄汤；治疗产后虚汗不止，多与黄芪、当归配伍，如麻黄根散。②浮小麦，性凉、味甘，归心经，能固表止汗、益气除热。治疗气虚自汗，常配伍黄芪、麻黄根；治疗阴虚盗汗，配伍五味子、地骨皮。③糯稻根，性平、味甘。其主要作用是固表止汗、益胃生津、退虚热，尤适用于虚汗兼口渴。治疗气虚自汗，可单独服用，或者配伍黄芪、白术等；治疗阴虚盗汗，配地黄、麻黄根。

另外，常用的止汗药还有仙鹤草、山茱萸（枣皮）、牡蛎、五味子、五倍子、乌梅等，亦有重用生麦芽者（可能从回乳功能所思）。

## 444. 桂枝汤、玉屏风散、当归六黄汤、龙胆泻肝汤治疗汗证的应用区别？

桂枝汤证之自汗是因外感风寒，营卫不和所致，故用桂枝汤以解肌发表，调和营卫论治。

玉屏风散用于治疗表虚自汗证，具有益气固表止汗的作用。其自汗是卫气虚弱，腠理不固所致，故本方在止汗的同时兼以祛风。

当归六黄汤主要治疗阴虚火旺之盗汗。方中当归、生地黄、熟地黄入肝肾而滋阴养血，阴血充则水能治火，共为君药。臣以黄连清心泻火，并用黄芩、黄柏泻火以坚阴。君臣相伍，滋阴泻火并进，标本兼顾，以固本为主；滋补阴血与益气固表合用，表里同治，以滋阴为主。阴虚火旺盗汗，亦常用知柏地黄汤。

龙胆泻肝汤可用于治疗黄汗，其由外感湿热或过食肥甘，酿湿生热所致。龙胆泻肝汤主要功效为清泄肝胆实火，清利肝经湿热。诸药合用泻中有补，降中有升，祛邪而不伤正，湿去热清，肝脾调和，而汗自止。

## 445. 绝汗、战汗、黄汗的证治？

绝汗见于阴阳衰竭，汗出时大汗淋漓，如珠如油，肢冷息微，气虚阳微，可服参附汤以益气回阳固脱。

战汗多见于虚人外感，突然恶寒战栗而后汗出，主要针对原发病进行辨证论治。顺利出汗者，一般无须特殊治疗，可适当进食热汤、热粥，予以调养。若恶寒战栗无汗者，此属正气亏虚，用人参、生姜熬汤服用，以扶正祛邪；若汗出过多，可服用独参汤。若病情反复发作，已无表证，里热内结，可用滋阴增液、通便泄热之法，以增液承气汤加减治疗。若表证未尽，腑气热闭，应表里同治，用凉膈散加减。

黄汗多属于湿热，汗出而黏，色黄如柏汁，染衣着色，发热口苦，渴不欲饮，或者脘痞纳呆，小便色黄，舌红，苔黄腻，脉弦数，可服用龙胆泻肝汤以清腑泻热。若热势不盛，小便短赤，身体浮肿，予茵陈五苓散清热利水退黄。若暑热未清，则用清暑益气汤。

## 446. 谈谈汗证的食疗。

汗证的食疗方面，应该根据患者病证之寒热温凉，选择搭配主副食品，以清淡并容易消化为主，少食用辛辣刺激、油腻的食物。对于气虚自汗者，可常服用羊肚饮（黄芪 15 g、黑豆 30 g、羊肚 1 个，炖汤）。阴虚自汗者，可用黑豆 50 g、枣皮 15 g、大枣 10 枚煎汤服用。盗汗的食疗以滋阴养血、降虚火为主，如用地骨皮 10 g、水鱼肉 250 g，加水炖服；或用五味子 10 g、乌龟肉 250 g，加水炖汤服，效果均较好。黄汗食疗用胡萝卜、马蹄适量炖服，或海带、绿豆煎汤入糖服用，或赤小豆、冬瓜各适量炖服。此外，因忧思惊恐伤心脾，导致心窝处或者躯体某局部出汗较多者，可服用百合鸡子黄糖水、酸枣仁糯米粥和莲子百合瘦肉粥。

## 447. 汗证的治疗亦需重视活血化瘀?

瘀血内阻可导致许多疾病。如《素问 · 调经论》云："五脏之道，皆出于经隧，以行血气，血气不和，百病乃变化而生。"《素问 · 生气通天论》曰："汗出偏沮，使人偏枯。"高士宗《素问直解》云："若汗出偏沮，则气血不周于身，故使人偏枯。"可见，《黄帝内经》早就认为半身出汗是由气血不能周流全身，瘀血内阻引起的，日久可致中风偏瘫等疾病。后世进一步论述了血液壅闭，瘀血内阻可导致出汗异常等多种疾病。临床上瘀血内阻导致出汗异常主要见于肿瘤患者、外科手术后以及瘀血体质、久病入络者。因经隧气血不通，瘀血阻滞，郁而化热，营卫不和，则腠理开阖失常，津液输布失常而为汗。其汗出多与瘀血阻滞的部位、经络有关，常表现为半身汗出、局部汗出或头汗出等。瘀血者，自当活血化瘀。

## 448. 谈谈糖尿病汗出异常的治疗。

近年来研究表明：①辨证治疗始终是糖尿病汗证的基本方法，如有学者提出按阴阳辨证用药、按脏腑辨证用药等。②单方辨证治疗糖尿病汗证具有重要价值，如麦味地黄丸、知柏地黄丸、当归六黄汤、桂枝加龙骨牡蛎汤、生脉散、补中益气汤、参苓白术散、金匮肾气丸、甘麦大枣汤等。③中西医结合治疗具有较好疗效。④应重视益气养阴、调和营卫与活血化瘀法结合使用。⑤阴虚燥热是糖尿病汗证的常见证型，治疗时应重视养阴润燥通腑泄热法，临床常用白虎加人参汤、增液承气汤、凉膈散等。

## 449. 谈谈围绝经期汗证的治疗。

近年来研究资料表明：①围绝经期汗证多从虚论治，但临床上多表现为本虚标实，本虚多为阴阳亏虚，标实多为气郁、血瘀、火旺、阳亢等。其治疗以调补阴阳为主，常以知柏地黄丸为基本方，解郁、活血、清热、潜阳为次。②《素问·上古天真论》指出："女子七七，任脉虚，太冲脉衰少，天癸竭，地道不通。"可见本病的病变脏器主要在肝、肾，影响至心、脾，治疗常用滋肾助阳、清肝养肝、益气健脾、养心安神之法，同时结合清解虚热、收敛固涩等法。③注意围绝经期汗证是否与其他兼症或慢性病如高血压、冠心病、糖尿病、骨质疏松等病相兼。若相兼，应同时治疗，以提高疗效。④对于围绝经期顽固性汗证，治疗上应重视选用紫河车、龟甲、鳖甲、阿胶、鹿胶等血肉有情之品，以滋补肝肾精血。

## 450. 头汗、胸汗、手足汗、汗出偏沮的一般证治?

头汗：病位与许多脏腑有关，但主要在心、胃、肾。病性有虚实之分，虚证主要是阳气不足，实证主要有湿热熏蒸、阳明热盛、瘀血阻滞、邪犯少阳。治疗以辨证论治为主：①阳气不足，用芪附汤加红参、龙骨、牡蛎；②湿热熏蒸，用茵陈五苓散；③阳明热盛，用白虎汤、承气汤等；④瘀血阻滞，用犀角地黄汤、桃仁承气汤、通窍活血汤等；⑤邪犯少阳，用小柴胡汤等。

胸汗：其病因病机为思虑劳心过度伤及心脾、年老久病伤肺及房劳过度伤肾。治疗以辨证论治为主：①心脾两虚，用归脾汤；②心肾阴虚，用补心丹、六味地黄丸；③肺肾阴虚，用麦味地黄丸。

手足汗：其病性有虚实之分，虚者为气虚、阴虚、阳虚、气阴两虚、气血两虚等；实者为湿热、痰湿、肝郁等。治疗以辨证论治为主：①脾胃气虚，用参苓白术散；②脾胃阴虚，用沙参麦冬汤；③脾肾阳虚，用理中汤、参附汤；④气阴两虚，用生脉散；⑤气血两虚，用十全大补汤；⑥脾胃湿热，用连朴饮、胃苓汤；⑦痰湿中阻，用二陈汤加减；⑧肝郁化火，用丹栀逍遥散。

汗出偏沮：其治疗主要以辨证论治为主。①气血亏虚，用人参养荣汤、十全大补汤、大小建中汤、归脾汤等；②寒湿内阻，用蠲痹汤、九味羌活汤、乌附麻辛桂姜汤等；③营卫失和，用桂枝汤、黄芪桂枝五物汤；④痰瘀阻络，用血府逐瘀汤、小活络丹、牵正散等；⑤肾气亏虚，用金匮肾气丸；⑥肾阴亏虚，用六味地黄丸、麦味地黄丸、知柏地黄丸等。

## 451. 汗证是否禁用发汗解表药物?

汗证的治疗应以止汗、敛汗为主，但在临床运用时应注意辨证论治。如风邪侵犯营卫，导致营卫不和，腠理开阖不利，津液外泄作汗，治疗时应注意汗法与收敛止汗并用。临床上用桂枝加龙骨牡蛎汤、玉屏风散治疗自汗均是这一治疗方法的具体运用。方中桂枝、生姜、防风均为辛温解表发汗之品，但与和营敛营之芍药，益气固表之黄芪、白术以及潜镇摄纳、固涩敛汗之龙骨、牡蛎配合，起到收散结合，开阖并用，祛邪扶正而治疗自汗的作用。

因湿热郁蒸于里，邪热不得外达而上越，导致的头汗出、身无汗，治疗可用茵陈五苓散加减。方中桂枝通阳化气利水，实际上亦具发汗利湿祛邪之功，使湿热邪气从发汗、利湿表里双解，从而起到治疗头汗出的作用。临床上许多表里双解的方剂均可用于治疗这种出汗，如麻杏石甘汤、麻黄连翘赤豆汤、疏凿饮子等。

因寒湿入侵，痹阻一侧经络，气血运行受阻，腠理开阖失司导致的汗出偏沮，治疗可用小续命汤、桂枝汤、大秦艽汤等加减。方中麻黄、桂枝、防风、生姜等均为辛温发汗之品，与补气温阳、活血通络、敛营止汗之人参、附子、川芎、芍药相配伍，便能很好地起到治疗作用。

用汗法治疗汗证需要注意：一是在辨证的基础上结合汗法治疗，二是发汗不能太过，过则损伤津液，不利于汗证的治疗。如《伤寒论》用桂枝汤方后注有“遍身微似有汗者益佳，不可令如水流离，病必不除”。

## 452. 如何理解“自汗多属气虚，盗汗多属阴虚”？

明代张景岳《景岳全书·汗证》提出：“自汗、盗汗亦各有阴阳之证，不得谓自汗必属阳虚，盗汗必属阴虚也。”

“自汗多属气虚，盗汗多属阴虚”强调了自汗、盗汗均以虚证多见，虚证为主。但在目前临床实际来看，导致自汗、盗汗的原因繁多而复杂，其中感受外邪、饮食失调、情志失调、久病术后等，均可导致痰浊、痰火、水饮、瘀血、肝火、肝阳、胃火、燥热等实证或虚实夹杂证。故不能过分强调汗证以虚证为主，实证或虚实夹杂的自汗、盗汗越来越多见。

“自汗多属气虚，盗汗多属阴虚”强调了自汗因气虚、阳虚导致者多见，盗汗因阴虚、血虚导致者多见。但在临床上自汗因阴虚、血虚导致，盗汗因气虚、阳虚导致者亦不少见。

导致自汗、盗汗的原因不同，寒热虚实病理属性亦不同，只有辨证论治，才能应对汗证复杂的病机病证，以提高疗效。

## 453. 任继学治疗自汗的经验。

任老认为，自汗病机有阴阳虚实之不同。自汗病机核心既有阳虚，气不固津护液者；亦有阴虚火扰津液，不得安内者；更有湿热蒸发造成腠理失密，玄府功能弛缓，津液外溢者。

自汗证治：①阳虚证，用温阳固津汤，药用桂枝、白芍、炙甘草、白术、附子、黄芪、浮小麦、牡蛎、山茱萸、姜、枣等。若见左半身汗出，或冷或热，脉见沉虚尺弱者，是阴中阳衰之候，药用熟地黄、茯苓、山药、枸杞子、菟丝子、黄芪、当归、龟甲胶、浮小麦、生牡蛎。②阴虚证，养阴敛汗，药用生地黄、知母、黄精、浮小麦、龟甲胶、白薇、麦冬、生牡蛎、山茱萸、砂仁、胡黄连。若见右半身汗，或冷或热，脉沉虚而缓，为阳中之阴弱之候，药用附子、肉桂、鹿角胶、熟地黄、当归、桑叶、玉竹、枸杞子、浮小麦、生牡蛎、葱子。③肝气郁结证，用鳖血拌柴胡、白芍、青皮、浮小麦、生牡蛎、山茱萸、生地榆、郁金。④阳明虚热证，药用沙参、麦冬、石斛、白薇、玉竹、知母、生牡蛎、浮小麦、生石膏。

根据病变脏器辨证用药：①麻黄根用治肺虚卫外不固之汗；②紫石英、远志、龙骨、酸枣仁、人参、莲子心，用治汗出于心；③龙齿、当归、枸杞子、山茱萸、白芍，用治汗出于肝；④龙眼肉、白术、荷叶梗、鸡内金、乌梅，用治汗出于脾；⑤生山药、山茱萸、熟地黄、鹿角胶、龟甲胶、羊脊髓，用治汗出于肾。

## 454. 汗证医案举隅。

### 王琦医案

患者，女，53 岁。2017 年 5 月 22 日初诊。患者 4 年前出现失眠，难以入睡，睡后噩梦连连，稍有动静即被惊醒，几乎夜夜不得眠，近两年出现夜间盗汗，白昼午睡则无盗汗。刻诊：每夜入睡后即噩梦连连，易惊醒，伴盗汗，即便冬日盖薄被亦将被褥打湿，易感冒，反复不愈，月经 30 日一行，色稍暗，二便正常，舌紫暗、苔白，脉弦。中医诊断：不寐伴盗汗，证属心胆气虚、营卫不和。处方：夏枯草 20 g，法半夏 10 g，紫苏叶 10 g，百合 30 g，穞豆衣 30 g，桑叶 20 g，仙鹤草 30 g，酸枣仁 30 g，刺五加 15 g。21 剂，每日 1 剂，水煎分早、晚两次口服。仅服用 5 剂已取效向愈，后嘱患者守方继用以巩固疗效。21 剂后患者睡眠良好，盗汗亦痊愈。2018 年 6 月随访患者未再复发。

按：安魂汤原为王老治疗失眠的经验方，具有调肝安魂、调和阴阳的功效。药物组成：夏枯草 20 g，法半夏 10 g，紫苏叶 10 g，百合 30 g，酸枣仁 30 g，刺五加 15 g。方中紫苏叶配百合、夏枯草配法半夏为王老治疗失眠的常用药对。百合朝开暮合，紫苏叶朝仰暮垂；半夏得至阴而生，夏枯草得至阳而长，是阴阳配合之妙。四药合用，共奏交通阴阳、理气宁心之效。刺五加、酸枣仁安神利眠，亦是王老治疗失眠常用专药。安魂汤本为治疗失眠的专方，此案中安魂汤既治失眠又疗盗汗，一方二用，异病同治。此案患者一入睡即噩梦连连，容易惊醒，与肝失条达、魂不安藏、阴阳失和有关。当阴阳失衡时可引起失眠，而失眠日久又使阴阳失衡加重，衍生他病，本案患者即在失眠两年后出现了夜间盗汗。王老针对本案患者处以自拟安魂汤加减以调肝安魂，交通阴阳，调和营卫。

### 李勇华医案

胡某，男，63 岁。2011 年 4 月 28 日就诊。患者自诉极易汗出 6 年，曾于三甲医院服用神经、精神类药物无效，也服诸多中药亦罔效。刻诊：神差，面色萎黄，动则汗出，畏冷，易感冒，汗出为全身大汗，无法自制，瞬时湿衣。纳可，寐安，便溏。舌淡胖、苔薄白，脉沉细。处方：桂枝 30 g，白芍 30 g，生姜 3 片，炙甘草 10 g，大枣 10 g，制附片（先煎）15 g，煅龙牡各 30 g，山茱萸 100 g，乌梅 10 g，炙黄芪 30 g，5 剂。直到 2012 年 5 月 10 日再次就诊，诉上次服药后汗出顿解，今又有复发迹象，予原方 5 剂而瘥。

按：患者稍动则大汗出如漏多年，神差、面萎、动则汗出、畏冷、易感冒及便溏，显为肺脾阳虚，卫阳不固，营阴外泄。《伤寒论》第 20 条云："太阳病，发汗，遂漏不止，其人恶风，小便难，四肢微急，难以屈伸者，桂枝加附子汤主之。"患者正是阳虚漏汗证，以桂枝加附子汤治疗。另加补气益阴敛汗之品，尤其是重用山茱萸达 100 g。张锡纯认为山茱萸味酸性温，能收敛元气，振作精神，固涩滑脱，得木气最浓，收涩之中兼具条畅之性，又通利九窍，流通血脉，治肝虚自汗、胁疼腰疼、内风萌动，且敛正气而祛邪气。李可老中医之破格救心汤以大剂山茱萸回阳固脱，认为其功盖人参。

## 第七节 癌病

### 455. 癌病的病机？

癌病的病因主要有六淫外侵、七情内伤、饮食劳倦及禀赋不足等，以致脏腑阴阳气血失调，正气亏虚，气滞、痰湿、瘀血、热毒等病邪搏结，留滞不去，聚而成癥。癌病的发生，因正气虚弱，脏腑功能失调，加之外邪留滞而致气滞血瘀，痰凝毒聚，相互搏结，蕴郁体内，日久而成有形之肿块。不同的癌病，其病位亦不同。肝主疏泄，调达气机，脾胃为气血生化之源，肾藏元阴元阳，故与肝、脾、肾等关系密切。癌病病理性质本虚标实，多为因虚而致病，因虚而致实，是一种全身虚弱、局部属实的病症。初期邪盛为主，以气滞、血瘀、痰凝、湿聚、热毒为实证，中期正虚邪实并见，晚期以正虚为主，可见气血阴阳亏虚、脏腑功能衰败之象，但毒瘀仍留。

## 456. 癌病的治疗原则？

癌病属于正虚邪实、邪盛正衰的一类疾病，所以，其治疗应仔细分析病情，攻补适度。要结合病史、病程、四诊情况及理化检查等临床资料，综合分析，辨证施治，做到“治实当顾虚，补虚勿忘实”。早期邪盛而正虚不甚明显时，宜先攻之；中期邪实正亦虚，宜攻补兼施；晚期正气大伤，不耐攻伐，当以补为主，扶正培本，以抗邪气。祛邪主要针对病理因素而采用清热解毒、理气除湿、化痰散结、活血化瘀、以毒攻毒等法，并适当配伍现代药理研究有抗肿瘤作用的中药。治疗癌病不应以完全消除瘤体为目的，应当适可而止，大部分情况下为带瘤生存。扶正之法依据正虚侧重的不同，分别采用补气、补血、滋阴和温阳。肾为先天之本，脾为后天之本，故扶正培本多从脾肾入手。实践证明扶正培本对于提高免疫力、增强抗癌能力、控制癌症的发展、促进机体恢复具有重要的意义。

## 457. 如何适当处理癌病治疗中的攻补关系？

癌病初期以邪盛为主，正虚并不明显，宜先攻之，以清热解毒、活血化瘀、软坚散结、化痰祛湿、以毒攻毒等治法攻之，但攻邪的同时也要注意顾护脾胃的功能，以防攻伐太过，损伤正气。中期则邪实正亦虚，治疗当攻补兼施，合理运用攻补药物配伍，以求控制癌病的发展，防止进一步恶化。晚期则为正气大伤，不耐攻伐，当以补为主，扶正培本，以抗邪气。总之，癌病的治疗攻补同等重要，攻主要为去除体内毒邪，抑制其生长扩散，补则为提升自身正气，以抵抗邪气。合理的运用攻补对癌病的治疗有着良好效果，能极大地提高患者的生活质量，并延长其生命周期。

## 458. 中医药治疗癌病在哪些方面有优势？如何配合西医治疗？

中医注重扶正与祛邪相结合，调整机体平衡，一方面使机体适应新的内在环境，减轻手术、放化疗给机体带来的损伤；另一方面使肿瘤生长速度减慢，甚至使肿瘤缩小。中药具有多方面、多角度、多靶点的综合疗效优势，这种优势体现在改善患者生存质量、减轻痛苦、延长存活期等方面，且疗效较为肯定。

癌病发病率在老年人群中较高，老年患者大多身体较弱无法忍受手术及放化疗治疗，因此对高龄患者不建议使用手术和放化疗，此时可在中医药的辅助下进行单药或小剂量的放化疗。中医药对放化疗具有减毒增效作用，放化疗治疗癌症对消化道和造血系统有相当的副作用，运用中药治疗既能减轻放化疗的副作用，又能增强放化疗的效果，帮助患者顺利完成治疗疗程。癌病早期手术、放化疗配合中医药扶正培本、攻邪抑瘤，中西医结合治疗可以大大提高手术成功率，并有很大可能提高癌病根治率。

## 459. 谈谈抗癌中药的应用。

抗癌效果显著的单味中药主要集中在六大类：清热解毒药、活血化瘀药、扶正固本药、利水渗湿药、软坚散结药、虫类药。

清热解毒属中医祛邪疗法之一，这类药物具有较广抗菌谱，能抑制病毒，提高机体非特异性免疫力，对肿瘤细胞有抑制作用，多用于恶性肿瘤热证、实证等，如白花蛇舌草、白头翁、黄芩、金荞麦、苦参、半枝莲、半边莲、藤梨根、重楼、蒲公英、青黛、苦参等。活血化瘀药能改善微循环，增加血管通透性，使癌瘤局部缺氧，从而提高化疗、放疗敏感性；能减弱血小板凝聚和黏着，使癌细胞不易在血液中停留、聚集、种植，从而减少血行转移，如五加皮、穿山龙、莪术、银杏、三棱、陈皮、丹参、大黄、延胡索、鬼箭羽等。扶正固本类（补益）药物能改善血象和细胞免疫功能，促进网状内皮系统吞噬功能，调整机体免疫状态，增强放疗和化疗的效果，控制复发，达到抗癌、抑癌的作用，如人参、五味子、补骨脂、当归、白术、黄芪、党参、甘草等。利水渗湿类（行水）药物是以化湿健脾、渗泄水湿为主要功能，对癌性胸水、腹水有一定的治疗作用，可减轻水肿，减少癌细胞转移扩散，或直接杀灭癌细胞，如猪苓、土茯苓、瞿麦、萆薢、防风、茯苓等。软坚散结类药物用以消散肿瘤包块，该法是《黄帝内经》"坚者消之""结者散之"的具体运用，如瓜蒌、贝母、牡蛎、昆布、海蛤壳等。虫类药为血肉有情之品，药效较植物类药峻猛，攻邪去毒作用效果良好，合理运用好虫类药对癌病的治疗有着无可替代的效果，其抗癌祛毒作用应予以重视，如地龙、全蝎、蜈蚣、蟾皮、土鳖虫、斑蝥等。以上几种治疗癌病类药物辨证准确，合理配伍运用对癌病的治疗、对患者生活质量的提高有着良好的效果。

## 460. 谈谈癌病的外治疗法。

（1）消痞膏或阿魏化坚膏：用其外敷于胃脘部。适用于胃癌。

（2）三生饼：生南星 10 g，生白附子 10 g，生乌头 10 g，共为细末。将葱白连根须 7 茎、生姜 15 g 切碎，捣如泥，入药末拌匀。用白布包好，笼上蒸透，然后用手拍成薄饼状，敷贴在痛处。适用于脑瘤。

（3）黛竭消瘤散：雄黄 60 g，明矾 60 g，冰片 10 g，青黛 60 g，皮硝 60 g，乳香 60 g，没药 60 g，血竭 3 g，研细末和匀。每包 60 g 或 30 g，每次 1 包。用米醋和猪胆汁各半调成糊状，外敷患处；干后再蘸醋和胆汁，保持药面湿润。每日 1 次，每次敷 8 小时。适用于各类癌痛。

（4）镇痛灵：蟾酥 2 g，细辛 3 g，生草乌 6 g，生半夏 15 g，生南星 10 g。将上药研末，过 100 目筛，和匀，每次 2. 5 g，撒布于癌痛部位，外用阿魏消痞膏敷贴，隔日换药，外用 7 日为 1 疗程。适用于各类癌痛。

（5）止痛抗癌膏：三七 10 g，重楼 10 g，延胡索 10 g，芦根 20 g，黄药子 10 g，川乌 6 g，冰片 8 g，紫皮大蒜 100 g，麝香少许。将上药共研细粉混匀，过 100 目筛，用大蒜汁将药物调成膏剂，外敷疼痛处，每 24 小时换 1 次药。适用于各类癌痛。

## 461. 谈谈癌病的预防。

癌病的病因尚未完全明了，但精血不足、脏气亏虚、气血阴阳失调，加之外邪入侵，是重要的致病因素，故保养精气，劳逸结合，养成良好的生活、饮食习惯，戒烟，保持心情愉快，加强必要的防护措施，注重生活和精神调摄，对预防本病有重要意义。少食用熏制、腌制、炸烤及生冷食品；饮食有规律，忌酒或少量饮酒；进食速度忌过快，食物忌过烫、过辣等。宜摄入丰富的蛋白质、氨基酸及高维生素类食物，或一些有利于排毒和解毒的食物。保持精神愉快、乐观，充满信念，克服悲观失望或急躁焦虑的心理。适度锻炼，如气功、太极拳、保健体操、散步、慢跑、八段锦、易筋操、五禽戏等，可在功能上和精神上起到很好的调理作用，能增强体质，调理气血，平衡阴阳和脏腑的功能，从而达到扶正目的。注意癌前病变，如慢性萎缩性胃炎、胃息肉、胃溃疡、残胃炎、肝炎、肝硬化、胰腺炎、糖尿病等疾患的治疗。定期检查，确定疗效，防止癌病的发生发展。

### 462. 谈谈癌病治疗中扶正培本法的应用。

扶正培本法是扶助正气培植本源的治疗法则，可通过调节人体阴阳、气血、津液和脏腑功能的不平衡，以增强机体抗病能力，消除各种虚弱证候，达到强壮身体、祛除病邪的目的。运用扶正培本法治疗肿瘤，是中医学的一大特色，扶正培本法可贯穿于癌病的全程防治中。临证首当辨清阴阳气血盛衰，再辨五脏虚损以及脏腑间的相互关系，采用五脏分补。此外还要根据患者的年龄、性别、体质等情况因人而异，考虑药物的药性偏颇，补气、补阳不能过于温燥而损伤阴津，补阴养血勿过滋腻碍胃。除了药物外，还应结合食疗，如放化疗后，以甘蔗汁、蜂蜜、白茅根汁、梨汁等甘寒生津；化疗期间出现骨髓抑制，可补充含铁丰富的食物，如菠菜、动物肝脏、薏苡仁粥、芡实粥等，皆属于扶正培本法。

扶正培本法是中西医结合治疗癌病常用的治法。术前中医药调理可以改善病人的营养状况和身体素质，确保手术的顺利进行，其治大多为补气养血、健脾益气、滋补肝肾。手术可造成机体创伤，引起脏腑、阴阳、气血的失调，从而导致一些后遗症或术后并发症，宜选用益气固表、养阴生津、健脾和胃、补血滋肾之扶正中药。与化疗相结合，可防治化疗毒副反应，增加疗效，提高生存期，常用的有补气养血、益气养阴、健脾和胃、滋补肝肾、温补脾肾等药。与放疗相结合，中医药的放射增敏和放射防护作用受到极大关注。防治放疗毒副反应的主要为生津润燥、补气凉血、健脾和胃、滋补肝肾等药。此外，中晚期癌病的治疗也常以扶正培本法为主。

## 463. 癌病攻邪抑瘤法主要有哪些?

清热解毒、活血化瘀、软坚散结、化痰祛湿和以毒攻毒即是攻邪抑瘤法。

清热解毒法：热毒是癌病的主要病理因素之一，患者常有邪热瘀毒蕴结体内，特别是一些晚期患者，常伴有局部肿块灼热疼痛、发热或口渴尿赤、便秘或溏泻、舌红苔黄等症状，治疗当以清热解毒为法。在辨证论治的基础上，根据疾病的不同阶段，此法也常与养阴生津、滋阴凉血、祛湿及散瘀等法合用。

活血化瘀法：活血化瘀的方剂自仲景之后得以广泛应用于临床，通过活血化瘀、疏通经脉、破瘀散结、祛瘀生新，以活血止痛、祛瘀消肿来恢复气血的正常运行。对于瘀血所致的内伤发热、瘀血引起的出血及血瘀经络所致的疼痛等病症，可结合清热活血、活血止血、化瘀止痛等法治疗。

软坚散结法：根据癌病病性的不同，软坚散结法又可分为消痰散结、理气散结、温化散结、解毒散结、清热散结、化瘀散结、消导散结等。软坚散结法用来治疗痰结、气结、寒结、毒结、热结、血结、食结等癌病不同阶段的表现。但此法甚少单独使用，常与其他治法合用以治疗癌病。

化痰祛湿法：痰凝湿聚成核成块，经久不消，治宜化痰祛湿。化痰法又可分为化痰散结、理气化痰、清热化痰、温化寒痰、化痰通络等；祛湿法包括祛风除湿、祛湿利水、芳香化湿、温化水湿、健脾利湿等。在癌病的不同阶段，在整体观念与辨证论治的基础上，合理运用化痰祛湿会取得不错的疗效。

以毒攻毒法：癌病的邪毒瘀积体内，大多表现为阴邪之毒，鉴于此攻毒法多用辛温大热有毒之品，以取开结拔毒之意。用此法时必须慎重地掌握有效剂量，并适可而止，将邪毒衰其大半之后，再用小毒或无毒药物加以治疗。运用此法要慎之又慎，以防加重病情。

## 464. 癌病治疗活血化瘀药物应用时应注意哪些?

运用活血化瘀方药治疗恶性肿瘤既符合辨证论治的原则，也应该有利于防治肿瘤侵袭与转移，但是目前有关活血化瘀方药对恶性肿瘤血行转移的临床和实验研究结论并不一致。由于中医辨证论治恶性肿瘤的证型多样，不仅有瘀而且有痰，不仅有痰瘀而且有热毒，不仅有邪实而且有正虚，因此虽然血瘀证候在肿瘤生长、侵袭和转移等不同发展阶段都普遍存在，但在不同发展阶段其证候变化会有不同特点，其在肿瘤发展过程中所处的地位会有所改变，因而不同时期应用活血化瘀方药对肿瘤的最终发展也会有所不同。

活血化瘀药的应用贵在辨证用药，虽然中医认为血瘀为肿瘤病理基础之一，但它并不包括全部，所以应有是证则用是药。应用活血化瘀中药还应与现代药理学结合，对于有血管生成促进作用或有使恶性肿瘤细胞黏附作用的药物一定要禁用或慎用。还应注意辨证与辨病相结合，要重视不同癌症的中医病因病机，不能见癌即以瘀血论治。在应用活血化瘀类中药时应了解患者疾病的发展阶段和进行哪种治疗，即辨证要与放疗、化疗、手术结合起来。术后和化疗后的患者应以补气补血、扶正祛邪为主，慎用和禁用活血化瘀药。为放疗的患者增加放疗敏感性提高疗效，在治疗过程中可选用活血化瘀药，但要注意发挥中医辨证论治的优势，通过复方配伍趋利避害，实现让肿瘤细胞既不易脱落又不易在远处黏附转移的效应，发挥其有利于防治肿瘤的作用。对于具有出血倾向的肿瘤，如肝癌、腺癌、白血病等，应用活血化瘀药时应慎重，若用之，也要注意配伍止血的中西药以防出血。

## 465. 如何理解“顾护脾胃”应贯穿肺癌治疗的始末?

肺癌是一种全身属虚、局部属实的疾病。肺癌的虚以阴虚、气阴两虚为多见，究其脏腑则多肺肾两虚、肺脾两虚；实则不外乎气滞、血瘀、痰凝、毒聚之病理变化。因此，对于肺癌的治疗，首先要分清虚实，而后结合病理类型、病程。一般疾病早期，以标实为主，治当攻邪为主，扶正为辅；晚期患者多以正虚为主，治当以扶正为主，祛邪为辅。实则泻之，虚则补之。

肺癌全身属虚，肺气、肺阴虚是本病的发病基础，即所谓“邪之所凑，其气必虚”。治疗的全过程无论是早期以祛邪为主，还是晚期以扶正为主，都应该顾护正气，补虚以抗邪。脾胃为后天之本，气血生化之源。肺癌气虚及气阴两虚，补益脾胃，使气血生化有源，则正气得到顾护，即所谓“正气存内，邪不可干”。根据五行相生相克规律，肺属金，脾属土，肺为脾之子，子病及母，肺犯病的同时必伤及脾胃，所以治疗肺癌时也不能忘记顾护脾胃。在五行生克规律中还有“虚则补其母，实则泻其子”之说，所以在治疗肺癌时可采用“培土生金”法，补益脾胃以护肺，增强抵御癌病邪气的能力，临证常用南沙参、北沙参、天冬、麦冬、玄参、百合等滋阴，黄芪、党参、太子参、白术、茯苓等益气。

## 466. 谈谈周仲瑛的“癌毒”理论。

“癌毒”是癌病的特异性致病因子，是在脏腑功能失调、气血郁滞的基础上，受内外多种因素诱导而生成，与相关非特异性病理因素杂合而为病。毒必附邪，邪盛生毒，毒因邪而异性，邪因毒而鸱张，以痰瘀为依附而成形，耗精血自养而增生，随体质、病邪、病位而从化，表现证类多端，终至邪毒损正，因病致虚，癌毒与血瘀互相搏结而凝聚，在至虚之处留着而滋生，与相关脏腑亲和而增长、复发、转移。

抗癌解毒应贯穿于肿瘤治疗的始终。抗癌解毒、祛邪扶正是肿瘤治疗的基本原则，周老强调抗癌祛毒之法在治疗肿瘤中的主导作用，提出“祛毒即是扶正”“邪不祛，正必伤”，认为抗癌祛邪是积极的、主动的、进攻性的治疗措施，而扶正是防御性姑息疗法。特别对处于肿瘤初中期的患者，虽已伴有气血、津液、阴阳的虚损，然过于注重补益，不仅起不到治疗效果，尚有可能助邪，即所谓的“养奸存患”。但祛邪切勿伤正，需防伤脾败胃。

应用整体观念，辨证辨病相结合优选肿瘤用药。辨证求机用药能适应个体的病情，把握其病机特性；辨病用药是采用抗癌通用药物，并与辨证用药融为一体。辨证用药有助于缓解主要痛苦；病位归经用药，可加强其针对性，增强与脏腑的亲和度；经验用药可以彰显不同学派的特长。其中尤应以辨证求机为主导，针对癌毒不同类别的病理特性选药。如风毒偏盛，可选禹白附、蜂房、蛇蜕、地龙、全蝎、蜈蚣、马钱子等；火（热）毒偏盛，可选白花蛇舌草、半枝莲、蜀羊泉、藤梨根、龙葵、石见穿、蚤体、青黛、漏芦、山豆根等。与此同时，还需结合病位、主症选药，区别邪正主次，针对阴阳气血之虚，益气、养阴、补血、温阳扶正以抗癌。

## 467. 谈谈何任的“扶正祛邪法”治疗癌病。

“不断扶正”，即指使用扶助正气的药物和治疗方法，配合营养和功能锻炼，增强体质，提高机体免疫功能，达到战胜疾病、恢复健康的目的。何老认为，不论何种癌症，“不断扶正”是主要的。扶正是扶助人体对“邪”的防御能力，使人体达到正常功能，就是“培本”。扶正具体则是以补益气血、补益脾肾为主，常用方药为四君子汤、四物汤、六味地黄汤等。

“适时祛邪”，即在扶正的基础上适时运用具有解毒消肿、散瘀软坚作用的中药抗癌，在立足于“扶正”的同时，适时祛邪。何老常用的抗癌中药有猫人参、白花蛇舌草、半枝莲、重楼、冬凌草、急性子、威灵仙、藤梨根、鱼腥草、石见穿、蒲公英、白英、山慈菇、山海螺、壁虎、斑蝥、薏苡仁、干蟾皮、野葡萄根、大黄等。

“随症治之”，即在肿瘤治疗过程中，由于症状轻重、病程长短，以及年龄、性别、饮食环境的差异，出现的症情多种多样，故应视症情而进出。“随症治之”是何老治疗肿瘤辨证论治的最大特点之一，其精华在于临证对药对和特殊单味药的加减应用。何任教授对于气滞血瘀型肿瘤常配伍延胡索、白芍以起行气止痛活血之效；对于气虚脾气不健、胃纳不佳之食则腹胀，予神曲、鸡内金、炒麦芽消食和胃，砂仁化湿健脾，佛手理气健脾；对于湿热较重者辅以黄芩、黄连清热燥湿。

## 468. 谈谈朱良春治疗癌病的经验。

扶正祛邪，相互结合。肿瘤的治疗大法，不外扶正与祛邪两方面。早期以祛邪为主，佐以扶正；中期攻补兼施；晚期则以扶正为主，佐以祛邪。由于肿瘤发现时，多为中晚期，必须攻不伤正，时刻注意阴阳气血之调燮，尤应侧重补脾益肾，方可缓解症情，延长生存期。根据证情，朱老常采用清泄热毒、涤痰散结、化瘀软坚三法祛邪抗癌。同时，根据患者阴阳气血的偏虚，予以调补。朱老常重用薏苡仁，嘱患者每日煮烂，早餐食之，此为其用药独到之处。

辨病辨证，相辅相成。在肿瘤治疗方面，朱老在辨证的基础上常加用莪术、水蛭、蜈蚣、壁虎、土鳖虫、干蟾皮、蛇蜕、蜂房、全蝎、半枝莲、白花蛇舌草、茯苓等经现代药理学证明具有抗肿瘤作用的中药。

善用虫药，良方奇效。虫类药有特殊的破积化癥作用，而其中许多经现代药物实验证明有抑制癌细胞作用。朱老擅用虫类药物治疗疑难杂症，常用的抗癌虫类药有僵蚕、壁虎、地龙、土鳖虫、蜈蚣、蝼蛄、蝉蜕等。朱老创制了一系列治疗肿瘤的有效经验方，如治疗肝癌的验方——蟾龙散（蟾酥 5 g，蜈蚣、儿茶各 25 g，三七、丹参、白英、龙葵、山豆根各 50 g，共研极细末，每服 4 g，每日 3 次），有活血化瘀、散结消癥、清热解毒、镇痛的功效。

## 469. 癌病医案举隅。

### 凌昌全医案

魏某，女，40 岁。2011 年 12 月 6 日诊。患者于 2010 年 9 月行右乳改良根治术，术后病理：右乳浸润性导管癌 2－3 级，术后恢复可。继于 2010 年 10 月 15 日行首次化疗，10 月 26 日至凌教授门诊就诊，后服中药汤剂 1 年余，同时配合化疗。2011 年 11 月患者查血常规、空腹血糖、肝肾功能、癌胚抗原、甲胎蛋白等均无明显异常。B 超示脂肪肝、右乳根治术后，余无异常。刻诊：口腔溃疡迁延难愈，手心热，寐欠安，胃纳可，二便调，舌红、苔黄腻，脉沉细。脉证合参，凌教授辨为阴虚血瘀证。治宜滋阴养血，活血化瘀。予以膏方调治。处方：莲子 150 g，灵芝 450 g，当归 150 g，熟地黄 180 g，川芎 150 g，白芍 250 g，黄精 250 g，鸡血藤 250 g，茯苓 250 g，肉桂 50 g，仙鹤草 450 g，巴戟天 90 g，山药 450 g，山楂炭 180 g，黄芪 450 g，陈皮 90 g，炙甘草 90 g，薏苡仁 250 g，党参 250 g，白术 250 g。上味共煎取浓汁，文火熬糊，再入鳖甲胶 90 g、龟甲胶 150 g、饴糖 500 g

烊化收膏。另配平消胶囊同服。服膏方 1 个月后患者一般情况尚可，继服中药汤剂治疗。

按：患者乳腺癌术后，就诊时癌患控制尚可。处膏方以莲子、灵芝、仙鹤草、黄精、鳖甲、鸡血藤及四物汤如当归、熟地黄、川芎、白芍等益肾滋阴、化瘀养血、补心安神；气旺则血生，脾胃又为气血生化之源，故佐山药、薏苡仁、黄芪及四君子如党参、白术、茯苓、炙甘草等益气健脾以助阴血之生；少佐肉桂、巴戟天，阳中求阴；兼加山楂炭、陈皮化积助运。全方补中有泻、静中有动，共奏滋阴养血之效。另嘱患者服用平消胶囊，以扶正抗癌。

## 李勇华医案

王某，男，49 岁。2013 年 4 月 9 日诊。患者右上腹痛 1 月余，3 月 5 日行 CT 示“肝左叶占位，肝内胆管扩张，考虑为胆管淋巴细胞癌，并腹腔淋巴结转移可能性大”。患者文化水平低，经济困难，并不知具体病情，癌症已经转移，家属与患者决定门诊治疗。刻诊：右上腹胀痛，大便稀，口干、口苦不欲饮，余可。舌尖红，苔黄厚腻，脉弦滑。辨证为湿热壅盛兼夹肝郁脾虚，予柴芍六君子汤化裁。处方：柴胡 10 g，白芍 15 g，党参 20 g，茯苓 20 g，白术 20 g，炙甘草 6 g，陈皮 10 g，法半夏 10 g，黄芪 30 g，当归 5 g，菌灵芝 30 g，延胡索 30 g，郁金 20 g，徐长卿 15 g，鸡内金 15 g，半枝莲 10 g，白花蛇舌草 10 g。3 剂，每剂水煎 3 次，兑在一起，分 3 次温服，日 1 剂。患者服药后腹痛即失，此后一直以此方化裁，温补为主，稍佐清化与解毒，顾护脾胃。其间患者虽有肝癌肿块增大，但并未显著疼痛，精神、食纳、睡眠均好，舌苔一直黄厚腻，共维持这种状态 12 个月。随后癌块继续增长，舌苔渐退，身体渐衰，仍以补益为主，又维持了 9 个月生存期。

按：李勇华创立了健康微阳态学说，认为阴阳的地位是阳主阴从，健康人体阴平阳秘的“正常值”是阴阳消长动态有序、稳定协调的状态，这个状态包含从微阳、平衡到微阴的状态过程。“阴平阳秘”的微阳态为人体处于稳态平衡中的略微阳盛状态，其脏腑气血充足，功能为正常中之激盛状态，表现为机体健康、积极进取、性格开朗、反应灵敏，其抗病康复能力、心理应激能力、社会适应能力均为健康状态中之激盛者，故而人体健康最佳状态为微阳态。

临床实践观察，恶性肿瘤患者若维持实证，正气尚可，则诸症较轻，生活质量较虚证为高。一旦转虚，而且往往是快速转虚，则生活质量快速下滑，恶性诸症尽显。由实转虚，四诊合参可知，其舌苔变化是突出标志，只要舌苔维持厚腻则正气尤其是胃气尚存，有一分胃气则有一分生机。李勇华认为无论恶性肿瘤初期纯实，中期虚实夹杂，还是晚期纯虚，均应大补阳气或以补气为主的气血双补，扶助正气。初期配合攻伐可为主，中期则为次，晚期可不用。使患者的机体维持阳热状态，舌苔长期维持厚腻状态，总体获益强于其他疗法。这似乎犯了“虚虚实实”之戒，违反了“以平为期”之则，实则符合微阳态理论。这也是一种以补为主的“截断扭转”疗法，一种预防性治疗，属“治未病”范畴，对一些难治性、预后差的慢性疾病较为实用。

本例患者为肝癌转移晚期，初诊时体质尚可，虽有腹胀、便溏之脾虚，但苔黄厚腻，当时湿热为甚，故辨证为湿热、气滞的邪实为主，稍夹脾虚。肝癌耗损人体极快，根据微阳态调治法，虽当前以实证为主，但仍需温补以扶助人体正气为主，维持邪实正不虚状态，故针对肝郁脾虚用方柴芍六君子汤，而少用清化，仅用半枝莲、白花蛇舌草清热解毒。急则治其标，患者疼痛为主，当用延胡索、郁金、徐长卿等药物止痛。本例患者的治疗始终以脾胃为中心，以六君子汤加黄芪、当归、灵芝之温补为主，较长时间维持舌苔黄厚腻，维持邪盛正不虚的实证状态，患者的生存质量较好，亦体现了时时以维护微阳态为要。

# 第七章
## 肢体经络病证

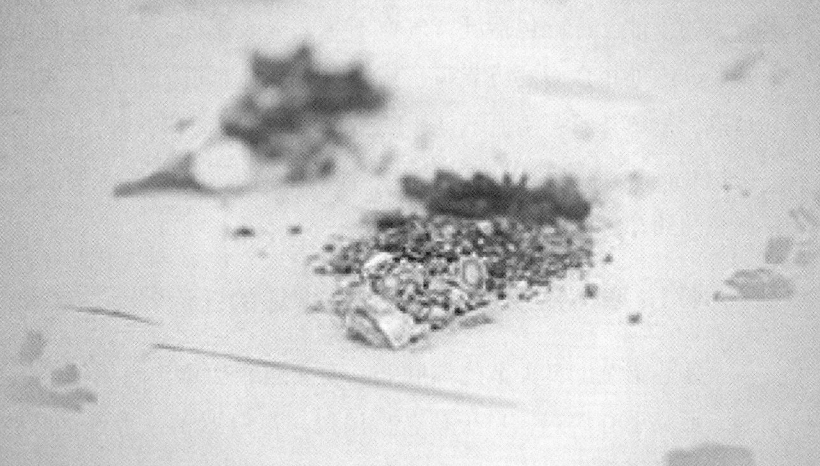

# 第一节　痹证

## 470. 谈谈《金匮要略》对“历节病”的证治。

根据《金匮要略·中风历节病脉证并治》的论述，历节病是指因肝肾不足，筋骨痿缓，风寒湿邪乘虚侵袭，客于经脉筋骨关节，主要表现以四肢多关节疼痛、肿胀、屈伸不利为主症的一种风湿病。晚期可出现身体羸瘦、关节肿大变形。可见，历节病属《内经》痹病范畴，属中医风湿病的一个病种，类似于类风湿关节炎的临床表现。

历节病发病内因为正气亏虚、外因为邪气侵袭，汗出腠理空疏为外邪侵袭的条件。正虚包括肝肾气血不足、卫表不固，外因包括风寒湿邪乘虚侵袭，内外相合而发历节病。其病因病机包括肝肾不足，寒湿侵袭；内有蕴热，复感外邪；阴血不足，风邪侵袭；气虚湿盛，汗出当风；偏食酸咸，内伤肝肾。其主要证候有风寒湿痹阻化热伤阴证和寒湿痹阻证，分别应用桂枝芍药知母汤和乌头汤治疗。

## 471. 寒热错杂痹证与气血虚痹证的证治？

寒热错杂证：关节灼热肿痛，而又遇寒加重，恶风怕冷；关节冷痛喜温，而又手心灼热，口干口苦，尿黄。苔白罩黄，舌红，脉弦或紧或数，此证型见于病程较长的痹证。其病机为寒郁化热，或经络蓄热，客寒外侵，闭阻经脉，治宜温经散寒，清热除湿。处方：桂枝芍药知母汤加减。寒重热轻者，加制川乌、威灵仙、伸筋草温经通络；热重于寒者，加生石膏、络石藤、豨莶草、海桐皮清热通络；关节疼痛、恶风怕冷明显者，加制附子、淫羊藿温阳散寒；手心灼热、舌红少苔者，加生地黄、地骨皮养阴清热。

气血虚证：关节疼痛、酸楚，时轻时重，或气候变化、劳倦活动后加重，形体消瘦，神疲乏力，肌肤麻木，短气自汗，面色少华，唇甲淡白，头晕目花，舌淡薄，脉细弱。此证型见于体虚患病或病久不愈伤正者。其病机为风寒湿邪久留经络，气血亏虚，经脉失养，治宜益气养血，和营通络，用黄芪桂枝五物汤加减。血虚明显者，重用当归，加生地黄、熟地黄；阴虚者，加玄参、石斛、山茱萸；兼有寒象者，加附子温阳散寒；兼有便溏者，加炒白术、苍术、茯苓健脾化湿；兼有瘀血者，加桃仁、红花；肢体麻木者，加苏木、路路通活血通络；久病迁延，或产后体虚，关节酸痛，加鹿衔草、石楠藤、金雀根、徐长卿祛风湿、强筋骨。

## 472.《温病条辨》中两个宣痹汤的药物组成、功效和主治？

一为出自《温病条辨》中焦篇。组成：防己、薏苡仁、杏仁、滑石各五钱，连翘、山栀、半夏、晚蚕沙、赤小豆皮各三钱。此方具有辛苦通阳之功效，主治湿痹，症见湿聚热蒸，蕴于经络，寒战热炽，骨骱烦疼，舌色灰滞，面目萎黄。

一为出自《温病条辨》上焦篇。组成：郁金、通草、射干、淡豆豉、枇杷叶。此方具有轻宣肺郁、理气化湿之功效。所主病证为湿热郁阻肺气，阻碍胃之升降，症仅见哕，吴鞠通称之为“肺痹”，治以清宣肺气为主。方用枇杷叶清肺热而和胃止哕，郁金、射干化浊开郁、清热降气，佐豆豉轻清宣泄，通草淡渗利湿，五味皆轻灵流通之品。

## 473. 痹证如何辨病位、病证特点用药？

若病在上肢、颈项，偏寒用片姜黄、桂枝、防风、葛根，偏热用桑枝、秦艽；病在下肢、腰背，偏寒用独活、鹿角霜、杜仲、续断，偏热用桑寄生、蚕沙、防己、牛膝；病在四肢关节，偏寒用千年健、威灵仙、伸筋草、松节，偏热用豨莶草、路路通、海桐皮。再者，藤类药善走经络，选用相应的藤类药通络引经，可使药物直达病所，以增强药效。如祛风通络用青风藤、海风藤、络石藤、丝瓜络，清热通络用忍冬藤，补虚和血通络用鸡血藤、石楠藤，祛湿通络用天仙藤。

针对病机病证特点组合配药如地黄、淫羊藿阴阳相济，益肾而蠲痹；石楠藤、鹿衔草补虚而祛风湿，松节、天仙藤祛湿消肿，透骨草、威灵仙通利关节，漏芦、土茯苓清解湿毒等。

## 474. 痹证治疗中川乌、草乌、附子、马钱子、雷公藤、全蝎、蜈蚣等有毒中药的应用注意事项？

虫类药如全蝎、蜈蚣，大多有毒或小毒，能破气耗血伤阴，故用量宜轻，一般不宜久服，可间断给药或数药交替选用。体虚者应与扶正补益药配伍使用，亦有体虚患者或产后得病用之而痛反剧者。若体虚甚或反见过敏者，则应慎用。

川乌、草乌、附子为治寒痹之要药，但其大辛大热、有毒，一般均应制用先煎，宜由小量开始递增，可加甘草同煮以缓其毒性。若药后出现唇舌发麻、头晕、心悸、脉迟有歇止，皆为毒性反应，即应停药。最好配甘草、蜂蜜或生姜，以减缓其毒性而不降低疗效。

马钱子苦寒，有大毒，善通经络，消肿散结止痛，治痹有专功，多于炮制后入丸散中用。单用散剂每日 0.3～0.6 g，过量见牙关僵硬、手足挛急，或强直性痉挛等毒性反应者，用肉桂、甘草各 6 g，煎服解毒。

雷公藤味苦，有大毒，为治痹专药，可从小剂量开始，从 5 g 递增至 15 g，去皮先煎 1 小时减毒，以复入辨证方中为好。持续服用过久对肝肾功能及造血系统有损害，妇女可致闭经，故以间歇应用为宜。过量可见吐泻、腹痛等反应，除洗胃、灌肠外，可饮生萝卜汁，或用莱菔子 100 g 煎服解毒。

## 475. 痹证如何辨识风、寒、湿、热和痰瘀的特征？

痹痛游走不定者为行痹，属风邪盛；痛势较甚，痛有定处，遇寒加重者为痛痹，属寒邪盛；关节酸痛、重着、漫肿者为着痹，属湿邪盛；关节肿胀，肌肤红，灼热疼痛为热痹，属热邪盛；关节疼痛日久，肿胀局限，或见皮下结节者为痰；关节肿胀，僵硬，疼痛不移，肌肤紫黯或有瘀斑者为瘀。

## 476. 介绍一些治疗痹证的外治方。

①艾叶 200 g，煎汤热浴，忌风。②海桐皮、桂枝、海风藤、路路通、

宽筋藤、两面针各 30 g，水煎，趁热熏洗关节，每日 1 ~ 2 次，每次 20 ~ 30 分钟，坚持 1 个月以上。③川乌、草乌、松节、生南星、生半夏各 30 g，研末，酒浸，擦患处（不可内服）。④食盐 500 克，小茴香 120 g，炒热，布包熨患处。

## 477. 介绍一些治疗痹证的酒药方。

①史国公药酒（成药）：每日两次，每次 30 ~ 50 mL。其配方如下：虎胫骨（以豹骨、狗骨代之）120 g，当归 60 g，杜仲（姜汁炒）60 g，牛膝 60 g，白术（炒）60 g，枸杞子 60 g，鳖甲（炙酥）60 g，防风 60 g，羌活 60 g，松节 60 g，蚕沙（炒）60 g，萆薢 60 g，苍耳子 120 g，秦艽 120 g，干茄根（蒸熟）120 g。共为粗末，浸入 15kg 白酒中，封 10 日，滤清，加冰糖 500 g，每次服一小杯（30 ~ 50 mL），每日两次。②白花蛇酒：白花蛇（干）90 g，羌活、防风、秦艽、当归、五加皮各 30 g，天麻 24 g，浸入 1. 5 ~ 2. 5kg 白酒中，1 个月左右取服，每次服 25 ~ 10 mL，每日 2 ~ 3 次。③青风藤、海风藤、穿山甲、追地风、五加皮各 30 g，白酒 500 mL，装入罐内，隔水蒸煮 1 小时，去药留酒，早晚各服 30 ~ 50 mL。④金银花、乌梅、制草乌、制川乌、甘草、红花各 9 g，白酒 0. 5kg，泡 12 日，取服，每日服 3 次，每次 5 ~ 10 mL。

## 478. 为什么说痹证治疗“遣药重视温通辛散”？

“盖痹者，闭也”，总因经络血脉不通，津血凝滞，而痰浊瘀血皆属阴类，故临证处方用药还应重视温通辛散，以增强药效。一般可用桂枝、细辛、麻黄；病情顽固者，则非大辛大热之乌、附难以取效。再者，风湿热邪相搏，湿遏热郁，配伍温通辛散之品可助疏散宣化，分消三气，如石膏分别与桂枝、麻黄、苍术配伍，即寓此意。

从临床实际来看，热痹患者证候表现常兼四末清冷、遇寒皮色青紫。推究其因实由热郁于内，阳气痹阻而不能通达四肢所致。故纵治热痹，开痹通络亦不可少，在大队清热蠲痹养阴药中，适当配以上述擅长通痹止痛之辛温药物，则温燥之性得制，而通痹止痛之力仍存，并可辛散络中郁热。一方之中，药性相悖，却有相反相成之妙，临证切不可误认为必具寒热错杂之证，方能配合温通辛散之剂。

## 479. 为什么说“顽痹当用虫类搜剔”？

虫类药颇多，钻透剔邪、搜风通络、消肿定痛是其主要特点。历代医家一致认为：虫类大多具有钻透剔邪、搜风通络、消肿定痛、祛湿化痰、止痉破血等功效，可治惊厥、卒中、痉证、痿证、痹证等病证。清代叶天士云：“风寒湿三气合而为痹，经年累月，外邪留着，气血俱伤，化为败瘀凝痰，混处经络，须用虫类搜剔，以动药使血无凝着，气可宣通。”故叶氏取“虫蚁迅速飞走之灵”的特征，借其“俾飞者升，走者降，血无凝着，气可宣通，搜剔络遂之瘀类”的特点治疗痹证。在其治痹的医案中，常用全蝎、蜈蚣、地龙、露蜂房、水蛭、蚕沙、土鳖虫、蜣螂虫、穿山甲等虫类药。他倡导用活血化瘀药与虫类药配伍以搜剔宣通经络，这为治疗久痹、顽痹奠定了基础，同时亦成后世临床应用虫类药的指导原则。

活血行瘀用穿山甲、土鳖虫，而穿山甲“走窜之性无微不至”，尤善疗痹；搜风剔络用全蝎、蜈蚣，而蜈蚣对僵挛、肿胀又胜一筹；祛风除湿用乌梢蛇、白花蛇，乌梢蛇效虽略逊，但性平无毒；祛风化痰用僵蚕；清热通络用地龙；祛风解毒用露蜂房等。虫类药功用同中有异，各有所长，应予辨证选用。若能应用得当，对缓解疼痛，改善关节功能，颇有裨益。

## 480. 谈谈痹证治疗中“治风先治血，血行风自灭”。

痹是由风邪为主所致的病证，风的产生，尽管病因各异，但都不同程度地出现了气血运行不畅的病理变化，因此其病机一般都涉及到血。血在风证的发生、发展和转归的整个病程中都起着至关重要的作用，无论是血虚、血热、血寒、血瘀、血燥皆可引起风证。关节痹痛，多为风、寒、湿三气杂至合而为痹。然无论外风、内风，久病皆可入络，故均可在祛风的同时，投以养血活血之药，以合内风宜息、外风宜散之旨。风邪久留易致血瘀、血虚，在行痹形成和发病过程中表现得更为复杂：①血虚易感风邪而致痹，而风邪又易耗血；②风邪久留易致血瘀，而血瘀风邪又易入侵；③痹证日久多虚多瘀，瘀虚并存，更易招风外感，而风盛则致虚瘀更甚。血虚、风邪、血瘀三者互为因果，形成双向恶性循环。另外，治疗行痹多用祛风药，而“风药多燥”，又易耗伤气血。但若对风与血复杂的关系仔细分析可发现，二者之间其实就是邪气与正气的关系。

纯用风药，必使阴血更耗；单行养血，邪难尽祛；风邪久留则瘀，病必缠绵难愈；而内风之起，多有阴血不足。因此，治疗当须伍用养血活血之药。一是为切中病机；二可制约风药燥散伤血。故前人有“治风先治血，血行风自灭”“治血先治风，风去血自通”之说。

## 481. 谈谈“藤类药”在痹证治疗中的应用。

痹证多为风寒湿邪入侵经络日久致使血脉痹阻，或是邪气郁久而致。《本草便读》中指出：“凡藤蔓之属，皆可通经入络。此物善治风疾，故一切历节麻痹皆治，浸酒尤为妙。以风气通于肝，故入肝，风湿胜，湿气又通于脾也。”藤蔓之类的药物，皆有善于缠绕且韧性极佳的特点，其不但具有行气活血的功效，且还有引经通络的作用，可以作为使药应用。其中海风藤、青风藤、络石藤、丝瓜络具有祛风通络的作用，忍冬藤及桑枝有清热通络的作用，鸡血藤、石楠藤、天仙藤具有补虚、活血通络的效果。

## 482. 谈谈颈椎病的证治。

风寒湿型：颈、肩、上肢串痛麻木，以痛为主，头有沉重感，颈部僵硬，活动不利，畏风寒，舌淡红，苔淡白，脉弦紧。治法：散寒除湿，舒经活络。方药：蠲痹汤加减。

气滞血瘀型：颈肩部及上肢刺痛，痛处固定，伴有肢体麻木、舌质黯、脉弦。治法：行气活血，通络止痛。方药：桃红四物汤加减。

痰湿阻络型：头晕目眩，头痛如裹，四肢麻木不仁，舌暗红，苔厚腻，脉弦滑。治法：化痰开窍，祛湿通络。方药：半夏白术天麻汤加减。

肝肾不足型：眩晕头痛，耳鸣耳聋，失眠多梦，肢体麻木，面红目赤，舌红少津，脉弦。治法：滋补肝肾，通络活络。方药：独活寄生汤加减。

气血亏虚型：头痛目眩，面色苍白，心悸气短，四肢麻木，倦怠乏力，舌淡苔少，脉细弱。治法：补气养血，舒经活络。方药：八珍汤加减。

针对颈椎病的主要症状：项强者，常重用葛根，甚者可达 100 g；眩晕者，常用天麻、钩藤、川芎、泽泻等；手麻者，常用威灵仙、鸡血藤、木瓜、伸筋草、姜黄、桂枝等；亦常加用僵蚕、地龙、全蝎、蜈蚣等虫类药。

## 483. 谈谈朱良春治疗痛风性关节炎的经验。

朱老认为痛风之发生是浊瘀为患，故应坚守“泄化浊瘀”这一法则，审证加减。常用的痛风处方：土茯苓、萆薢、薏苡仁、威灵仙、泽兰、泽泻、秦艽，伍以赤芍、土鳖虫、桃仁、地龙等活血化瘀之品，则可促进湿浊泄化，溶解瘀结，推陈致新，增强疗效，能明显改善症状，降低血尿酸浓度。蕴遏化热者，可加清泄利络之葎草、虎杖、三妙丸等；痛甚者伍以全蝎、蜈蚣、延胡索、五灵脂以开瘀定痛；漫肿较甚者，加僵蚕、白芥子、陈胆南星等化痰药，可加速消肿缓痛；如关节僵肿、结节坚硬者，加炮甲、蜣螂、蜂房等可破结开瘀，既可软坚消肿，亦利于降低血尿酸指标。如在急性发作期，宜加重土茯苓、萆薢之用量，并依据证候偏热、偏寒之不同，而配用生地黄、寒水石、知母、水牛角等以清热通络；或加制川乌、草乌、桂枝、细辛、淫羊藿、鹿角霜等以温经散寒，可收消肿定痛、控制发作之效。体虚者，又应选用熟地黄、补骨脂、骨碎补、生黄芪等以补肾壮骨。至于腰痛、血尿时，可加通淋化石之品，如金钱草、海金沙、芒硝、小蓟、茅根等。

## 484. 如何理解叶天士“补肝肾，调奇经”之论？

叶天士认为奇经有收摄精气，调节正经气血，维续、护卫、包举形骸的作用。奇经隶属于肝肾，肝肾内藏精血，充盈之时灌注而入奇经。如果肝肾虚损，精血耗乏，必然累及奇经受损。久痹正虚，穷及肝肾，且“肝肾下病，必留连及奇经八脉”。痹证虚甚，叶氏每以通补奇经独辟治径。其认为奇经虚证不同于一般虚损病的治疗，主张以血肉有情之品填补肝肾，以壮奇经。依据病证不同，佐以不同配伍。若遇虚中夹实的奇经病证，则注重采用通补兼施的方法。治疗奇经虚证的主要药物有：鹿角、鹿茸、龟甲、羊肉、羊肾、紫河车以及紫石英、当归等品。其中将鹿角、鹿茸列为首选，叶氏认为“鹿茸壮督脉之阳，鹿角霜通督脉之气，鹿角胶补督脉之血”，能煦提督脉，温理奇阳；龟甲滋阴益肾，入任脉以为静摄；紫石英暖宫镇冲，入冲脉以为镇逆；当归辛润通调，入带脉以为宣补。

## 485. 谈谈朱良春治疗痹证的经验。

朱良春教授从痹证成因、病变机制、临床表现等着手，分析了痹证成因，认为应从“阳气不足、肾督亏虚”的角度认识和诊治痹证，提出治痹“重温阳、壮肾督”的观点。朱老认为患者关节疼痛主要分为风痛、寒痛、湿痛、热痛、瘀痛。风痛者，用威灵仙、徐长卿、寻骨风；寒痛者，用制川乌、制草乌、炮附子、细辛此四味；湿痛者，用苍术、白术、熟薏苡仁、制附子等；热痛者，用白虎加桂枝汤加寒水石、黄芩、龙胆草、山羊角、水牛角等；肿痛较甚者，可外用芙黄散（生大黄、芙蓉叶），能加速消肿止痛；瘀痛者，需用蜈蚣、全蝎、水蛭、僵蚕、土鳖虫等。

“伤科治肿，重在化瘀；痹证治肿，重在祛湿”，朱老常将活血、利湿二法同用以提高疗效。在肿胀早期，常用土茯苓、防己、泽泻、泽兰等药；中后期则常用制半夏、制南星、白芥子、土鳖虫、乌梢蛇、刘寄奴、苏木、山慈菇等以化痰软坚，活血通络。

对于关节挛缩，疼痛肿胀，遇冷则减，偏寒湿者，重用制川乌、制草乌、桂枝、附子、鹿角片等温经散寒；关节红肿僵直、难以屈伸者，在清热解毒的同时，必加山羊角、地龙、蜂房、蜣螂、水蛭、蕲蛇、穿山甲、僵蚕等豁痰破瘀、虫蚁搜剔之品，以清热止痛，缓解僵挛；疼痛游走不定，肢体拘挛，风邪较重者，可选用宽筋藤、青风藤、海风藤、鸡血藤、忍冬藤等善于通行经络、疏利关节之药。在辨治时，可以上药配合熟地黄、淫羊藿、仙茅、肉苁蓉、补骨脂、鹿角片、鹿衔草等益肾培本之品，以标本同治，提高疗效。待患者病情缓解，较为稳定时，可继续服用益肾蠲痹丸防止病情复发。

朱老所创益肾蠲痹丸组成为：熟地黄、当归、鹿衔草、炙露蜂房、炙乌梢蛇、炙全蝎、炙蜈蚣、淫羊藿、钻地风、甘草、寻骨风、伸筋草、炙地龙、鸡血藤、老鹳草、苍耳子等。

## 486. 谈谈焦树德治疗尪痹的经验。

“尪痹”名称为焦老所创。他认为，尪痹的治疗大法应以补肾祛寒为主，辅以化湿散风、养肝荣筋、祛瘀通络。他创立了一系列经验方。

补肾祛寒治尪汤：续断 12 ~ 20 g，补骨脂 9 ~ 12 g，熟地黄 12 ~ 24 g，淫羊藿 9 ~ 12 g，制附片 6 ~ 12 g（15 g 以上时，需先煎 20 分钟），骨碎补 10 ~ 20 g，桂枝 9 ~ 15 g，赤白芍各 9 ~ 12 g，知母 9 ~ 12 g，独活 10 ~ 12 g，防风 10 g，麻黄 3 ~ 6 g，苍术 6 ~ 10 g，威灵仙 12 ~ 15 g，伸筋草30 g，牛膝 9 ~ 15 g，松节 15 g，炙山甲 6 ~ 9 g，土鳖虫 6 ~ 10 g，炙虎骨 9 ~ 12 g（另煎兑入）。水煎服，每日 1 剂，分两次服。倘若是虎骨、豹骨、熊骨均买不到，常用透骨草 20 g、寻骨风 15 g、自然铜（醋淬、先煎）9 g。三药同用，以代虎骨。

加减补肾治尪汤：生地黄 15 ~ 20 g，续断 15 ~ 19 g，骨碎补 15 g，桑寄生 30 g，补骨脂 6 g，桂枝 6 ~ 9 g，白芍 15 g，知母（酒炒）12 g，黄柏 12 g，威灵仙 12 ~ 15 g，炙山甲 9 g，羌独活各 9 g，红花 9 g，制附片 3 ~ 5 g，忍冬藤 30 g，络石藤 20 ~ 30 g，土鳖虫 9 g，伸筋草 30 g，薏苡仁 30 g。

补肾清热治尪汤：生地黄 15 ~ 20 g，续断 15 g，地骨皮 10 g，骨碎补 15 g，桑枝 30 g，赤芍 12 g，秦艽 20 ~ 30 g，知母 12 g，炒黄柏 12 g，威灵仙 15 g，羌独活各 6 ~ 9 g，制乳没各 6 g，土鳖虫 9 g，僵蚕 9 g，蚕沙 10 g，红花 10 g，忍冬藤 30 g，透骨草 20 g，络石藤 30 g。

补肾强督治尪汤：熟地黄 15 ~ 20 g，制附片 10 ~ 20 g，狗脊 20 ~ 40 g，鹿角胶 9 g（烊化，或鹿角霜 10 ~ 15 g），骨碎补 15 ~ 20 g，羌活 12 g，独活 10 g，续断 15 ~ 18 g，杜仲 15 g，桂枝 15 g，赤白芍各 12 g，知母 15 g，土鳖虫 6 ~ 9 g，僵蚕 9 ~ 12 g，防风 12 g，麻黄 3 ~ 6 g，炙山甲 9 g，怀牛膝 12 ~ 15 g，伸筋草 20 ~ 30 g。

补肾清化治尪汤：骨碎补 15 ~ 20 g，续断 10 ~ 20 g，怀牛膝 9 ~ 12 g，黄柏 9 ~ 12 g，苍术 12 g，地龙 9 g，秦艽 12 ~ 18 g，青蒿 10 ~ 15 g，豨莶草 30 g，络石藤 30 g，青风藤 15 ~ 25 g，防己 10 g，威灵仙 10 ~ 15 g，银柴胡 10 g，茯苓 15 ~ 30 g，羌独活各 9 g，炙山甲 6 ~ 9 g，薏苡仁 30 g。

## 487. 谈谈娄多峰治疗类风湿性关节炎的经验。

娄老创新性提出“虚、邪、瘀”理论，指出“虚”“邪”“瘀”三者分别是类风湿性关节炎发病的三大独立致病因素，也是类风湿性关节炎的病理结果，根据“虚”“邪”“瘀”的权重偏倚，分为“正虚候”“邪实候”“瘀血候”三候，对应的治疗则为“扶正”“祛邪”“化瘀”，给予经验方辨证施治。

气血亏虚证，用经验方黄芪桂枝青藤汤。药用：黄芪 90 g，桂枝 20 g，鸡血藤 30 g，青风藤 30 g，白芍 30 g，炙甘草 9 g，大枣 5 枚，生姜 5 片。加减：湿邪偏胜，肢体沉困，加萆薢；寒偏胜者，加附子、淫羊藿；风偏盛者，呈游走性疼痛，加茯苓、海风藤；畏风自汗，加白术、防风；食少便溏，加薏苡仁、焦三仙；腰膝酸软者，加杜仲、桑寄生、续断；上肢痛明显者，加羌活、姜黄；下肢痛明显者，加木瓜、川牛膝；颈项痛甚者，加川芎、葛根；类风湿结节或滑膜肥厚者，加僵蚕、乌梢蛇。

肝肾亏虚证，用经验方顽痹形羸饮。药用：制首乌 30 g，淫羊藿 15 g，桑寄生 30 g，当归 20 g，黄芪 30 g，白术 15 g，五加皮 15 g，丹参 20 g，乌梢蛇 12 g，透骨草 30 g，炒穿山甲 10 g，甘草 9 g。用法：水煎口服，日 1 剂。加减：风邪胜者，加防风、威灵仙、羌活；寒邪胜者，加制草乌、制川乌，或桂枝、细辛；湿胜者，加萆薢、薏苡仁。

湿热证，用经验方清痹汤。药用：忍冬藤 60 g，土茯苓 20 g，败酱草 30 g，络石藤 15 g，青风藤 30 g，丹参 20 g，老鹳草 30 g，香附 15 g。用法：水煎口服，日 1 剂。加减：风热表证，加连翘、葛根；气分热，加知母、生石膏；热入营血，加生地黄、牡丹皮；湿热胜者，加防己、白花蛇舌草；伤阴者，加生地黄、石斛。

寒湿证，用经验方顽痹寒痛饮。药用：桂枝 15 g，独活 30 g，制川乌、制草乌各 9 g，黄芪 30 g，络石藤 30 g，当归 20 g，丹参 30 g，老鹳草 30 g，鸡血藤 30 g，延胡索 20 g，甘草 10 g。用法：水煎口服，日 1 剂。加减：风邪胜，加防风、威灵仙；湿邪胜，加薏苡仁、萆薢；气虚者，加黄芪；血虚者，加当归、熟地黄。

瘀血证，用经验方化瘀通痹汤。方药：当归 18 g，鸡血藤 21 g，制乳没各 9 g，丹参 30 g，延胡索 12 g，透骨草 30 g，香附 12 g。用法：水煎口服，日 1 剂。加减：偏寒加桂枝、制川乌、制草乌、细辛；偏热，加败酱草、牡丹皮；气虚，加黄芪；血虚，加制首乌、熟地黄；关节畸形，加炒穿山甲、乌梢蛇、全蝎。

所创中成药寒痹停片，由制马钱子、制乳香、制没药、地黄、青风藤、制川乌、淫羊藿、制草乌、薏苡仁、乌梢蛇组成。本方药具有温经通络、散寒止痛的功效，用于寒痹。

## 488. 痹证医案举隅。

### 石幼山医案

陶君，男，48 岁。1971 年 11 月 12 日初诊。患者双手指关节气血失和，风湿互阻，酸痛多年，逐年增剧，骨膜增厚，关节扩大，肌肉萎缩。X 线片见骨质疏松，形成类风湿性关节炎。拟以活血祛风、和络温经为法，浸酒代煎，徐图收效。处方：当归 18 g，党参 18 g，黄芪 18 g，枸杞子 18 g，白菊花 18 g，僵蚕 18 g，白术 18 g，白芍 18 g，白蒺藜 25 g，豨莶草 25 g，海风藤 25 g，黄精 25 g，玉竹 25 g，细辛 6 g，红花 12 g，桂枝 12 g，青皮 12 g，陈皮 12 g，甘草 12 g，羌活 12 g，独活 12 g，制川乌 9 g，草乌 9 g。上药共研细末，纱布袋装，用上好的高粱酒 1.5 kg 浸泡半月，每天服 15 g。勿令醉，遇食滞、感冒暂停服用。擦剂：生川乌 6 g，生草乌 6 g，全当归9 g，僵蚕 9 g，白芷 9 g，红花 3 g，桂枝 6 g，冰片 6 g。用高粱酒浸透，涂擦患处，切忌入口。患者 1 周后复诊，诉药后双手指关节疼痛减轻，活动较前灵活，继以原方，徐图收效。

按：此案患者正值“六八”之年，肝肾渐亏，又因双手指气血失和多年，风湿痹阻手腕诸关节，经脉气血不畅，气血濡养涩滞，活动受阻日久，萎废不用则肌肉萎缩，筋萎骨痹，故可见酸痛不适等症状。石幼山教授治疗此案仍以调理全身气血为主，佐以化痰、祛湿、通络、行气等药，抽丝剥茧，层层深入，配合搽剂外用散寒止痛、温阳通络。方中妙用黄精、玉竹补气养阴，既能健脾润肺，又可制约草乌、细辛、桂枝等温阳药太过伤阴，阴阳互补，标本兼治，徐图取效。

### 李济仁医案

向某，女，34 岁。2010 年 12 月 2 日初诊。患者周身关节疼痛，反复发作近两年，双手晨僵明显，双中指关节轻度肿胀，恶寒。于2009年1月在本院风湿免疫科确诊为类风湿性关节炎，曾多处求治，疗效不佳。2010年10月本院查类风湿因子187 IU/mL，C反应蛋白9.32 mg/L。现时值冬令，上述症状逐渐加重。纳可，二便调，夜寐尚可，舌质淡红，苔薄白，脉细弦。中医诊断：痛痹，属风寒湿痹证。治宜祛风散寒，利湿通络止痛。处方：秦艽15 g，羌活15 g，独活15 g，八楞麻12 g，制川乌、制草乌（先煎）各12 g，雷公藤（先煎）12 g，黄芪60 g，苦参15 g，炒黄柏12 g，粉萆薢15 g，青风藤15 g，忍冬藤20 g，鸡血藤12 g，活血藤12 g，全蝎8 g，制乳香、制没药各12 g，土茯苓30 g，焦三仙各20 g，炙蜈蚣两条。每日1剂，水煎服。

二诊（2011年3月24日）：患者诉，药后周身关节疼痛稍缓解，偶有胃胀不适，纳食尚可，二便调，寐安。舌质淡红，苔薄白，脉细。守12月2日方去苦参，加鹿衔草、豨莶草各20 g。每日1剂，水煎服。

三诊（2011年4月21日）：患者诉，药后周身关节疼痛较前明显缓解，无胃胀，恶寒已不显。纳可，二便调，夜寐可。守12月2日方去焦三仙、苦参，加路路通15 g、豨莶草20 g、乌梢蛇9 g。每日1剂，水煎服。

四诊（2011年6月2日）：患者诉，药后周身关节疼痛减轻，余无明显不适。舌质淡红，苔薄白，脉细弦。守4月21日方，去路路通，加老鹳草30 g、片姜黄20 g。每日1剂，水煎服。

五诊（2011年7月7日）：患者诉，药后周身关节疼痛进一步缓解，无其他不适。舌淡红，苔薄白，脉细弦。复查类风湿因子91 IU/mL。守6月2日方去制乳香、制没药，加怀山药、宽筋草各20 g，乌梢蛇加至12 g。每日1剂，水煎服。

六诊（2011年7月28日）：患者诉，服药后周身关节疼痛较稳定，晨僵减轻，睡眠、饮食、二便正常。舌质淡红，苔薄白，脉细。守2010年12月2日原方去雷公藤，加老鹳草30 g、乌梢蛇12 g。每日1剂，水煎服。之后以上方为基础加减治疗，坚持服药。后病情稳定，能正常工作学习。

按：患者以全身关节疼痛为主，又肢冷畏寒，舌质淡红，苔薄白，脉细弦，可谓痛痹。系因络脉感受外邪，寒湿蕴阻，气血不得宣通，筋无所养，不能束骨所致，以寒为重，兼夹风、湿二邪。先生拟“温经羌独汤”

散寒除湿，祛风通络止痛。本方羌活、独活皆为辛苦温燥之品，为一常用药对，其辛散祛风，味苦造势，性温散寒，故皆可祛风除湿、通利关节。其中羌活药力雄厚，比较峻猛，能直上巅顶、横行手臂，故善祛上部风湿；独活药力稍缓，能通行胸腹、下达腰膝，善祛下部风湿。两药相合，能散一身上下之风湿，通利关节而止痹痛。川乌、草乌有温经散寒、通络止痛之功，且具有明显镇痛和局麻作用。同时，配用雷公藤祛风除湿、消肿止痛、通经活络，对疼痛以关节周围组织为主，尤其是肌肉疼痛，疗效较好。八楞麻又名接骨草，有良好的舒经活络之效。鸡血藤、活血藤养血活血、祛瘀舒筋止痛。鸡血藤养血之功优于活血藤，而活血藤更适于活血。先生喜二味并用，以冀补血而不滋腻，活血而不伤气。全蝎、蜈蚣祛风止痉、攻毒散结，其功专力雄，为治久痹、顽痹之要药，为防其耗血散血，配伍黄芪补气养血。秦艽祛风湿、疏经络而利关节。土茯苓泄浊解毒。用鹿衔草、豨莶草加强祛风湿、强筋骨之力而利关节。青风藤、粉萆薢、忍冬藤等功擅祛风除湿、舒筋活血、通络止痛。为减轻祛风湿药对胃肠道的刺激，加用焦三仙消食和胃。先生认为，痹证难以在短时间内完全治愈，故治疗时应以某方为主，大法基本不变，辅药随症加减，以体现变中不变、不变中有变的规律。先生指出，守法守方相当重要，切不可主方、大法变动不休。他针对痹证的每一证型，均确定了大法、主方。治疗上除针对寒热分治外，多兼以祛瘀、化痰、通络、扶正。且先生一再强调，辨病一定要与辨证相结合，才能发挥中医特色。

## 第二节　痿证

### 489. 痿证的病机？

湿热毒邪内侵，或高热不退，内热燔灼，伤津耗气，皆令“肺热叶焦”；肺不能敷布津液以润泽五脏，四肢筋脉失养，痿弱不用。湿邪入侵，久郁化热，湿热蕴积，浸淫筋脉，气血运行不利，筋脉肌肉失于濡养，以致弛纵不收成痿。饮食不节，损伤脾胃，内生湿热，阻碍运化，脾胃虚弱，久病致虚，中气受损，则受纳、运化、输布失常，津液气血生化之源不足，也可致痿。久病劳欲，跌倒瘀阻，筋脉失养，经脉失于濡润而致痿。瘀血内阻，新血不生，脉络不通，筋脉失养，或产后恶露未尽，气血瘀阻不畅，脉道不利，四肢失于濡养，均发为痿证。

痿证病变部位在筋脉肌肉，但根于五脏虚损。肺主皮毛、脾主肌肉、肝主筋、肾主骨、心主血脉，五脏病变，皆能致痿。上述各种致病因素，耗伤五脏精气，致使精血津液亏损而致五脏受损，功能失调，生化乏源，加重了精血津液的不足，筋脉肌肉因之失养而弛纵，不能束骨而利关节，而致肌肉软弱无力，消瘦枯萎，发为痿证。因此，痿证有因实致虚，因虚致实和虚实错杂的复杂病机。

## 490. 虎潜丸的药物组成、功效、主治和临床应用？

组成：虎胫骨 30 g，牛膝 60 g，陈皮 60 g，熟地黄 90 g，锁阳 45 g，龟甲 120 g，干姜 30 g，当归 45 g，知母 90 g，黄柏 90 g，白芍 60 g。研末，羊肉煮烂，捣和为丸，每服 9 g，日 2 次，淡盐汤或温水送下。本方药具有滋阴降火、强壮筋骨之功效。其主治肝肾阴虚，症见腰膝酸软、筋骨痿软、腿足痿弱、步履维艰、舌红少苔、脉细弱等。

## 491. 如何理解“治痿独取阳明”？

《素问·痿论》曰：“阳明者，五脏六腑之海，主润宗筋，宗筋主束骨而利机关。”故前人提出“治痿独取阳明”之说。其含义有三：一是采用益胃养阴和健脾益气之法；二是清阳明之热邪，包括清胃火、祛湿热以调理脾胃；三是选方用药，针灸取穴，一般都重视调理脾胃这一治疗原则。中医历来注重整体观，认为人体是有机的统一整体，一脏受邪，势必影响他脏而生病变。所以临床治取阳明还应该根据不同情况，根据辨证施治的原则，辨别虚实，审察逆顺，因时因人制宜。

“治痿独取阳明”中的阳明所指应为脾、胃、大肠，因这些脏腑在生理功能上需要相互协调，在病理上也相互影响，而在生理功能和病理表现上都有各自不同之处。所以在临床治疗时，根据各脏腑虚实寒热不同，制定相应治法，并非独取阳明是治疗痿证的唯一方法，要灵活对待，因肝肾虚者补益肝肾、由痰瘀阻络引起的要化痰逐瘀等，不必拘泥。

## 492. 为什么说治疗痿证后期须重视血肉有情之品的使用。

血肉有情之品，其概念是除有补益作用的草木金石药物以外，因动物有血、有肉、有骨、有髓之特性，运用有类似于人体脏腑组织结构相同的传统动物药以作补益，如“羊肉有形之物，能补有形肌肉说”“有情之属填精：牛骨髓、羊骨髓、猪脊髓、鹿角胶、龟胶、人乳，皆血肉有情”“鹿茸壮督脉之阳、鹿霜通督脉之气、鹿胶补肾脉之血”“盖鹿乃纯阳，龟、虎属阴，血气有情，各从其类，非金石草木比也”。血肉有情之品是指能补充人体五脏物质亏损、增强机能活动、改善衰弱状态、治疗多种虚证的动物类补益药物，而且侧重于“补益精气”。

痿证后期补益肝肾，须重视使用具有滋补作用的动物药，以补益精髓，如龟甲、紫河车、阿胶、鹿角胶。

## 493. 为什么说治痿要慎用风药?

《丹溪心法》指出：“痿证断不可作风治而用风药。”《景岳全书》指出：“痿证最忌发表，亦恐伤阴。”痿证多虚，实证亦多偏热，治风之剂，皆发散之品，若误用之，阴血愈燥，常酿成坏病。

## 494. 谈谈痿证治疗的针灸疗法。

（1）湿热痿证：主穴，足三里、解溪、髀关、合谷、曲池。配穴，上肢配手三里、肩髃、外关；下肢配阴陵泉、三阴交、阳陵泉、环跳。毫针刺，平补平泻。

（2）肺热痿证：主穴，少商、列缺、尺泽。配穴，上肢配合谷、曲池、肩髃；下肢配足三里、阳陵泉、环跳、风市。毫针刺，平补平泻，兼以点刺出血法。

（3）肝肾阴虚痿证：主穴，肝俞、肾俞、太溪、悬钟、三阴交。配穴，上肢配曲池、阳池、肩贞；下肢配阳陵泉、丘墟、八髎、环跳。毫针刺，用补法。

（4）心脾两虚证：主穴，心俞、脾俞、膈俞、太白、内关、中脘。配穴，上肢配大杼、肩髃、曲池、合谷；下肢配足三里、三阴交、阳陵泉、悬钟。毫针刺，用补法。

（5）气虚痿证：主穴，脾俞、肺俞、气海、关元、足三里。配穴，上肢配肩髃、手三里、阳溪；下肢配伏兔、阳陵泉、悬钟、解溪。毫针刺，用补法，加灸。

## 495. 能否根据痿证的证治方药来治疗阳痿？

阳痿的治疗主要从病因病机入手，属虚者宜补、属实者宜泻，有火者宜清、无火者宜温。命门火衰者，真阳既虚，真阴多损，应温肾壮阳，滋肾填精，忌纯用刚热燥涩之剂，宜选用血肉有情温润之品；心脾受损者，疏肝解郁；湿热下注者，苦寒坚阴，清热利湿，即《素问・脏气法时论》篇所谓“肾欲坚，急食苦以坚之”的原则。

痿证的治疗，分虚实两端。虚证以扶正补虚为主，肝肾亏虚者，宜滋养肝肾；脾胃虚弱者，宜益气健脾。实证宜祛邪和络，肺热伤津者，宜清热润燥；湿热浸淫者，宜清热利湿；瘀阻脉络者，宜活血行瘀。痿证要重视血肉有情之品的使用。

阳痿与痿证，异病同证者较多，故可以根据痿证的证治方药来治疗阳痿。如临床上常用加味二妙散来治疗阳痿湿热证。

## 496. 如何理解“泻南方，补北方”治疗痿证？

“泻南补北”出自《难经・七十五难》。此法根据五行生克关系，提出对肝实肺虚而脾土无恙的病证，要用泻心火、补肾水的方法来治疗。这种治法是对“虚者补其母，实者泻其子”的补充，说明五脏之间相互影响，治疗方法不能局限于补母泻子。可据此推演，如心实肾虚，要泻脾补肝；脾实肝虚，要泻肺补心；肺实心虚，要泻肾补脾；肾实脾虚，要泻肝补肺。

《素问・痿论》：“肝气热，则胆泄，口苦，筋膜干，筋膜干则筋急而挛，发为筋痿……肾气热则腰脊不举，骨枯而髓减，发为骨痿。”痿证日久，皆可累及肝肾，故重视补益肝肾为治疗痿证的又一原则。朱丹溪提出“泻南方，补北方”之说，即补肾清热的治疗方法，适用于肝肾阴虚有热者。

## 497. 谈谈重症肌无力的现代医学认识。

按其发病原因，重症肌无力可分两大类：一类为先天遗传性疾病，极少见，与自身免疫无关；第二类是自身免疫性疾病，最常见。其发病原因尚不明确，普遍认为与感染、药物、环境因素有关。重症肌无力患者发病初期往往感到眼或肢体酸胀不适，或视物模糊，容易疲劳，天气炎热或月经来潮时疲乏加重。随着病情发展，骨骼肌明显疲乏无力。其显著特点是肌无力于下午或傍晚劳累后加重，晨起或休息后减轻，此种现象称为“晨轻暮重”。全身骨骼肌均可受累，可有如下症状：眼皮下垂、视力模糊、复视、斜视、眼球转动不灵活；表情淡漠、苦笑面容，讲话大舌头、构音困难，常伴鼻音；咀嚼无力、饮水呛咳、吞咽困难；颈软、抬头困难，转颈、耸肩无力；抬臂、梳头、上楼梯、下蹲、上车等困难。

可采用以下方式治疗：胆碱酯酶抑制剂、免疫抑制剂、血浆置换、静脉注射免疫球蛋白、中医药治疗等。中医在重症肌无力的治疗上起着保驾护航的作用，而且具有重建自身免疫功能之功效。90%以上的患者有胸腺异常，胸腺切除是重症肌无力有效治疗手段之一。胸腺切除术适用于在16~60岁之间发病的全身型、无手术禁忌证的重症肌无力患者，大多数患者术后获效显著。其中合并胸腺瘤的患者占10%~15%，是胸腺切除术的绝对适应症。

重症肌无力患者预后较好，小部分患者经治疗后可完全缓解，大部分患者可药物维持改善症状，绝大多数疗效良好的患者能进行正常的学习、工作和生活。

## 498. 谈谈格林－巴利综合征的现代医学认识。

格林－巴利综合征是常见的脊神经和周围神经脱髓鞘疾病，又称急性特发性多神经炎或对称性多神经根炎。多数患者发病前有巨细胞病毒、EB病毒或支原体等感染，但少数病例病因不明。其临床表现为进行性、上升性、对称性麻痹、四肢软瘫，以及不同程度的感觉障碍。脑脊液检查，出现典型的蛋白质增加而细胞数正常，又称蛋白细胞分离现象。

保持呼吸道通畅，防止继发感染是其治疗的关键。吞咽肌及呼吸肌受累时咳嗽无力，排痰不畅，必要时气管切开，呼吸机辅助呼吸；加强护理，多翻身，以防压疮；面瘫者需保护角膜，防止溃疡。因本病可合并心肌炎，应密切观察心脏情况，补液量不宜过大。大剂量丙种球蛋白静脉应用，应尽早用。适当应用神经营养药物，如辅酶A、ATP、细胞色素C等代谢性药物，亦可同时应用维生素 $B_{12}$、弥可保等。

病人呈急性或亚急性临床经过，多数可完全恢复，少数严重者可引起致死性呼吸麻痹和双侧面瘫。

## 499. 谈谈邓铁涛治疗重症肌无力的经验。

邓老认为凡重症肌无力见眼睑下垂、复视斜视、四肢无力、咀嚼乏力、吞咽困难、饮水反呛、气短体倦，或见呼吸困难、肌肉萎缩者，均可以强肌健力饮治之。强肌健力饮由黄芪、党参、白术、当归、升麻、柴胡、陈皮、五爪龙、甘草组成，功能补脾益气、强肌健力。邓老在临床实践治疗重症肌无力时，运用黄芪、五爪龙的剂量为60～120 g，也有重用至180 g。临床运用时，可根据病情加减用药。邓老常用加减法有：兼肝血不足，加山茱萸、枸杞子、何首乌、黄精；兼肾虚，加菟丝子、桑椹；阳虚明显，加巴戟天、肉苁蓉、淫羊藿；阴虚明显，加山茱萸，或加服六味地黄丸；兼心血不足者，加炒酸枣仁、夜交藤；兼胃阴虚者，以党参易太子参，加石斛；兼湿（服用激素者）者，加薏苡仁、茯苓；服用免疫抑制剂者，加白茅根、谷芽；兼痰者，加浙贝母；兼外邪者，一般用轻剂之补中益气汤，酌加豨莶草、桑叶、千层纸、浙贝母等；胸腺增生或胸腺瘤术后，加八月札、山慈菇；不愿服激素者，加紫河车；合并真菌感染者，加珍珠草；儿童患者，加独脚金；兼见皮肤白色素斑者，加桑白皮、合欢皮。

## 500. 谈谈李济仁治疗痿证的经验。

国医大师李济仁治疗痿病除辨明脏腑病位，有的放矢用药，在补肝肾的同时，还注重从肺、脾、胃调治。他认为“治痿独取阳明”是强调从脾胃着手，或健脾胃，或清湿热以治痿病，并重视脾胃功能的健运，时时顾护胃气，但并非“独取”。因经络是人体气血循行的通路，经络闭阻乃痹证病机，而痿证肢体活动减少，经络易于瘀，或积血不消，影响气血的运行，可更致筋骨失却濡养，关节不利，肌肉萎缩。故在治疗痿证时，李老多用舒筋通络法，并嘱患者常做肢体方面锻炼，以防肌肉萎缩。

另据“肝肾同源”之说，以精血互生之论治疗痿证还应补肝肾、强筋续骨、舒筋活络、滋阴润肺等综合调治。其治疗痿证据新安培本固元医理而重用黄芪、当归等益气养血药。若脾气虚弱、倦怠乏力，则伍以党参、白术。还常伍以五爪龙、伸筋草，此两药直入肝肾两经，善通经络，疗肢体麻木、屈伸不利。穿山龙归肝、肺经，功善祛风活血通络，清肺化痰；全蝎配僵蚕息风镇痉、攻毒散结、通络止痛，对于风寒湿痹久治不愈、筋脉拘挛甚则肢体萎废作用颇佳；穿山甲味淡性平，气腥而窜，其走窜之性无微不至，故能宣通脏腑、贯彻经络、透达关窍，凡血凝、血聚为病皆能开之；牛膝原为补益之品，而善引气血下行，善治肾虚腰疼、腿疼，或膝痛不能屈伸，或腿疼不能任地。对于双下肢萎软无力者，李济仁常用牛膝配伍桑寄生、续断、黄芪、当归、川芎等驱邪而使之流通，滋养而助其营运；宣木瓜作用部位亦偏于下肢，专入肝益筋走血，功能祛湿舒筋活络，主要用于腰膝无力及筋痹、骨痹之关节拘挛、筋脉拘急者，尤以两膝疼痛不利、麻木为佳，先生认为痹痿证尤其骨痹、筋痹以下肢为主者，无论虚实均可酌用木瓜；五加皮功能祛风湿、补肝肾、强筋骨，与木瓜配伍，一偏于利湿行水，一偏于舒筋活络，两药合用有协同作用。诸药合盟，功效独特。

### 501. 痿证医案举隅。

## 冉雪峰医案

弟子龚去非（首批全国名老中医学术经验继承工作指导老师）回忆：1934年春，族弟龚家鳌在湖南长沙坡子街“同德泰”著名中药店学徒，某日由人力车夫背负到我的诊所。见其双下肢自膝以下枯瘦如柴，双下肢感觉运动完全丧失，无诸关节痛病史，无关节肿胀、疼痛，大小便均正常，上半身活动正常，但神色惨淡，诉述病情声与泪俱。据云：起病已五月（开始症状我已遗忘不能回忆），曾住长沙湘雅医院（当时的教会大医院）

四月余，无明确诊断，无疗效，医院嘱其出院，因而只好回家乡等死。当时我对此病无认识，请我叔父及当地老中医齐尧臣医生会诊，一致均认为是“虚寒痿证”，处黄芪桂枝五物原方。

我内心认为病重药轻难能奏效，遂专诚拜谒先生（冉雪峰，此为我第二次在汉口市拜谒先生）请教。先生当时尚能认识我，于百忙中和我接谈。我备述病情和会诊经过，先生对诊断无异议，亦同意用此方，但云：黄芪桂枝五物汤《金匮》治血痹重证之“身体不仁，如风痹状”，后四字是说明有风痹疼痛症状，故倍用生姜辛散，通阳散寒，益气行痹，以驱邪外出。今患者无疼痛，但不仁不用，无邪可驱，不宜侧重辛散，应侧重温养卫气、元气，寓通于补。遂将原方黄芪增至一两五钱（当时是库伦箭芪），并加入部分平养精血之品。一再叮嘱：要令患者树信心，注意营养，保暖，守方久服，三月后定好转。且由于病程不算过长，患者年轻未婚，全身情况尚佳，一定能痊愈。后来此方一直连用半年，果然三个月后病情减半，半年恢复行动自如。新中国成立后在武汉中药材公司任职三十余年，儿孙满堂。

按：冉雪峰先生仅抓住“无疼痛，但不仁不用”这一辨证关键，而力主变辛散为温养；又分析此方能治愈，其临床思路与方法，足资启发后人多矣！

## 张伯礼医案

患者，男，69 岁。2015 年 9 月 17 日初诊。家属代诉，患者于 2015 年 7 月出现头晕，有天旋地转感，伴恶心呕吐，实时测血压：180/110 mmHg。口服替米沙坦未见效果，且出现双眼睑下垂伴咀嚼无力，晨轻暮重。于环湖医院就诊，以“重症肌无力”收入院治疗。西医诊断：重症肌无力，缺血性脑血管病，高血压 3 级，陈旧性脑梗死。予溴吡斯的明片 60 mg，每日 4 次，7 月 31 日出院。后再次因该病于 2015 年 9 月 1 日在天津医科大学总医院住院治疗。刻诊：头晕，双眼睑下垂伴咀嚼无力，视物重影，颈项无力。自觉病情持续加重。余症尚可。纳少，寐安，二便调。舌红，边有齿痕，苔黄厚腻。既往史：高血压 20 余年，血压最高达 180/110 mmHg，平素口服替米沙坦 40 mg，每日 1 次，血压控制良好；腔隙性脑梗死 5 年余，无明显后遗症。现服药物：溴吡斯的明 60 mg，每日 4 次；泼尼松 15 mg，每日 1 次；替米沙坦 40 mg，每日 1 次。处方：茵陈 20 g，苍术 15 g，萆薢 20 g，鸡血藤 15 g，忍冬藤 30 g，牛膝 15 g，赤芍 15 g，黄芩 20 g，葛根 15 g，伸筋草 30 g，茯苓 15 g，丹参 30 g，半夏 15 g，杜仲 15 g，生牡蛎 20 g。14 剂，每剂 3 煎，两日 1 剂。

二诊：服药后患者双眼睑未再继续下垂，咀嚼无力缓解，头晕及视物重影未再出现。但觉右上肢无力，多汗，动则尤甚。纳可，寐安，二便调。舌红，边有齿痕，苔黄腻，脉弦滑。患者自觉诸症明显好转，遂自行停服溴吡斯的明、泼尼松。治用前方去赤芍、忍冬藤，加豆蔻 12 g，枳壳 15 g，天麻 15 g，夏枯草 20 g。14 剂，每剂 3 煎，两日 1 剂。

三诊：患者服药后眼睑活动正常，咀嚼有力，无头晕。唯觉周身乏力，双下肢尤为明显，但肌力正常，活动自如。一周前时有足大趾及双手手指肌肉痉挛症状。纳可，寐安，二便调。舌淡红，边有齿痕，苔薄白，脉弦。治用前方去豆蔻、茯苓、枳壳，加桑枝 30 g，山茱萸 15 g，土茯苓 15 g，薏苡仁 15 g，代赭石 20 g，山楂 15 g。14 剂，每剂 3 煎，两日 1 剂。

后再复诊 4 次，均在原方基础上随症加减，续服半年余，诸症减轻，病情平稳。患者眼睑活动正常，咀嚼有力，偶感双下肢乏力。无头晕，血压维持在 140/80 mmHg。

半年后于 2016 年 6 月 20 日，患者无明显诱因出现病情反复，遂再来就诊。刻诊：咀嚼无力，双上肢抬举不能，双下肢自觉发凉、麻木，周身乏力。无吞咽困难、双眼睑下垂及视物重影。纳寐尚可，二便调。舌暗，苔薄白，略浊腻，脉弦滑，沉取无力。处方：生黄芪 30 g，苍术 15 g，桑枝 30 g，牛蒡子 15 g，射干 12 g，牛膝 15 g，葛根 15 g，天麻 15 g，丹参 30 g，郁金 15 g，黄连 15 g，狗脊 15 g，枸杞子 15 g，桑寄生 15 g，全蝎（研冲）5 g，炙附片（先煎）15 g，老鹳草 20 g，鸡血藤 15 g，珍珠母 20 g。10 剂，每剂 3 煎，两日 1 剂。

电话随访半年，患者守方服药，自诉咀嚼有力，双上肢抬举自如，日常活动不受限，双下肢偶自觉发凉和乏力，无双眼睑下垂、视物重影，病情稳定。

按：通过此案例可知，中医治病切忌守执泥古，只知脾主肌肉，逐予健脾益气之治，不知临证权辨，湿热内蕴，妄补助湿化热，使痿证更甚；有是证用是药，本例前期清热利湿，复发益气活血，都能取得良效。

# 第三节　颤证

## 502. 颤证的病机？

颤证的病理因素为风、火、痰、瘀。风多以阴虚生风为主，也有阳亢动风或痰热化风者。痰多因脾虚不能运化水湿而成，也有热邪煎熬津液所致者。痰邪多与肝风或热邪兼夹为患，致使肌肉筋脉失养，痰郁日久也可化热生风致颤。火有实火、虚火之分。虚火为阴虚生热化火，肝肾乙癸同源，若水不涵木，肝肾交亏，肾虚髓减，脑髓不充，下虚则高摇。实火为五志过极化火，火热耗灼阴津，扰动筋脉不宁以致成颤。久病多瘀，瘀血常与痰浊合并，阻滞经脉，影响气血运行，致筋脉肌肉失养而发为颤证。

因此，颤证的基本病机为肝风内动，筋脉失养。其中又有肝阳化风、血虚生风、阴虚风动、瘀血生风、痰热动风等不同病机。其病位在筋脉，与肝、肾、脾等脏关系密切。颤证的病理性质总属本虚标实。本虚为气血阴阳亏虚，以阴津精血亏虚为主；标实为风、火、痰、瘀为患。

## 503. 颤证的治疗如何在辨证的基础上配合息风法？

颤证属风病的范畴，临床对颤证各证型的治疗均可在辨证的基础上配合息风法，也就是清热、平肝、滋阴、潜阳等药物与息风药物配伍。常用的息风药物有草木类的钩藤、白蒺藜、天麻等，鳞介类的石决明、珍珠母、生龙骨、生牡蛎、赤石脂、代赭石、龟甲、鳖甲等，虫蚁类的全蝎、蜈蚣、僵蚕、地龙等。其中草木类平肝息风力弱，鳞介类重镇息风力强，龙骨、牡蛎偏镇心，石决明、珍珠母偏镇肝，龟甲、鳖甲育阴潜阳息风。鳞介类药物宜碾碎包煎，若交代患者将中药煎熬两次，这类药又宜先煎半小时；若煎熬 3 次以上，则不必先煎。虫类药不但息风定颤，还能搜风通络。全蝎、蜈蚣宜作散剂冲服效佳，而临床实际入煎剂多。另外，清热息风的羚羊角可用山羊角代替，犀角可用水牛角代替。

## 504. 谈谈定振丸（《证治准绳》）、止痉散的药物组成、功效和主治？

定振丸出自《证治准绳·类方》卷五。其药物组成为天麻(蒸熟)、秦艽(去芦)、全蝎(去头、尾)、细辛各30 g，熟地黄、生地黄、当归、川芎、芍药各60 g，防风、荆芥各21 g，白术、黄芪各45 g，威灵仙(酒洗)15 g。上药为末，酒糊丸，梧桐子大。每服70～80丸，空腹时用白汤或酒送下。其功效为益气养血、息风定振，主治气血两虚，风气外袭所致之老年人颤振。

止痉散出自《流行性乙型脑炎中医治疗法》（河北人民出版社，1956年）。药物组成为全蝎、蜈蚣各等分。每服1～1.5 g，温开水送服，每日2～4次，一般配方用。其功效为祛风止痉、通络止痛，主治痉厥、四肢抽搐、顽固性头痛、偏头痛、关节痛等。

## 505. 谈谈帕金森病、肝豆状核变性的现代医学认识。

帕金森病是一种常见的神经系统变性疾病，老年人多见，平均发病年龄在60岁左右，40岁以下起病的青年帕金森病较少见。帕金森病最主要的病理改变是中脑黑质多巴胺能神经元的变性死亡，由此引起纹状体多巴胺含量显著性减少而致病。导致这一病理改变的确切病因目前仍不清楚，遗传因素、环境因素、年龄老化、氧化应激等均可能参与帕金森病多巴胺能神经元的变性死亡过程。帕金森病起病隐袭，进展缓慢；首发症状通常是一侧肢体的震颤或活动笨拙，进而累及对侧肢体；临床上主要表现为静止性震颤、运动迟缓、肌强直和姿势步态障碍。近年来人们越来越多的注意到抑郁、便秘和睡眠障碍等非运动症状也是帕金森病患者常见的主诉，它们对患者生活质量的影响甚至超过运动症状。药物治疗是帕金森病最主要的治疗手段。左旋多巴制剂仍是最有效的药物。手术治疗是药物治疗的一种有效补充。康复治疗、心理治疗及良好的护理也能在一定程度上改善症状。目前应用的治疗手段主要是改善症状，但尚不能阻止病情的发展。

肝豆状核变性病又称Wilson病，由先天性铜代谢异常所致，属常染色体隐性遗传病。病人每日从饮食中摄取的铜，从肠吸收入血超过正常，至肝后因肝细胞溶酶体功能异常，铜蓝蛋白合成障碍以及铜从胆汁排泄减少，使铜在肝积聚，可引起肝脂肪和糖原沉积、炎症、纤维增殖、细胞坏死以至肝硬化。其余的铜与白蛋白结合成疏松的复合物从肝释放入血，在其他组织沉积并引起损害，特别以脑、角膜、肾为重要。铜在脑广泛沉积，引起神经元损害、坏死，出现各种运动障碍和精神异常；在角膜后弹力层沉积，于角膜周围形成绿棕色或棕锈色具有诊断特征性的 Kayser - Fleischer（K - F）环。其治疗主要为防止铜继续在组织累积并将已沉积的铜移去。排铜首选青霉胺，也可用二巯丙醇，但疗效较差；其次为二盐酸三乙烯四胺。日常养护方面，应采用低铜饮食；在进餐时服用硫酸化钾，可减少铜从胃肠道吸收。对肝、脑症状，给予对症治疗。

## 506. 为什么说颤证的治疗“顾护脾胃，贯穿始终”?

人过中年，脾胃逐渐亏损，或久病脾胃失调，或膏粱厚味损伤脾胃，或因服食药石虫介损伤脾胃，导致气血亏虚，虚风内动。脾胃为水湿痰饮之源，痰热动风，筋脉失养。颤证发病过程中，或因脾胃受损引起颤证，或因病颤证而导致脾胃功能失调，二者互为因果，故临证治疗全程当关注和顾护脾胃。“诸风掉眩，皆属于肝”，颤证为风病，按“知肝传脾，当先实脾”理论，颤证治疗亦当顾护脾胃。脾胃虚弱者，应配伍健运脾胃之品，并防碍胃。金石类或虫类药等有伤脾胃功能者，临证时应酌情配伍护胃之品。

## 507. 从颤证谈谈“瘀血生风”。

饮食不节，情志失调，年老久病，颅脑外伤，或感染秽浊之邪，均可导致瘀血内生，阻滞气血，元神之府失于充养，使其失于上行下达，协调机体运动之功能而致颤证。颤证的临证特点以肢体动摇不定为主，与“风胜则动”的病机相符，故颤证可表现为“瘀血生风”。

颜德馨认为，颤证多由瘀血作祟，多属筋脉病变。心主血以养脉，肝主疏泄以濡筋，若气滞血瘀，血气不能濡养筋脉，则颤证易发。或因情志不遂，肝郁气滞，导致血瘀，引动内风。或夹风痰，壅滞脉络，以致瘀血内生，筋脉失养。或因饮食不节，损伤脾胃，助湿生痰致瘀，而筋脉失养。

或因年老久病，肝肾精血不足，血涩致瘀，风阳内动，筋脉失养。或因外伤引起瘀血内阻，络脉不通，虚风内动，上扰清窍，筋脉失养而为颤证。

## 508. 如何理解“诸风掉眩，皆属于肝”？

“诸风掉眩，皆属于肝”为《黄帝内经》“病机十九条”之一。其中的“掉”有颤振之义，“皆”为多数之义。本论述说明多数颤振与肝有关。“肝主身之筋膜”“肝为罢极之本”，肝体阴而用阳，若肝血不足，则筋脉失养，风阳内动，发生颤证。至于发病年龄，《黄帝内经》有“五十岁，肝气始衰”“七八，肝气衰，筋不能动”之说，说明颤证多自中年后易发。

应从两方面理解颤证多与肝相关。一是引起颤证的病因除肝风外，尚有痰热、瘀血、髓海不足、气血亏虚等，因此颤证与脾、肾、肺诸脏亦关系密切。二是颤证病程长，必然引起复杂的病理机转，往往虚实夹杂。虚为本，主要是肝肾亏虚、气血亏虚；实为标，主要是风、血、痰、郁等。所以在治疗时要辨明标本缓急，多标本兼治。

## 509. 谈谈火热痰浊与颤证发病的关系。

楼英认为“本病多为风火相合”，王肯堂亦有“头摇属风属火”的论断。患颤证之人多有脾虚运化失司，痰湿内蕴而生痰火，或气滞血瘀日久化热化火、食积化火；或所欲不遂，情志内郁，五志化火，均可动风为颤。痰浊之邪内阻，经气不畅，筋脉失于濡养而肢体颤动不已，僵硬强直，手不能持物或持物不稳，动作迟缓或笨拙。痰浊致病广泛，内而脏腑，外而皮肉筋骨，上至巅顶，下至涌泉，多随气机升降而行，亦可与风、热、瘀血相兼，阻滞气血通达，不能濡养脑络、筋脉，则头摇、身动、手不能传物、难以屈伸。

## 510. 谈谈颜德馨治疗颤证的经验。

颜德馨治疗颤证推崇气血学说，在古人“血虚生风”的理论上创立“血瘀生风”的观点（见前所述），遵循“疏其血气，令其条达而致和平”的重要治疗原则，主张运用活血化瘀、祛风通络之剂治疗颤证。临床习用王清任的血府逐瘀汤、通窍活血汤化裁，根据患者的表现随症加减，每每能获良效。血府逐瘀汤由桃红四物汤合四逆散加桔梗、牛膝而成。其特点是活血化瘀而不伤血，疏肝解郁而不耗气。诸药配合，使血活气行，瘀化热消而肝郁亦解，诸症自愈。常用药物如：当归、赤芍、桃仁、红花、川芎、生蒲黄、柴胡、枳壳、桔梗、熟大黄等。若肝阳偏亢，则加龙骨、牡蛎、磁石以潜阳息风。阴虚阳亢则予鳖甲、龟甲等滋阴潜阳之品。瘀血日久可加用搜剔脉络瘀血之水蛭、全蝎、蜈蚣、土鳖虫等。

## 511. 谈谈任继学治疗颤证的经验。

根据五神理论，任继学提出颤证的发生原因有五：肾气不足，肾精亏耗；七情所伤；喋谈朗诵，饥劳伤气；心血不足或心气虚弱；痰饮为患。任继学认为，颤证的形成虽与脑有关，但以肾为本、以脾为根、以肝为标，治宜补肾为主、健脾为法、调肝为方。风阳内动，宜滋阴潜阳，方用滋生青阳汤（《医醇賸义》）；髓海不足，治宜填精益髓，方用延寿瓮头春酒，又名神仙延寿酒（《寿世保元》）；阳气虚弱，治宜补中益气，方用补中益气汤或四君子汤；心虚血少，治宜补心宁神，方用天王补心丹或炙甘草汤；痰涎壅滞，治宜豁痰醒神，方选二陈汤。

除了药物治疗外，还必须注意调养。其调养之法，四时顺摄，晨昏护持；谦和辞让，损己利人；物来应顺，事过心宁；口勿妄言；行住量力，勿妄行；悲哀喜乐，勿令过情；寒暖适体，勿侈华艳；动止有常，言谈有节；呼吸平和，安神闺房；爱憎得失，揆之以义，可以延年防颤。

## 512. 颤证医案举隅。

### 颜德馨医案

冯某某，女，54岁。2003年11月20日初诊。患者于1988年有颅脑外伤史，自1998年起出现头部、四肢颤抖，且呈进行性加重，近1年来出现口齿不清，舌麻，心烦，大便不畅，舌紫、苔薄，脉小弦。1年前曾进行脾切除术。查体：肌力正常，未引出锥体束征，四肢共济差，指鼻试验（+）。头颅核磁检查示：小脑轻度萎缩，诊断为小脑萎缩，小脑变性。考虑瘀浊夹风交于清阳之巅，络脉不通而致震颤。处方：磁石（先煎）30 g，鳖甲（先煎）15 g，丹参 15 g，赤芍 9 g，生蒲黄 9 g，苏木 9 g，灵芝 15 g，石菖蒲 9 g，全蝎 1.5 g，蜈蚣 2 条，桃仁 9 g，川芎 9 g，熟大黄 4.5 g，葛根 9 g，水蛭 3 g。水煎服。两周后，震颤小安，再守前法，上方改熟大黄为 6 g，加百合 15 g。两个月后，患者症状已趋安定，震颤明显减轻，举步稳定。

按：本例为外伤引起的颤证，病程较长。久病有瘀，由瘀血而致颤，符合颜老的“瘀血生风”论。故取众多活血化瘀之药，并配以水蛭、全蝎、蜈蚣等虫蚁药以搜剔经络之瘀血，使顽疾得以好转。

## 戴丽三医案

刘某，男，60 岁。患者右侧手足颤抖不止，历时两年多，曾经中西医治疗无效。刻诊：右手颤抖不已，不能取物，亦不能持物。畏寒身重，面色晦暗不泽，精神不振，甚感忧愁。舌苔滑腻，脉象三五不整。索阅所服中药处方，多系养血祛风、清热涤痰之类。此症时日已久，若再迟延，则有“偏枯”之虞。查其病根在于脾肾阳虚，风痰郁阻。因肾阳即命火，命火不足，火不生土，则脾阳不振，水湿难运，痰湿停滞，阻碍肺胃气机之宣达。因脾主四肢，肺主一身之气，脾肺之机能受抑，木气鼓之，故手足颤抖也。因其标乃风痰，本在脾、肾，故滋阴养血、平肝息风，非其所宜。根据以上分析，先予壮火扶阳、健脾燥湿、祛风豁痰之剂。处方：术附汤和郑钦安姜附茯半汤加味。黑附片（先煎）60 g，漂白术 30 g，生姜（取汁分次兑入）30 g，茯苓 15 g，法半夏 9 g，炙南星 15 g，天麻 9 g，白芥子 6 g，甘草 6 g。嘱服两剂。

二诊：药后精神较好。为求根治，宜予温肾扶阳、调和营卫、祛风散寒燥湿之剂。因此证不仅肾阳大虚，脾湿不运，且肺胃气机郁滞，易致营卫失调，风寒湿邪阻遏经络不通。若施疏通经络、调畅气机之剂，则治病之药不易到达病所。治疗用自拟方附子桂枝独活寄生汤加南星。处方：黑附片（先煎）60 g，桂枝 9 g，炒白芍 9 g，法半夏 9 g，茯苓 15 g，川芎 6 g，防风 9 g，独活 6 g，桑寄生 15 g，乌药 9 g，炙天南星 9 g，甘草 6 g，烧生姜 3 片，大枣 3 枚。

三诊：服两剂，自觉颤抖有所减轻，患者颇感欣慰，要求续为根治。腻苔已退，此乃寒湿化而未净。由于经络疏通，脉由三五不整转为弦大，是脾肾之阳未复也。乃用附子理中汤加味。处方：黑附片（先煎）60 g，党参15 g，漂白术15 g，干姜15 g，法半夏9 g，茯苓15 g，炙天南星9 g，天麻15 g，代赭石15 g，紫石英15 g，赤石脂15 g，甘草6 g。上方附子温壮脾肾之阳，理中汤大振中州，执中央以运四旁，此乃理中之旨也，加半夏、茯苓燥湿健脾降逆化痰；天南星祛风痰；天麻、代赭石、紫石英、赤石脂镇肝息风，降逆除湿。

四诊：患者连服3剂，颤抖大减，右手已可取物，精神舒畅，情绪饱满，脉象由弦大而变柔和，舌苔薄腻。此为阳气尚虚，寒湿未尽。用《伤寒论》附子汤与桂枝汤合方。处方：黑附片（先煎）60 g，党参15 g，漂白术15 g，茯苓15 g，炒白芍9 g，桂枝9 g，甘草6 g，生姜9 g，大枣3 g。此方主旨，在于温扶元阳，补脾化湿，调和营卫，通畅经络。连服3剂，症状消失而收获全功。

按：王肯堂《证治准绳》谓颤证分型，有阴血不足、气虚、心虚、夹痰者。临床所见，尚有湿热所致者，此多见于嗜酒之人。临床亦有阳虚所致者，本例即是。根据病史及以往所服方药，结合现时表现，断为脾肾阳虚，风痰郁阻。采用壮火扶阳、健脾燥湿、祛风化痰之法，四诊得获痊愈。其关键性用药在第三诊，方中所用代赭石、紫石英、赤石脂等味，为养肝、祛痰、降逆之要药，由本及标，故见效迅速。但初诊、次诊方，是为第三诊创造条件，奠定治疗基础的。若不经过这两个步骤，开始即用第三诊处方，则不易有此功效。故临床治病，应当注意分清标本缓急，做到胸中有数。否则，欲速而不达，事倍而功半，良好的动机，未必会有良好的效果。

## 第四节　腰痛

### 513. 腰痛的病因病机？

腰痛以六淫中湿邪侵袭者居多，常夹风、寒、热为病。风寒湿邪侵袭，凝滞痹阻腰部，阻滞气血运行。因长夏湿热交蒸，感受湿热之邪，或膀胱湿热，由表及里，或寒湿之邪郁而化热，均可导致湿热内蕴，邪阻经脉，不通则痛。高处跌落、暴力扭转、强力负重、长期体位不正等导致腰部经络气血运行不畅，瘀血留滞其中，阻滞气血经脉而发为腰痛。因年老肾气渐衰，或久病体虚，病伤及肾，或房劳过度，肾精亏耗，或先天禀赋不足，素体气血亏虚，均可导致腰府失于濡养，不荣则痛，发为腰痛。

腰痛的病位在肾与腰部，与足少阴、足太阳、任、督、带等经脉密切相关，其病理性质虚实不同，有寒、热、湿、瘀、虚等。

## 514. 谈谈《金匮要略》中腰痛的治疗。

在《金匮要略·五脏风寒积聚病脉证并治第十一》中记载："肾着之病，其人身体重，腰中冷，如坐水中，形如水状，反不渴，小便自利，饮食如故，病属下焦，身劳汗出，衣里冷湿，久久得之，腰以下冷痛，腹重如带五千钱，甘草干姜茯苓白术汤主之。"由原文可见，甘草干姜茯苓白术汤主治由寒湿外邪附着于足少阴肾经而导致腰部寒冷沉重疼痛的病证，故其又称为肾着汤。方中白术健脾燥湿，干姜辛温散寒，茯苓利水渗湿，甘草缓急止痛，培中健脾。诸药合用，白术使脾运健旺，水湿得控；茯苓使肾中寒水从小便化出；干姜又入肾经，温肾散寒，使以甘草，四药共奏祛寒除湿之效。临床上寒湿型腰痛即用甘草干姜茯苓白术汤治疗。

## 515. 身痛逐瘀汤的药物组成、功效、主治和治疗腰痛的应用？

身痛逐瘀汤出自王清任的《医林改错》卷上，其组成在书中记载："身痛逐瘀汤，秦艽一钱，川芎二钱，桃仁三钱，红花三钱，甘草二钱，羌活一钱，没药二钱，当归三钱，灵脂（炒）二钱，香附一钱，牛膝三钱，地龙（去土）二钱。水煎服。若微热，加苍术、黄柏；若虚弱，量加黄芪一二两。"方中以川芎、桃仁、红花、没药、当归、五灵脂、香附、牛膝、地龙等逐瘀通络药为主，用以活血祛瘀、畅调气血、通行经络；以秦艽、羌活等祛风除湿药为辅，用以祛风散寒、除湿止痛、通利关节。诸药合用，既可使由瘀血阻滞的经络得通，又可使受风寒湿邪侵袭的关节得利，可达气血同调，瘀血、风寒湿邪同治之功。由瘀血夹风寒湿邪导致的腰痛、关节疼痛等尤为适用。

## 516. 介绍一些治疗腰痛的单验方和外治法。

（1）核桃肉、补骨脂、狗脊各 60 g，共研细末，每次 12 g，每日 2 次，温水送下，治肾虚腰痛。

（2）炮山甲、黑丑等分，研细末，每服 1.5 g，每日 2 次，用黄酒送服，治外伤血瘀腰痛。

（3）土鳖虫，焙黄，研粉，每服 3 g，每日两次，黄酒送服，治外伤腰痛。

（4）伸筋草 12 g、老鹳草 20 g、鸡血藤 24 g，水煎服，每日 1 剂，治风湿腰痛。

（5）五加皮 100 g，石楠叶 30 g，丹参 60 g，地黄 100 g，牛膝 100 g，枸杞子 60 g，秦艽 30 g，独活 30 g。以上各药细剉，用生绢袋盛，以酒 200 mL，密封 7 天后开，每于食前暖一盅服，适用于风湿腰痛连胫中。

## 517. 谈谈强直性脊柱炎的现代医学认识。

强直性脊柱炎是以骶髂关节和脊柱附着点炎症为主要症状的疾病，与 HLA－B27 呈强关联。某些微生物（如克雷白杆菌）与易感者自身组织具有共同抗原，可引发异常免疫应答。本病是以四肢大关节、椎间盘纤维环及其附近结缔组织纤维化和骨化，以及关节强直为病变特点的慢性炎性疾病。强直性脊柱炎属风湿病范畴，是以脊柱为主要病变部位的慢性病，可累及骶髂关节，引起脊柱强直和纤维化，造成不同程度眼、肺、肌肉、骨骼病变，是一种自身免疫性疾病，其病因尚不明确。

本病的治疗在于控制炎症，减轻或缓解症状，维持正常姿势和最佳功能位置，防止畸形。要达到上述目的，关键在于早期诊断、早期治疗，采取综合措施进行治疗，包括教育病人和家属、体疗、理疗、药物和外科治疗等。

## 518. 谈谈焦树德治疗“大偻”的经验。

“大偻”一词首见于《素问·生气通天论》，其言曰：“阳气者，精则养神，柔则养筋。开阖不得，寒气从之，乃生大偻。”焦树德根据其临床经验，认为可将强直性脊柱炎称为“大偻”，并且仍可归于“痹”病范畴。

其认为“大偻”的病因是“阳气不得开阖，寒气从之”。督脉为“阳脉之海”，与诸阳经相联系，调一身之阳气；而腰为肾之府，且与足太阳经相表里，肾又为一身阴阳之本。如肾督两虚，寒邪侵袭，寒性凝滞而主痛，使气血津液凝结，经脉阻塞不通，则阳气不得开阖，便生大偻。病机即为外寒邪袭，内伤阳虚，正虚邪实，筋骨失于荣养，而致脊柱畸形，形成大偻。故其对于大偻的治疗方法，强调以补肾强督为主，佐以活血通络、强筋壮骨之法。如有邪郁化热者，可佐以苦泄坚阴、化湿清热之品。痹阻肢节者，可佐以疏风散寒、通利关节之品。

其自创一系列经验方，以补肾强督治偻汤为基础方，可随症进行加减。药物组成：骨碎补 18 g，补骨脂 12 g，熟地黄 15 g，淫羊藿 12 g，狗脊 30 g，鹿角胶（或片、霜）6～9 g，羌活 12 g，独活 10 g，续断 18 g，杜仲 20 g，川牛膝 12 g，土鳖虫 6 g，桂枝 15 g，赤白芍各 12 g，知母 15 g，制附片 12 g，炙麻黄 5 g，干姜 6 g，白术 6～9 g，威灵仙 15 g，僵蚕 12 g，炙山甲 6 g，防风 12 g。

焦树德十分注意引经药的应用，对不同部位的疼痛，应用不同的引经药引药物直达病所。如膝关节疼痛肿大，可以川牛膝、泽兰、桃仁配伍，去死血生新血；如颈部强硬，可用葛根引药到颈；如肩膀疼痛，可用片姜黄活血化瘀，除肩痛；如强直性脊柱炎与胃病疼痛合见，可用苍术、厚朴、千年健等，既可以治疗风湿又可以不伤脾胃。

## 519. 谈谈石仰山治疗腰痛的经验。

石仰山根据石氏伤科的“兼邪理论”“痰瘀理论”，对于腰痛的治疗，提出“四要”。

（1）气血兼顾，以气为主，以血为先：是指在跌仆闪挫发生时，最易损伤腰部经络气血，使经络受阻，气血不畅，不通则痛，则发为腰痛。对于此类属于气滞血瘀型腰痛者，治疗宜从气血立论。

（2）注重兼邪的治疗，治伤毋忘风寒痰湿的诊治：是指患腰痛后，常有兼邪与之相伴，虽可能与腰痛无关，但仍需重视其治疗，否则疾病日久不愈，兼邪为患，痛更难除。

（3）脾肾兼顾，标本同治，治病必求于本：是指对于痰湿互阻型、肾气亏损型等腰痛不可单一治疗，应考虑脾肾兼治。痰湿互阻型除治肾外，宜顾其脾，脾运健旺，痰湿则更易祛除；肾气亏损型除补肾外，亦需顾其脾，脾为后天之本，后天之精充盛则肾精得充。

（4）突出通字，以通为治，以治而通：是指大多数腰痛，或为实证，或为虚实夹杂，痰湿、瘀血、风寒等邪气痹阻经络，气血不通。此时化痰除湿、活血化瘀、祛风散寒等皆为“通”，而只有通之，腰痛才得治。

## 520. 如何理解“腰者肾之府”?

“腰者，肾之府也”出自《素问·脉要精微论》，其中的“府”字，即居处、家、储藏之处的意思。其所表达的即是：腰部是肾脏居住、储藏的地方。除肾脏本身位置位于腰部外，其经脉足少阴肾经过脊柱行于腹部，其表里经脉足太阳膀胱经夹脊柱达腰部，可见肾可借经脉与腰部相联系。

腰若“转摇不能”，则“肾将惫矣”，可见腰与肾有密切联系。肾藏精，主骨生髓。若肾中精气充盛，骨髓得充，则腰部有所荣养。若肾中精气亏损，骨髓衰减，腰部不得荣养，则发为病；或腰部受风寒湿热、瘀血、痰浊等痹阻经络，气血不通，肾亦受影响，可发为腰膝酸软，甚则阳痿、早泄等肾之病证。

故临床上凡腰部病证，多从肾考虑，或补肾以治虚证腰痛，或化痰除湿、祛风散寒、活血化瘀等以治实证腰痛。但又不可局限于肾，因腰部除肾经、膀胱经循行外，督脉、带脉亦循行于腰部，不可忽视。

## 521. 谈谈孙达武运用补肾活血法治疗老年性腰腿痛的经验。

孙教授在充分理解“久病多瘀”“怪病多瘀”“久痛多瘀”“老年多瘀”思想后，并结合慢性老年性腰腿痛自身特点，认为该病主要以肾气虚损、气血瘀滞为主，治法当用补肾活血法。另孙教授推崇国医大师颜德馨以“气为百病之长，血为百病之胎”为纲，并提出“生命在于平衡”。因此方中采用行气之药，气行则血行，调达而平和。主方如下：杜仲 15 g，狗脊 15 g，独活 12 g，川牛膝 12 g，丹参 12 g，延胡索 15 g，三七 10 g，乳香 12 g，没药 12 g，石菖蒲 6 g，鸡血藤 20 g，续断 15 g，骨碎补 20 g，透骨草 15 g，陈皮 10 g，甘草 6 g。方中杜仲、狗脊为君药，补益肝肾是为治本。川牛膝、丹参、延胡索、三七为臣药，四药均能活血，以治标；且川牛膝可引药下行，治疗腰腿痛疗效更好，延胡索可行气，气行则血行。佐以乳香、没药活血止痛；石菖蒲芳香开窍、鸡血藤活血通经活络，改善微循环，此为孙教授长期实践中总结出的药对。肾阳虚或肾阴虚不明显者，采用续断、骨碎补补肾强骨，以增强君药之效；透骨草通经活络，以缓麻木之症状；陈皮行气，使全方活血功效更甚，以上均为佐药。甘草为使，调和诸药。随症加减：伴有冷痛，畏寒肢冷，舌淡胖、苔白，偏肾阳虚者，原方去续断、骨碎补，加菟丝子 10 g、淫羊藿 10 g，以温肾壮阳；伴有五心烦热，潮热盗汗，舌红、少苔，脉细数，偏肾阴虚者，原方去续断、骨碎补，加入生地黄、牡丹皮、泽泻，以滋阴补肾；疼痛剧烈，压痛明显，舌红、苔微黄腻，偏血瘀者，原方加三棱、莪术各 10 g，以增强破血功效。孙教授用药因人而异，如患者胃虚不纳，则不用乳香、没药，以防伤胃；患者麻木偏重，则多用地龙。

### 522. 腰痛医案举隅。

## 伍炳彩医案

刘某，男，55 岁。患者突发两边腰骶痛，以右侧明显，活动后加重，与天气变化无关，疼痛部位怕风怕冷，双下肢无麻木感，颈部关节痛，纳食一般，夜寐安，二便平。舌红稍暗，苔薄黄，脉细弦，右关旺。腰椎 CT 示：$L_{4-5}$及 $L_5$—$S_1$ 椎间盘轻度膨出。处方：当归四逆汤合大补阴丸。当归 10 g，桂枝 10 g，白芍 10 g，细辛 3 g，木通 10 g，炙甘草 5 g，大枣 3 枚，龟甲 15 g，熟地黄 10 g，知母 6 g，黄柏 6 g。7 剂。

二诊：患者诉尾骨至肛门处疼痛发作时间较前缩短，腰部稍怕风怕冷，纳眠可，小便色黄、略有泡沫，缩肛时胀痛。舌红，苔淡、黄腻满布，脉细弦。守上方加赤小豆 10 g，7 剂。药尽后患者腰痛症状基本好转，续服上方 15 剂好转，未再复诊。

按：患者疼痛部位固定，痛处怕风怕冷，此为寒邪所致。因寒为阴邪，其性留滞，气血为寒邪所阻遏，经脉不利则疼痛。脉道不充，血虚寒凝，运行不利，故脉细。本病四诊合参，辨为痹证，属肝肾阴阳两虚，血虚寒凝，治以养血散寒通脉、滋补肝肾为法，予当归四逆汤合大补阴丸，外邪祛，肝肾之气血得到补充则症状好转。

## 廖世煌医案

孙某，女，46 岁。2014 年 3 月 18 日就诊。患者 2013 年 12 月、2014 年 1 月经期推后 5 天，持续 6 天，痛经，量多淋沥不断，色淡红，伴有腰痛，经期明显。在当地医院诊断为子宫内膜异位症，因疼痛难忍而来就诊。刻诊：腰痛，面色白，神倦懒言，头晕心悸，四肢痹冷，纳呆，无腹胀，眠可，大便 1 天两次，成形、通畅，有不尽感。正在行经，月经推迟 5 天，量少色淡，舌质淡胖，舌苔薄白、滑腻，脉细弦。辨证属脾虚寒湿，肝血虚。治宜健脾祛湿，补益肝血。处方：甘草 20 g，干姜 20 g，茯苓 30 g，薏苡仁 30 g，白术 30 g，当归 10 g，赤芍 15 g，鸡血藤 15 g，茺蔚子 15 g，枳壳 10 g，山楂 10 g。服药 7 剂，经水已净，腰痛开始缓解。原方不变，再服 3 剂，可自行活动。后两月来经两次，均无明显腰痛。

按：患者体质偏寒湿，气血不足则面色白、头晕心悸、神倦懒言；脾虚阳郁，阳气不能布达四肢则四肢痹冷；胃气尚存，故纳呆但无腹胀、舌苔薄白；脾虚有湿，则大便不尽感、舌淡胖，苔滑腻；阴血不足，可见月经推迟、量少色淡，脉细弦。患者素体寒湿又兼气血不足，因此诊断为经期寒湿腰痛，属脾虚、肝血虚。治用肾着汤为主方，以健脾祛湿为本，以补益肝血为辅。方中重用茯苓、薏苡仁、砂仁、白术健脾利湿；干姜、当归温中补脾；赤芍、枳壳疏肝理气，调经止痛；辅以鸡血藤、茺蔚子滋阴补血；顾其纳呆，加入山楂以健胃消食。诸药合用，标本兼顾，故取良效。

# 主要参考文献


1. 王永炎，严世芸．实用中医内科学．［M］．2 版．上海：上海科学技术出版社，2009.

2. 薛博瑜，吴伟．中医内科临床研究．［M］．2 版．北京：人民卫生出版社，2017.

3. 邱仕君．邓铁涛医案与研究．［M］．北京：人民卫生出版社，2005.

4. 胡泉林，王宇锋．颜德馨医案医话集．［M］．1 版．北京：中国中医药出版社，2010.

5. 吴嘉瑞，张冰．国医大师颜正华．［M］．1 版．北京：中国医科技出版社，2011.

6. 吴勉华，王新月．中医内科学．［M］．3 版．北京：中国中医药出版社，2012.

7. 贺兴东，翁维良，姚乃礼．当代名老中医典型医案集·内科分册（上册）［M］．北京：人民卫生出版社，2009.

8. 叶放，周学平，王志英，等．周仲瑛哮喘临证医案心法［J］．辽宁中医杂志，2009，36（4）：626－629.

9. 刘淑红，高尚社．国医大师朱良春教授辨治哮喘验案赏析［J］．光明中医，2011，26（5）：892－895.

10. 王小保，张景凤．张景凤从肝脾论治心律失常验案 1 则［J］．湖南中医杂志，2018，34（6）：105－106.

11. 李雯，汪东东，朱翠玲．朱翠玲运用乌梅丸治疗缓慢性心律失常验案赏析［J］．中医药临床杂志，2017，29（7）：988－989.

12. 张永乐，李春生，梁燕山，等．陈宝贵教授从脾胃论治冠心病临床经验［J］．天津中医药，2018，35（11）：801－803.

13. 贺笑，朱垚，沈丹丽，等．国医大师周仲瑛从瘀热辨治胸痹经验［J］．环球中医药，2019，12（5）：796－797.

14. 常松颖，于白莉．从《内经》阳不入阴理论浅谈治疗老年人失眠经验［J］．云南中医药杂志，2017，38（10）：16－17.

15. 李今庸．经典理论指导下的临床治验（七）——辨治失眠、胃痛验案［J］．中医药通报，2015，14（1）：12－13.

16. 肖冰凌，程丑夫，刘建和．程丑夫从肝论治失眠验案3则［J］．湖南中医杂志，2018，34（12）：74－75.

17. 李莉．熊大经教授治疗耳眩晕医案举隅［J］．中医学报，2012，27（170）：817－818.

18. 焦树德．焦树德方剂应用——清震汤［J］．中国中医药现代远程教育，2013，11（15）：12.

19. 张长城，张宗益，朱东强．任继学教授治疗中风八法［J］．四川中医，1993，11（10）：11－12.

20. 王永炎．《中国现代名中医医案精粹》选登（14）——王永炎医案［J］．中医杂志，2011，52（14）：1260.

21. 丁彩霞，盛蕾，张兰坤，等．国医大师周仲瑛治疗中风后遗症验案赏析［J］．中华中医药杂志，2016，31（4）：1267－1269.

22. 高尚社．国医大师张琪教授治疗痴呆验案赏析［J］．中国中医药现代远程教育，2013，11（21）：10－12.

23. 石宝阁，孙西庆．孙西庆教授从阳明蓄血论治老年性痴呆［J］．光明中医，2014，29（11）：2268－2269.

24. 潘琳琳，王淞，孙君艺，等．国医大师张志远治疗癫狂经验拾萃［J］．辽宁中医杂志，2019，46（6）：1150－1152.

25. 吴炎阳，张桐，兰皓月，等．张建平论治癫狂病验案1则［J］．湖南中医杂志，2017，33（10）：110－111.

26. 许霞，余瀛鳌．余瀛鳌教授治疗癫痫验案举隅［J］．浙江中医药大学学报，2016，40（7）：543－544.

27. 蒋红玉．从肝论治胃脘痛的经验探讨［J］．中医杂志，1987，28（1）：41－43.

28. 杨晋翔，贾玉．国医大家董建华论治脾胃病学术经验探讨［J］．中国中西医结合消化杂志，2018，26（9）：724－725.

29. 中华中医药学会脾胃病分会．消化性溃疡中医诊疗专家共识意见

[J]. 中华中医药杂志, 2017, 32 (9): 4089 -4093.

30. 陆为民, 周晓波, 徐丹华. 徐景藩治疗胃痛验案分析及辨治特色 [J]. 辽宁中医杂志, 2010, 37 (7): 1368 -1370.

31. 王丽华, 单兆伟. 单兆伟教授治疗胃痛寒热错杂证验案3则 [J]. 四川中医, 2014, 32 (8): 139 -140.

32. 郭曼丽, 陈思思. 李东垣与叶天士治疗痞满用药规律分析 [J]. 中医药导报, 2018, 24 (20): 68 -70.

33. 郭淑云. 李振华教授治疗痞证经验 [J]. 中医研究, 2007, 20 (7): 49 -50.

34. 谭唱, 徐丹华, 陆为民, 等. 国医大师徐景藩论治痞满经验浅析 [J]. 四川中医, 2018, 36 (7): 10 -12.

35. 姚欣艳, 刘朝圣, 聂娅, 等. 熊继柏教授辨治呕吐经验 [J]. 中华中医药杂志, 2014, 29 (10): 3160 -3162.

36. 陈焯平, 林丽珠, 陈壮忠, 等. 林丽珠教授治疗癌症化疗后呕吐经验述要 [J]. 中医药导报, 2013, 19 (3): 26 -27.

37. 历松, 刘虹. 陈宝义应用自拟藿连保和汤医案4则 [J]. 新中医, 2016, 48 (11): 163 -164.

38. 郭建生, 刘晓峰. 杏仁滑石汤治疗顽固性呕吐验案1例 [J]. 江西中医药, 2013, 44 (2): 28.

39. 向未, 刘菊容, 陈辉, 等. 肖国辉教授治疗顽固性呃逆验案1例 [J]. 广西中医药大学学报, 2018, 21 (1): 17 -18.

40. 中华中医药学会脾胃病分会. 肠易激综合征中医诊疗共识意见 [J]. 中华中医药杂志, 2010, 25 (7): 1062 -1065.

41. 姜众会. 成肇仁教授运用通因通用法治疗腹痛腹泻临证医案举隅 [N]. 中国中医药报, 2017 -8 -2 (5).

42. 寇子祥. 陈宝贵治腹痛医案选萃 [N]. 中国中医药报, 2014 -10 -24 (5).

43. 乔靖, 林亮. 浅谈通因通用法治疗泄泻 [J]. 中医临床研究, 2013, 5 (9): 59 -60.

44. 高尚社. 国医大师郭子光教授治疗泄泻验案赏析 [J]. 中国中医药现代远程教育, 2011, 9 (21): 6 -7.

45. 高尚社. 国医大师颜德馨教授治疗泄泻验案赏析［J］. 中国中医药现代远程教育，2011，9（15）：11－12.

46. 邵荣世. 张泽生治疗便秘的经验［J］. 中医杂志，1985，26（9）：23－25.

47. 高卉，王耀光. 提壶揭盖法治疗便秘验案1则［J］. 环球中医药，2014，7（11）：873－874.

48. 毕丽叶，李嘉伟，聂晶. 塞因塞用治便秘验案1则［J］. 江西中医药，2017，48（412）：42－43.

49. 杨英昕，顾宏刚. 从“木得桂而枯”谈朱培庭治疗肝病用肉桂经验［J］. 辽宁中医杂志，2006，33（5）：522－523.

50. 杨世英. 黄疸病从瘀论治初探［J］. 湖南中医杂志，2010，26（1）：77－79.

51. 朱云. 汪承柏诊治黄疸思路与方法［J］. 中医杂志，2012，53（18）：1546－1547.

52. 齐京，王新颖，徐春军. 关幼波中医药防治脂肪肝学术思想及临床经验［J］. 北京中医药，2012，31（11）：824－825.

53. 李海涛，张晓明，曹楚楚. 楼建国运用温阳化瘀法治疗肝炎肝硬化验案2则［J］. 江苏中医药，2017，49（1）：45－46.

54. 奚胜艳，王大伟，赵晖，等. 土家族名医向国鼎教授辨证论治肝硬化验案探析［J］. 中华中医药杂志，2013，28（4）：979－982.

55. 李勇华. 乙型肝炎肝硬化腹水辨病论治探析［J］. 中国中医基础医学杂志，2016，22（3）：381－382.

56. 邓鑫，文彬. 肝硬化门静脉高压症的中医病机特点分析［J］. 辽宁中医杂志，2012，39（5）：816－818.

57. 高尚社. 国医大师朱良春教授辨治肝硬化腹水验案赏析［J］. 中国中医药现代远程教育，2013，11（23）：7－9.

58. 孙传秀，张永. 尹常健应用蝉蜕利水方加减治疗肝硬化腹水验案［J］. 实用中医药杂志，2016，32（9）：919.

59. 赵勇，徐文华，陈继东，等. 陈如泉教授治疗甲状腺结节的用药经验［J］. 世界中西医结合杂志，2014，9（1）：20－36.

60. 胡代槐. 甲亢方加减治疗甲状腺功能亢进60例临床观察［J］. 湖

南中医学院学报，1989，9（1）：31－32.

61. 周培培，向楠，赵勇. 陈如泉教授治疗结节性甲状腺疾病验案3则［J］. 天津中医药，2019，36（8）：743－746.

62. 王文英，简小兵. 简小兵治疗甲状腺疾病验案三则［J］. 湖北中医杂志，2016，38（4）：20－21.

63. 王宇光，张琪. 国医大师张琪从脾肾论治肾病蛋白尿经验［J］. 湖南中医药大学学报，2017，37（9）：925－927.

64. 柳诗意，宋宇，陈永跃，等. 刘燕玲教授真武汤治疗特发性水肿验案1则［J］. 中国社区医师，2019，35（17）：117－118.

65. 熊兰月，吕均，陈学忠. 陈学忠用归脾汤治疗水肿验案［J］. 实用中医药杂志，2014，30（2）：156.

66. 袁振仪，周青，朱伟，等. 慢性前列腺炎中医辨治精要——名老中医谭新华临证经验［J］. 湖南中医药大学学报，2015，35（7）：15－37.

67. 刘玉宁，郭立中，关明智. 叶传蕙教授治疗尿路感染经验撷著［J］. 中医药学刊，2001，19（3）：205－206.

68. 谢莲波，王秀琴. 王秀琴教授治疗难治性尿路感染验案［J］. 中国民族民间医药，2017，26（10）：79－80.

69. 邢斌，颜德馨. 颜德馨教授治疗前列腺肥大经验［J］. 新中医，2002，34（3）：10－11.

70. 王怡. 彭培初治疗前列腺增生经验［J］. 上海中医药杂志，2005，39（12）：32.

71. 陈宝忠，梁慧，李志强，等. 段富津教授治疗癃闭验案举隅［J］. 中医药信息，2011，28（4）：18.

72. 王欢欢，唐伟，张文东. 张炳秀应用补中益气汤治疗癃闭案［J］. 中医药临床杂志，2012，24（8）：708－709.

73. 周春宇，杨阿民，李斌，等. 李日庆教授治疗阳痿经验及验案举隅［J］. 中国性科学，2014，23（11）：71－74.

74. 陈玲，付文洋，丁盼，等. 干祖望辨治耳鸣耳聋医案五则［J］. 西部中医药，2018，31（8）：31－33.

75. 周纡，樊永平. 张炳厚中医药辨治耳鸣经验［J］. 北京中医药，2018，37（10）：964－966.

76. 孙艺，严道南．国医大师干祖望从五脏一体观角度治疗耳聋、耳鸣方法探析［J］．四川中医，2018，36（11）：17－18.

77. 胡晓阳，张双良，朴圣爱，等．段富津教授治疗耳鸣验案举隅及浅析［J］．中医药信息，2015，32（3）：54－55.

78. 黄庆嘉，吴林，陈炜，等．从“阳虚为本，气郁为标”探讨抑郁症［J］．四川中医，2018，36（12）：21－23.

79. 郝万山．经方治疗精神抑郁症的思考和实践［C］．北京：中国中医药研究促进会仲景医学分会，2016：70－75.

80. 卞秀娟，吴荣祖．吴荣祖教授运用吴茱萸四逆汤合苓桂术甘汤治疗阳虚型抑郁证经验［J］．云南中医中药杂志，2015，36（12）：6－8.

81. 周桥，黄辉，李家劼．新安王氏内科王仲奇辨治郁证验案 2 则［J］．世界最新医学信息文摘，2019，19（52）：235.

82. 王庆其，李孝刚，邹纯朴，等．国医大师裘沛然治案（六）——裘沛然治疗血证案五则［J］．中医药通报，2016，15（3）：22－25.

83. 贾晓玮，李英英，郭立中．周仲瑛教授治疗“血证”验案 2 则［J］．辽宁中医药大学学报，2011，13（12）：55－56.

84. 杨梦琳，李勇华，张运辉．痰饮病证治浅识［J］．河南医学研究，2018，27（21）：3841－3842.

85. 谭学莹，赵林双，胡静波．黄连素的降糖机制及临床应用新进展［J］．中国糖尿病杂志，2015，23（12）：1131－1133.

86. 唐明哲，李志翔，牛丁忍，等．国医大师段富津教授辨治消渴验案浅析［J］．世界中西医结合杂志，2018，13（3）：332－334.

87. 张飞亚，邬洁涛，陶颖莉，等．何任消渴验案两则赏析［J］．浙江中医杂志，2015，50（4）：296.

88. 袁莎莎，杨宏杰．从阴火实质探讨气虚发热的机理［J］．辽宁中医杂志，2014，41（12）：2575－2578.

89. 刘锦灿，周银香．浅谈阳虚发热的证治［J］．中国中医药现代远程教育，2008，12（6）：1511.

90. 张惊湖．瘀血发热诊治体会［J］．中医药临床杂志，2006，18（2）：121.

91. 张洁晗，张明泉，李士懋．李士懋教授治疗阳虚发热经验举隅

[J]. 中华中医药杂志，2015，30（4）：1124－1126.

92. 蔡红妹，张进军，张莉，等. 国医大师徐经世从“伏邪”论治内伤发热的经验探析［J］. 中国民族民间医药，2018，27（16）：64－66.

93. 朱丽冰，王济，李英帅，等. 王琦运用安魂汤加减治疗汗证经验［J］. 中医杂志，2019，60（16）：1360－1361.

94. 石卫华，李勇华. 运用经典理论辨治疑难杂症［J］. 中医药导报. 2014，20（1）：93－95.

95. 汪猛，秦凯健，戴功建，等. 凌昌全运用膏方治疗肿瘤验案5则［J］. 江苏中医药，2016，48（8）：45－47.

96. 徐鹏刚，雷西凤，任宝娣.《金匮要略》历节病探析［J］. 中医药导报，2015，21（6）：1－9.

97. 陈志伟，石关桐，李国中. 石幼山教授运用酒方调治痹证验案举隅［J］. 风湿病与关节炎，2013，2（2）：49－54.

98. 舒春，李振怡. 国医大师李济仁治疗痹证验案举隅［J］. 国医论坛，2012，27（6）：10－12.

99. 黄子天，刘小斌. 国医大师邓铁涛强肌健力饮治疗重症肌无力的临床应用及学术传承［J］. 广州中医药大学学报，2018，35（1）：182－185.

100. 李艳. 国医大师李济仁辨治痹与痿学术思想与经验［J］. 中国中医基础医学杂志，2012，18（12）：1309－1310.

101. 王凯，崔远武，吕玲，等. 张伯礼教授治疗痿证（重症肌无力）验案一则［J］. 天津中医药，2018，35（1）：1－3.

102. 刘剑锋，张志，刘卓，等. 孙达武运用补肾活血法治疗老年性腰腿痛经验［J］. 湖南中医杂志，2018，34（9）：45－46.

103. 易健兰，吴向武，伍建光. 伍炳彩经方治疗腰痛验案2则［J］. 江西中医药，2017，48（3）：36－37.

104. 赵丽娴，伍家鸣，龚水帝. 廖世煌教授应用肾着汤治疗妇女经期寒湿型腰痛验案［J］. 光明中医，2015，30（7）：1398－1399.